Edition Paashaas Verlag

AF211860

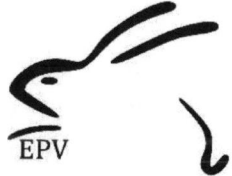

EPV

Autor: **Alexandra Nau**
Originalausgabe: Februar 2025
Coverentwurf: Alexandra Nau
Covergestaltung: Michael Frädrich
Printed: BoD GmbH, Norderstedt
© Edition Paashaas Verlag, Hattingen
© Alexandra Nau. Alle Rechte vorbehalten.
www.verlag-epv.de
ISBN: 978-3-96174-159-5

Kontaktdaten gemäß der Verordnung 2023/988 zur allgemeinen Produktsicherheit (General Product Safety Regulation-GPSR):
Edition Paashaas Verlag, M. Klumpjan, Im Lichtenbruch 52, 45527 Hattingen, info@verlag-epv.de
Druck: Libri Plureos GmbH, Friedensallee 273, 22763 Hamburg

Die Deutsche Nationalbibliothek verzeichnet diese Publikation in der Deutschen Nationalbibliografie; detaillierte bibliografische Daten sind im Internet über http://dnb.d-nb.de abrufbar.

Projekt
ganzheitliche
Gesundheit

ALEXANDRA
NAU

**Entdecke die
wahren Ursachen
deiner
Beschwerden**

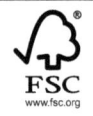

Über die Autorin

Alexandra Nau, geboren im September 1975 in Dortmund als erstes von sechs Kindern, hat sich bereits früh für das Gesundheitswesen begeistert. Nach ihrer Ausbildung zur medizinischen Fachangestellten sammelte sie umfangreiche Erfahrungen in verschiedenen Fachbereichen wie HNO, Psychologie/Neurologie, Urologie und Innerer Medizin. Ihr breites Wissen und ihr Engagement führten sie schließlich zu einer Spezialisierung in der Naturheilkunde.

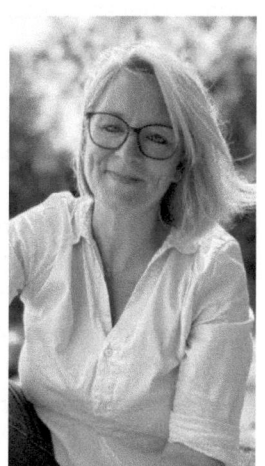

Nach der Geburt ihres Sohnes im Jahr 2006 entschied sich Alexandra Nau, ihre Kenntnisse zu vertiefen und eine Weiterbildung zur Heilpraktikerin zu absolvieren. Sie schloss diese erfolgreich im Jahr 2011 mit der Prüfung beim Amtsarzt des Gesundheitsamtes Dortmund ab. Seit 2012 führt sie ihre eigene Praxis in Velbert-Langenberg, wo sie ihre Patienten ganzheitlich betreut und behandelt.

Ihr tiefes Verständnis für die Naturheilkunde und der Wunsch, ihr Wissen weiterzugeben, motivierten sie, als Autorin tätig zu werden. Zwischen 2016 und 2023 veröffentlichte sie mehrere Bücher im Edition Paashaas Verlag, die sich intensiv mit den Themen ganzheitliche Gesundheit, Schmerztherapie und Schilddrüsenfunktion beschäftigen. Ihre Veröffentlichungen zielen darauf ab, die Ursachen von Erkrankungen zu beleuchten und Wege aufzuzeigen, diese ganzheitlich zu behandeln.

Ihr neuestes Buch greift die Inhalte ihrer früheren Werke auf und erweitert diese um noch tiefere Einblicke in die ganzheitliche Gesundheit. Mit diesem umfassenden Werk möchte Alexandra Nau das Bewusstsein für die vielfältigen Ursachen von Krankheiten schärfen und dazu beitragen, dass Symptome nicht nur oberflächlich behandelt, sondern deren Wurzeln verstanden und angegangen werden.

Sei der Pilot deiner eigenen Gesundheit
Mensch und Gesundheit ganzheitlich betrachtet –
Ein ganzheitlicher Ansatz für Wohlbefinden und Vitalität

Bitte beachten Sie, dass die Informationen in diesem Ratgeber ausschließlich zu Informationszwecken dienen und nicht als Ersatz für professionelle medizinische Beratung oder Behandlung gedacht sind. Konsultieren Sie immer einen qualifizierten Heilpraktiker oder Arzt, bevor Sie aufgrund der in diesem Ratgeber bereitgestellten Informationen Maßnahmen ergreifen. Wir übernehmen keine Haftung für Schäden oder Verluste, die aus der Anwendung der in diesem Ratgeber enthaltenen Informationen resultieren. Behandlungsempfehlungen basieren auf Erfahrungen aus jahrelanger Praxistätigkeit und sollten immer individuell initiiert werden.

Inhalt:

Vorwort

„Je mehr ich weiß, umso mehr weiß ich, dass ich eigentlich nichts weiß" – ein Satz des antiken Sokrates, den ich unwahrscheinlich gut finde und der auch absolut passend ist. Je mehr ich mich mit diversen Themen auseinandersetze, umso mehr habe ich das Gefühl, eigentlich gar nichts zu wissen.

Mein Name ist Alexandra Nau. Ich wurde 1975 in Dortmund als erstes von sechs Kindern meiner oder besser gesagt unserer Eltern Annette und Detlef geboren. Mein Leben war bis zu meinem 16. Lebensjahr geprägt durch viele Umzüge. Seit meiner Geburt sind wir quasi jährlich umgezogen, so dass ich später ständig die Schule wechseln musste. Als ich in der 8. oder 9. Klasse das erste Mal einen Lebenslauf schreiben musste, habe ich drei DIN A4-Seiten dafür benötigt, während andere gerade mal eine Seite beschrieben haben. Die vielen Umzüge haben es mir in der Schule sehr schwer gemacht, so dass ich meinen ursprünglichen Berufswunsch, welchen ich von Kindesbeinen an hatte, Tiermedizin oder Humanmedizin zu studieren, an den Nagel hängen musste. Da meine Eltern chronisch pleite waren, wäre es sowieso nicht möglich gewesen, länger als nötig zur Schule zu gehen und dann auch noch zu studieren.

Auch mein zweiter Berufswunsch Physiotherapeutin zu werden, wurde boykottiert. Die Ausbildung zur Physiotherapeutin an einer staatlichen Schule war zu der Zeit mit langen Wartezeiten verbunden, die Schulgebühren an einer Privatschule waren zu teuer, das hätte ich mir überhaupt nicht leisten können. So kam es, dass ich eine Ausbildung begonnen habe: zuerst als Kinderkrankenschwester, danach als Arzthelferin. Meine Arbeit als Arzthelferin bzw. medizinische Fachangestellte habe ich von Anfang an geliebt. Ich hatte immer tolle Chefs und Kolleginnen, habe mich in den Praxen immer sehr wohlgefühlt und bin wirklich unglaublich gerne arbeiten gegangen.

Die Tage, an denen ich mal krankgeschrieben war, kann ich an einer Hand abzählen.

Zum ersten Mal in meinem Leben hatte etwas Bestand. Kein Umzug, kein ständiger Wechsel der Schule und der örtlichen Gegebenheiten. Ich konnte in Ruhe ankommen und mich auf die Ausbildung und die Schule konzentrieren. Ich war sogar so gut in der Berufsschule, dass ich meine Ausbildungszeit um ein halbes Jahr verkürzen konnte. Nach der Ausbildung bei einem HNO-Arzt in Paderborn habe ich in eine HNO-Arztpraxis nach Geseke gewechselt. Dort bin ich dann auch in meine erste eigene Wohnung gezogen. Bereits mit 14 oder 15 Jahren habe ich angefangen für meine erste eigene Wohnung zu sammeln. Ich habe Gläser, Teller, Tassen, Deko, Handtücher etc. gekauft, wann immer es Angebote gab. Zu jedem Geburtstag habe ich mir etwas für den eigenen Hausstand schenken lassen. Als ich ausgezogen bin, brauchte ich so gut wie gar nichts kaufen.

Ich hatte ein Auto, war dadurch mobil, eine kleine Wohnung, einen gut bezahlten Arbeitsplatz. Viele Jahre war ich wirklich glücklich und zufrieden mit meinem Job.

2000 bin ich von Geseke nach Essen gezogen. Dort habe ich zuerst bei einer Firma gearbeitet, die für die Abrechnung von Rezepten und medizinischen Verordnungen zuständig ist. Noch nie in meinem Leben war ich so unglücklich wie in dieser Firma. Obwohl die Kolleginnen und Kollegen wirklich nett waren, ich wesentlich mehr verdient habe als in der Arztpraxis, fand ich die Arbeit einfach schrecklich und habe mir wieder einen Job in einer Arztpraxis gesucht.

2005 wurde ich dann geplant schwanger und ging in den Mutterschutz und die Elternzeit. Diese Zeit hat meine Zukunftsüberlegungen noch einmal auf den Kopf gestellt.

Da die Arbeit in einer Arztpraxis nicht unbedingt familientauglich ist, zumindest nicht, wenn man Vollzeit arbeitet oder besser gesagt arbeiten muss, damit das finanzielle Auskommen gegeben ist, habe ich die Karten noch einmal neu gemischt. Eine Ausbildung zur Physiotherapeutin kam erneut nicht in Frage, da das mit Säugling einfach nicht möglich gewesen wäre. Zudem hätte ich in den drei Jahren Vollzeitausbildung kein Geld verdient. Jetzt ein Medizinstudium zu beginnen, war ebenfalls utopisch. So habe ich dann ein Fernstudium zur Heilpraktikerin begonnen. Ehrlichweise konnte ich mit dem Beruf damals noch nicht viel anfangen, wusste aber, dass ich damit auch am Bewegungsapparat arbeiten darf und dem Beruf der Physiotherapeutin damit näherkomme. Das eine Jahr Elternzeit habe ich effektiv zum Lernen genutzt und konnte so nach 2,5 Jahren zur Prüfung gehen. Da mein alter Chef seine urologische Praxis zwischenzeitlich aufgegeben hatte und der neue Chef mir keine Teilzeitstelle bieten wollte, habe ich mir in Hattingen eine neue Praxis gesucht. Nach einem Jahr Elternzeit bin ich stundenweise in einer Praxis für Innere Medizin angefangen und habe parallel weiter den Plan, Heilpraktikerin zu werden, verfolgt.

Nach meiner Prüfung beim Gesundheitsamt in Dortmund habe ich zahlreiche Fortbildungen besucht, um so schnell wie möglich in die Praxis starten zu können. Inzwischen bin ich seit nunmehr 12 Jahren Heilpraktikerin und bereue es keinen einzigen Tag. Fünf Jahre habe ich noch parallel stundenweise in der Inneren Medizin gearbeitet, bis ich dann 2018 meine eigene Praxis in Vollzeit betrieben habe. Der Abschied aus der Arztpraxis fiel mir mittlerweile sehr leicht, hatte ich doch immer mehr Probleme damit, den Patienten Rezepte über Cholesterinsenker, Blutdrucksenker, Magensäureblocker usw. auszustellen, da ich genau wusste, dass das nur ein Symptom behandeln würde, aber nicht die Ursache.

2018 war ein sehr stressiges Jahr. Im Januar 2018 bin ich aus meiner 30qm-Praxis in eine 100qm-Praxis umgezogen, zusammen mit zwei Kolleginnen.
Mitte 2018 erhielt mein Mann die Diagnose "Colon-Ca" – Darmkrebs. Für uns brach kurz unsere kleine heile Welt zusammen. Dank toller Ärzte wurde mein Mann schnell operiert, der Tumor wurde entfernt. Wir haben uns gegen eine Chemo und Bestrahlung entschieden und haben stattdessen viel mit Infusionen und Ernährung gearbeitet. Ein Gentest hat hervorgebracht, dass diese Art von Krebs genetisch

bedingt ist. Da eine genetische Veranlagung aber nicht gleichbedeu-
tend ist mit „Pech gehabt, das wars jetzt", sondern durchaus händel-
bar ist, sind wir es gemeinsam angegangen. Die Genetik ist nicht unser
Schicksal. Wir haben es selbst in der Hand, ob und wie unsere Genetik
zum Tragen kommt.

2023 waren dann fünf Jahre um und er ist weiterhin krebsfrei. Ich
hoffe, dass das auch weiterhin so bleibt, bin aber sehr zuversichtlich,
da wir regelmäßig über den Tellerrand schauen, diverse Blutwerte
kontrollieren, Nährstoffe und Aminosäuren zuführen, den Darm behandeln und auf unsere Ernährung und ausreichend Schlaf achten.
Da mir mein Schlaf heilig ist, gehen wir abends zeitig ins Bett. Schlaf
wird bei den meisten Menschen leider noch immer absolut unterschätzt. Dabei ist Schlaf so wichtig für den Organismus. Im Schlaf regenerieren der Körper, das Gehirn und die Organe. Die Cortisolproduktion fährt runter, Melatonin steigt an. Das ist ein wichtiger Prozess, der
nicht gestört werden sollte. Bleibt Cortisol auch in der Nacht hoch,
kann Melatonin nicht aktiv werden. Wir verplempern das wertvolle
Stress- und Aktivitätshormon und stürzen den Körper damit langfristig
in ein hormonelles Chaos. Ein Chaos, welches sogar Krebszellen wachsen lassen kann, da das Immunsystem nicht mehr so arbeitet, wie es
eigentlich müsste. Mehr dazu aber noch später im Buch.

Die Krebserkrankung meines Mannes hat uns gezeigt, dass unser Gesundheitssystem reformiert werden sollte. Die Krankenhäuser sind
mehr als alt, das Essen dort ist grauenhaft und die Schwestern und
Pfleger vollkommen überfordert. Die Stationen sind unterbesetzt, die
Hygiene ist unter aller Sau. Mein Mann lag in einem Vierbettzimmer
und hat sich mit einem weiteren Vierbettzimmer das Badezimmer und
die Toilette geteilt. Kein Wunder, dass es so viele MRSA-Infektionen in
deutschen Krankenhäusern gibt. In Deutschland kommt es, laut dem
RKI, jährlich zu bis zu 600.000 nosokomialen Infektionen und etwa
20.000 Todesfällen dadurch. Das ist nicht gerade wenig, wie ich finde.

Laut DGKH (deutsche Gesellschaft für Krankenhaushygiene) sind es sogar 800.000 Infektionen jährlich und 40.000 Sterbefälle.

Auch im ambulanten Gesundheitssystem läuft vieles unrund. In der Praxis bekomme ich das quasi täglich mit. Patienten kommen zu mir in die Praxis, weil sie sich beim Arzt nicht verstanden fühlen. Sie fühlen sich oft ignoriert. Sie kommen mit Symptomen wie Abgeschlagenheit, Müdigkeit, Erschöpfung, Energielosigkeit in die Arztpraxis und werden darauf hingewiesen, dass sie mal Urlaub machen oder psychotherapeutische Hilfe in Anspruch nehmen sollten. Der Ursache für diese Symptome geht aber kaum einer auf den Grund, vor allem, wenn das sogenannte "große Blutbild" vollkommen unauffällig ist. Dabei hat das große Blutbild so viel Aussagekraft wie die Reifendruckmessung bei der Inspektion eines Autos. Statt mal nach der Schilddrüse zu gucken oder nach den Hormonen oder nach den Nährstoffen wird mit Blick auf die roten und weißen Blutkörperchen gesagt, dass alles in Ordnung ist und keine Ursache für die Erschöpfung gefunden werden kann.

Unser Gesundheitssystem konzentriert sich hauptsächlich darauf, kranke Menschen zu behandeln, anstatt präventiv die Gesundheit der Menschen zu erhalten. Auch wenn wir einige Vorsorgemöglichkeiten angeboten bekommen, reichen die dennoch nicht aus, uns gesund zu erhalten. Wenn ich nur alle 2 oder 3 Jahre zur Vorsorgeuntersuchung „darf" und dann auch nur ein kleiner, lächerlicher Teil kontrolliert und untersucht wird, dann kann das nicht der Gesunderhaltung dienen.

Der Einzige, der wirklich präventiv arbeitet, ist, meiner Meinung nach, der Zahnarzt. Zu dem geht man alle 6 Monate und auch wenn ich keine Zahnschmerzen oder Probleme habe, guckt er sich meine Zähne an und sucht nach mikroskopisch kleinen Kariesstellen oder nach Zahntaschen, um so zu verhindern, dass diese mal zu einem größeren Problem für mich heranwachsen können.

Ich gehe mit meinem Auto auch nicht nur alle 3 Jahre zur Inspektion und lasse dann nur den Reifendruck an zwei Rädern kontrollieren. Ist der Reifendruck dann bei einem Reifen bei 1,6 Bar, bei dem anderen 2,7 Bar und sagte mir der Werkstattmensch dann: „Super, liegt noch

im Toleranzbereich, kommen Sie wieder, wenn das Lenkrad beim Fahren vibriert, und vermeiden Sie die Autobahn." – vermutlich würden die wenigsten das tolerieren, oder?!
Warum aber tolerieren wir das bei uns? Da fallen schon bei der minimalistischen Untersuchung Werte aus der Norm oder liegen gerade mal bei 5% in der Norm, nehmen wir das so hin oder bekommen zu hören: „Das ist nicht schlimm." oder auch „Das hat keine Relevanz." Wenn es keine Relevanz hat, warum testet man es dann?

Am Beispiel der Insulinresistenz oder beim Eisenmangel sieht man sehr gut, wie wenig Interesse an der Gesunderhaltung besteht. Eine Insulinresistenz besteht bereits, wenn das gemessene Insulin, nach 12-stündiger Nahrungskarenz, höher 6 µU/ml liegt. Die obere Norm geht aber bis 23 µU/ml, je nach Labor sogar bis 30 µU/ml. Liegt der Wert in der Norm, wird in den allermeisten Fällen ein Haken dran gemacht und nicht weiter drüber gesprochen. Selbst äußere Anzeichen, wie kleine Fibrome werden gekonnt ignoriert. Kommt es im Laufe der Jahre aber zum Diabetes, dann wird therapiert, der Patient wird ins DMP (Disease-Management-Programm) aufgenommen und darf seine Blutwerte, Füße, Augen, Nerven alle 3 Monate (bzw. 1x jährlich) kontrollieren lassen, damit sich die Krankheit nicht verschlechtert.
Die Gabe von Metformin oder anderen Medikamenten, die die Zellen wieder sensibler gegenüber dem Insulin machen sollen, haben viele Nebenwirkungen, die dann unter Umständen auch wieder behandelt werden müssen. Dabei gibt es auf dem naturheilkundlichen Gebiet so vieles, was man alternativ machen kann, ohne Nebenwirkungen.
Auch beim bereits erwähnten Eisenmangel wird oft übersehen, dass Werte, die sich im Normbereich befinden, dennoch viel zu niedrig sind. Es macht eben einen großen Unterschied, ob ich auf Reserve laufe oder einen vollen Tank habe. Beim Auto sind wir doch auch darauf bedacht, dass der Tank voll ist, Öl ausreichend aufgefüllt und frisch ist. Wir wissen genau, dass das Auto kaputt geht oder liegenbleibt, wenn der Tank leer ist oder das Öl ranzig und alt ist oder kein Öl mehr im

Behältnis ist. Warum fällt es dann so schwer zu verstehen, dass auch wir volle Tanks brauchen? Wir gehen zwar nicht direkt kaputt, aber wir sind müde, die Gelenke schmerzen, die Haare fallen aus, die Nägel sind brüchig, die Haut ist trocken, die Mundwinkel rissig – kurzum, wir fühlen uns krank, unwohl und sind dem Alltag nicht mehr gewachsen. Leider wird noch immer nur der HB-Wert (Hämoglobin) standardmäßig gemessen. Mit etwas Glück misst mal einer das Eisen im Serum mit. Wobei auch das nur sehr wenig Aussagefähigkeit hat. Wenn man wissen möchte, wie viel Eisen sich im Körper befindet, sollte immer das Ferritin gemessen werden. Der Wert gibt Auskunft darüber, ob der Eisenspeicher gefüllt oder leer ist.

Versuch dir mal vorzustellen, dass sich die Rollen wie folgt verteilen:

Eisen = Geld im Portemonnaie

Ferritin = Geld auf dem Konto

Transferrin = EC-Karte

HB-Wert = allerletzte Reserve im Auto

Stell dir vor, du hast noch 500€ auf dem Konto und 200€ im Portemonnaie.

Das Geld im Portemonnaie gibst du ziemlich schnell aus, weil du in den Urlaub fährst und dir da einiges gönnst. Im Portemonnaie sind jetzt nur noch 7€. Um das Portemonnaie wieder zu füllen, brauchst du dein Konto und eine EC-Karte. Ohne EC-Karte kein Geld.

Das Geld vom Konto geht dann fürs Einkaufen und Tanken drauf und du hast nur noch 50€ übrig. Bis das nächste Geld kommt, musst du jetzt sehr sparsam leben und isst weniger, fährst weniger Auto, gehst auf keine Party und Kino ist auch gestrichen.

Das Leben geht auf Sparflamme weiter. Ist auch das Portemonnaie leer, müssen wir zusehen, wie wir klarkommen.

Manche schlafen schlecht, weil die Sorge haben, wovon sie leben sollen. Manche fangen an zu stehlen, um ihren Bedarf zu decken.

Jetzt übertragen wir das auf das Eisen, auf Ferritin und Transferrin.

Ohne Transferrin, kein Transporter für Eisen. Ist das Ferritin leer, geht der Körper auf Sparflamme, um mit dem zurecht zu kommen, was noch da ist.

Ist das Eisen leer, ist Stress angesagt und der Körper und die Organe müssen gucken, wie sie klarkommen.

Macht es also Sinn, nur das Eisen im Serum/im Blut zu kontrollieren? Nope! Es sollten auch immer Ferritin und Transferrin kontrolliert werden, um zu wissen, ob das Konto noch voll und die EC-Karte noch funktional ist.

Der regelmäßige Blick aufs Konto ist wichtig! Als Kartenzahler verliert man schnell den Überblick und lebt auf zu großem Fuß.

Jeder hat seine Gesundheit und Gesunderhaltung selbst in der Hand! Verlasst euch nie zu sehr auf andere, es liegt in eurer eigenen Verantwortung! Ich weiß natürlich, dass das einfacher gesagt als getan ist. Wenn der Arzt die Werte nicht bestimmen will, bleibt mir nur die Werte privat zu bezahlen. Die Gesundheit sollte einem das wert sein.

Seit 2012 betreibe ich jetzt meine eigene Praxis, seit Anfang der 90er Jahre bis 2018 arbeitete ich in Krankenhäusern und Arztpraxen – ich habe viele kranke Menschen gesehen in dieser Zeit. Vielen Menschen hätte es schneller besser gehen können, wenn einfach mal ein paar mehr Werte bestimmt worden wären. Es werden tagtäglich Medikamente gegen diverse Symptome eingesetzt, ohne nach der Ursache zu suchen. Es wird einfach nicht mehr hinterfragt, warum der Blutdruck, der Cholesterinspiegel, der Blutzucker erhöht ist. Da wird ohne Wenn und Aber direkt das Medikament verordnet. Später dann noch ein Medikament gegen die Nebenwirkungen. Ruckzuck sind es plötzlich fünf oder mehr Medikamente, die täglich eingenommen werden müssen. Die Bücher von Uwe Gröber und Suzy Cohen sollten Pflichtlektüre werden. Beide Autoren beschreiben hier, welche Medikamente die Aufnahme von Nährstoffen blockieren oder welche Nährstoffe vermehrt verbraucht werden.

Weiter oben erwähnte ich bereits das Medikament "Metformin". Metformin hemmt die Ausschüttung von Zucker aus der Leber. Über diesen Weg soll der Blutzucker nicht so stark ansteigen und die Wirkung des Insulins soll verbessert werden. Eigentlich eine feine Sache – aber auch nur eigentlich, denn uneigentlich erhöht das Medikament das Risiko eines Vitamin B6 und Vitamin B12 Mangels. Vitamin B6 und Vitamin B12 bauen, mit Hilfe von Folsäure, das Homocystein ab. Homocystein ist ein Abbauprodukt des Aminosäurenstoffwechsels und wirkt sich toxisch auf Gefäße aus, wenn es eine bestimmte Höhe überschreitet. Langfristig kann es unter der Einnahme des Medikaments zu chronischen Entzündungen, zu Bluthochdruck und der koronaren Herzkrankheit kommen. Das passiert nicht, wenn man das Medikament mal für zwei oder drei Monate einnimmt, die Langzeiteinnahme birgt dieses Risiko aber sehr wohl.

Guckt man sich mal die Listen der am meisten verordneten Medikamente an, dann sind das meist Medikamente, die Erkrankungen behandeln, die durch Stress, Schlafmangel, Mangelernährung, Nährstoffmängel entstanden sind. Ich werde in den nächsten Kapiteln auf einige dieser sogenannten "Volkskrankheiten" genauer eingehen und versuchen zu erläutern, wodurch diese Erkrankungen entstehen und was man selbst dagegen machen kann.

Ich habe in den letzten Jahren viel dazugelernt, viel gelesen, mir Beipackzettel angesehen, mir Studien durchgelesen, Vorträge gestaltet, selbst getestet, ich habe Patienten zugehört und so erfahren, was sie gerne wissen wolle, was sie interessiert. Auf Basis dessen ist dieses Buch entstanden.

In der Praxis versuche ich täglich, mögliche Ursachen diverser Symptome zu entlarven. Es gleicht ein wenig der Detektivarbeit, was ich da mache. Mit Hilfe eines 10-seitigen Fragebogens gehen wir von Kopf bis Fuß den ganzen Körper einmal durch. In der Regel dauert das mindestens 1 - 1,5 Stunden. Nach entsprechenden Anhaltspunkten versuche ich dann Untersuchungen einzuleiten – Blutuntersuchungen, Stuhluntersuchungen, Urinanalysen, Speichelanalysen.

Mit diesem Buch möchte ich mehr auf die Ursachen diverser Erkrankungen aufmerksam machen. Nicht immer ist es sinnvoll, Symptome mit Medikamenten zu unterdrücken. Das Verständnis dafür, dass hinter jeder Krankheit eine Ursache steckt, ist noch viel zu klein. Ich habe die Hoffnung, dass ich mit meinem Buch etwas in diese Richtung bewirken kann.
Gleichzeitig ist es mir wichtig zu betonen, dass die Behandlung akuter Beschwerden und Krankheiten mit Hilfe der Schulmedizin extrem wichtig und unverzichtbar ist. Der Einsatz diverser Medikamente ist im Akutfall, wie bei stark erhöhtem Blutdruck, stark erhöhten Langzeitblutzuckerwerten, einem akuten Herzinfarkt oder einer Lungenembolie, von großer Bedeutung und kann lebensrettend sein. Auch wenn viele dieser Erkrankungen durch frühzeitige Intervention hätten vermieden werden können, ist die Akutversorgung unerlässlich, um das Leben und die Gesundheit der Betroffenen zu schützen. Schulmedizin und alternative Ansätze können und sollten sich ergänzen, um sowohl akute als auch chronische Erkrankungen bestmöglich zu behandeln.

Je mehr ich weiß, umso mehr weiß ich, dass ich eigentlich nichts weiß – am Ende des Buches wird es vermutlich einigen so gehen wie mir.

Chronische Müdigkeit und Erschöpfung

Müdigkeit und Erschöpfung sind zwei Themen, die in meiner Praxis sehr häufig vorkommen. Viele verspüren eine permanente Müdigkeit und Erschöpfung und nehmen diese oft auch als normal wahr.

Müdigkeit und Erschöpfung sind komplexe Symptome, die durch eine Vielzahl von Faktoren hervorgerufen werden können. Sie betreffen Menschen weltweit und können das tägliche Leben erheblich beeinträchtigen. Die Ursachen für diese Zustände sind oft multifaktoriell und umfassen eine Mischung aus hormonellen Dysbalancen, Ernährungsgewohnheiten, Lebensstil, psychischen Faktoren und medizinischen Zuständen. In diesem Artikel werden die wichtigsten Ursachen für Müdigkeit und Erschöpfung detailliert beschrieben, einschließlich der Rolle von Hormonen, Histamin, der Schilddrüse, den Nebennieren, Ernährung und Blutzuckerschwankungen, Schlafstörungen, Medienkonsum, Nahrungsmittelunverträglichkeiten, dem Immunsystem, dem Darm, Nährstoffmängeln, chronischen Entzündungen, der Trinkmenge und Medikamenten.

Hormonelle Dysbalancen

Hormone spielen eine zentrale Rolle bei der Regulierung vieler Körperfunktionen, einschließlich des Energiehaushalts. Eine Dysbalance in Hormonen wie Kortisol, Melatonin, Schilddrüsenhormonen und Insulin kann zu anhaltender Müdigkeit führen.

Die Schilddrüse produziert Hormone, die den Stoffwechsel regulieren. Eine Unterfunktion der Schilddrüse, bekannt als Hypothyreose, führt zu einem verlangsamen Stoffwechsel, was Müdigkeit, Gewichtszunahme, Depressionen und Kälteempfindlichkeit zur Folge haben kann. Menschen mit Hypothyreose fühlen sich oft erschöpft, da ihr Körper nicht genügend Schilddrüsenhormone produziert, um den Stoffwechsel auf einem normalen Niveau zu halten.

Die Nebennieren produzieren Kortisol, ein Hormon, das bei der Stressbewältigung hilft und den Blutzuckerspiegel reguliert. Chronischer Stress kann zu einer Überproduktion von Kortisol führen, was langfristig die Nebennieren erschöpfen kann, ein Zustand, der als Nebennierenschwäche bezeichnet wird. Dies kann zu anhaltender Müdigkeit, Schlafstörungen und einer beeinträchtigten Fähigkeit zur Stressbewältigung führen.

Histamin und Müdigkeit

Histamin ist ein Neurotransmitter, der eine Schlüsselrolle im Immunsystem und bei allergischen Reaktionen spielt. Einige Menschen haben jedoch eine Unverträglichkeit gegenüber Histamin, die zu Symptomen wie Kopfschmerzen, Müdigkeit, Verdauungsproblemen und Hautausschlägen führen kann. Eine erhöhte Histaminproduktion oder eine verringerte Fähigkeit, Histamin abzubauen, kann zur Erschöpfung beitragen, insbesondere wenn das Enzym Diaminoxidase (DAO), das für den Abbau von Histamin verantwortlich ist, nicht ausreichend vorhanden ist.

Blutzuckerschwankungen und Ernährung

Die Ernährung und die Stabilität des Blutzuckerspiegels haben einen erheblichen Einfluss auf den Energielevel. Ein unausgeglichener Blutzuckerspiegel verursacht durch den Konsum von zuckerreichen Lebensmitteln und einfachen Kohlenhydraten, kann zu schnellen Blutzuckerspitzen und -abfällen führen. Diese Schwankungen können plötzliche Energieeinbrüche und das Bedürfnis nach einem "Zuckerhoch" verursachen, gefolgt von einem "Zuckertief", was Müdigkeit und Erschöpfung verstärkt.

Darüber hinaus können bestimmte Nährstoffmängel wie Eisen, Vitamin B12 und Vitamin D zu Anämie und Muskelermüdung führen, was die Müdigkeit weiter verschlimmert. Eine ausgewogene Ernährung, die reich an Vitaminen, Mineralstoffen und Ballaststoffen ist, ist daher essenziell für die Aufrechterhaltung eines stabilen Energielevels.

Schlafstörungen

Schlaf ist unerlässlich für die körperliche und geistige Regeneration. Schlafstörungen, wie Insomnie, Schlafapnoe oder das Restless-Legs-Syndrom können die Qualität und Dauer des Schlafes erheblich beeinträchtigen. Chronischer Schlafmangel führt zu einem Defizit, das sich auf die kognitive Funktion, die Stimmung und das allgemeine Energieniveau auswirkt. Unzureichender Schlaf kann auch die Produktion von Hormonen wie Kortisol und Insulin beeinträchtigen, was wiederum Müdigkeit fördert.

Medienkonsum und Bildschirmnutzung

Der exzessive Konsum von Medien und die Nutzung elektronischer Geräte, insbesondere vor dem Schlafengehen, können die Schlafqualität und die circadianen Rhythmen, die innere Uhr des Organismus, stören. Das blaue Licht, das von Bildschirmen ausgestrahlt wird, hemmt die Produktion von Melatonin, einem Hormon, das für die Regulierung des Schlaf-Wach-Zyklus verantwortlich ist. Dies kann zu Schwierigkeiten beim Einschlafen und einer insgesamt schlechteren Schlafqualität führen, was wiederum Müdigkeit und Erschöpfung am nächsten Tag begünstigt.

Nahrungsmittelunverträglichkeiten und Immunsystem

Nahrungsmittelunverträglichkeiten und -allergien können zu Müdigkeit führen, indem sie das Immunsystem belasten und Entzündungen im Körper verursachen. Gluten, Laktose, Fruktose und bestimmte Konservierungs- und Farbstoffe sind häufige Auslöser. Wenn der Körper auf ein Nahrungsmittel reagiert, kann dies zu Verdauungsproblemen, Kopfschmerzen und allgemeinem Unwohlsein führen. Langfristig kann eine ständige Belastung des Immunsystems durch unverträgliche Nahrungsmittel zu chronischer Müdigkeit führen.

Die Bedeutung des Darms

Der Darm spielt eine entscheidende Rolle für die allgemeine Gesundheit und das Wohlbefinden. Eine gestörte Darmflora, auch Dysbiose genannt, kann die Nährstoffaufnahme beeinträchtigen und das Immunsystem belasten. Ein "Leaky Gut"-Syndrom, bei dem die Darmbarriere durchlässiger wird, kann zu einer systemischen Entzündungsreaktion führen, die oft mit Müdigkeit und Erschöpfung einhergeht. Die Gesundheit des Darms ist daher ein wesentlicher Faktor für das allgemeine Energieniveau.

Nährstoffmängel

Nährstoffmängel, insbesondere an Eisen, Vitamin D, Vitamin B12 und Magnesium sind häufige Ursachen für Müdigkeit. Eisenmangel führt zu Anämie, einem Zustand, bei dem der Körper nicht genügend rote Blutkörperchen hat, um Sauerstoff effizient zu transportieren. Vitamin B12 ist entscheidend für die neurologische Funktion und die Blutbildung, während Vitamin D und Magnesium eine Rolle bei der Muskel- und Nervenfunktion spielen. Eine ausgewogene Ernährung und, wenn nötig, Nahrungsergänzungsmittel sind wichtig, um diese Mängel zu vermeiden.

Chronische Entzündungen

Chronische Entzündungen im Körper können eine stille, aber kraftzehrende Quelle der Müdigkeit sein. Entzündungen können durch eine Vielzahl von Faktoren ausgelöst werden, darunter Infektionen, Autoimmunerkrankungen, Umweltgifte und eine entzündungsfördernde Ernährung. Diese anhaltende Entzündungsreaktion kann die

Energieproduktion in den Zellen beeinträchtigen und zu einer allgemeinen Erschöpfung führen.

Trinkmenge und Dehydration

Eine unzureichende Flüssigkeitszufuhr kann zu Dehydration führen, die oft mit Müdigkeit und Konzentrationsschwierigkeiten einhergeht. Der Körper benötigt eine ausreichende Menge Wasser, um alle seine Funktionen optimal auszuführen, einschließlich der Regulierung der Körpertemperatur und des Transports von Nährstoffen und Abfallprodukten. Chronische Dehydration kann zu Kopfschmerzen, Schwindel und allgemeiner Schwäche führen, was die Müdigkeit verschlimmert.

Medikamente und ihre Nebenwirkungen

Viele Medikamente, insbesondere Antihistaminika, Antidepressiva, Blutdruckmedikamente und Schmerzmittel haben Müdigkeit als häufige Nebenwirkung. Diese Medikamente können das zentrale Nervensystem dämpfen oder die Neurotransmitter im Gehirn beeinflussen, was zu Schläfrigkeit und verminderter Energie führt. Es ist wichtig, dass Patienten, die solche Medikamente einnehmen, die Nebenwirkungen mit ihrem Arzt besprechen und möglicherweise Alternativen in Betracht ziehen.

Viren und Bakterien

Eine latent virale oder bakterielle Infektion kann ebenfalls zu chronischer Müdigkeit und Erschöpfung führen. Diese Art von Infektionen wird oft als "latente" oder "schlummernde" Infektionen bezeichnet, bei denen die Erreger (Viren oder Bakterien) im Körper verbleiben, ohne akute Symptome zu verursachen. Diese Infektionen können jedoch das Immunsystem ständig stimulieren oder intermittierend aktiv werden, was zu anhaltender Müdigkeit und Erschöpfung führen kann. Selbst wenn die Infektion nicht aktiv ist, kann das Immunsystem ständig auf der Hut sein und versuchen, den latenten Erreger in Schach zu halten. Diese anhaltende Immunreaktion kann eine chronische systemische Entzündung hervorrufen, die zu Erschöpfung und Müdigkeit führt. Einige latente Infektionen können in regelmäßigen Abständen reaktiviert werden. Während dieser Phasen der Reaktivierung kann es zu einer Erhöhung der Symptome kommen, einschließlich Müdigkeit, Muskelschmerzen und allgemeinem Unwohlsein. Einige Erreger können latent in den Zellen verbleiben und schleichende Schäden verursachen. Zum Beispiel können Viren wie das Epstein-Barr-Virus (EBV) Zellen infizieren und zu einem Zustand der chronischen Erschöpfung führen.

In manchen Fällen kann das Immunsystem bei der Bekämpfung der latenten Infektion versehentlich körpereigenes Gewebe angreifen, was zu autoimmunen Reaktionen und damit zu Symptomen von Müdigkeit und Erschöpfung führt.

Beispiele für latente Infektionen, die Müdigkeit verursachen können:

Epstein-Barr-Virus (EBV): EBV ist ein häufiges Virus, das in der Regel das Pfeiffersche Drüsenfieber verursacht. Bei manchen Menschen verbleibt das Virus jedoch latent im Körper und wird mit dem chronischen Erschöpfungssyndrom (CFS/ME) in Verbindung gebracht.

Cytomegalievirus (CMV): Ein weiteres Mitglied der Herpesvirus-Familie, das häufig latente Infektionen verursacht und mit chronischer Müdigkeit in Verbindung gebracht wird.

Borrelia burgdorferi: Der Erreger der Lyme-Borreliose kann nach einer Infektion im Körper verbleiben und zu einem Zustand führen, der als post-Lyme-Syndrom bekannt ist und durch chronische Müdigkeit und andere Symptome gekennzeichnet ist.

Humanes Herpesvirus 6 (HHV-6): Auch dieses Virus kann im Körper latent bleiben und mit chronischem Müdigkeitssyndrom in Verbindung gebracht werden.

Mycoplasma pneumoniae: Ein Bakterium, das normalerweise Atemwegsinfektionen verursacht, aber auch als latente Infektion mit chronischer Müdigkeit in Verbindung gebracht wird.

Konzentrationsstörungen

Viele älterwerdende Menschen beklagen, dass ihre Konzentration nachlässt, dass sie nicht mehr so viel und so gut aufnehmen können, dass sie vergesslich werden. Vielen macht es sehr zu schaffen, dass sie geistig nicht mehr so fit sind, wie sie es mal waren. Es macht ihnen zu schaffen, dass sie sich keine Namen mehr merken können, dass sie nicht mehr wissen, was sie gestern oder vorgestern gemacht haben. Oft entsteht dann auch direkt die Angst, dass man Demenz haben oder entwickeln könnte.

Unsere Denkfähigkeit, unsere Merkfähigkeit, unsere Aufnahmefähigkeit ist zum Teil genetisch veranlagt, zum Teil aber auch durch Neurotrophine gesteuert. Neurotrophine sind neuronale Wachstumsfaktoren. Sie schützen die Synapsen und Neuronen im Gehirn, fördern deren Erneuerung und Wachstum.

Unser Gehirn ist ein Leben lang lernfähig, es muss nur auch ein Leben lang den neuronalen Wachstumsfaktor BDNF – Brain derived neurotrophic Factor (deutsch: vom Gehirn stammender neurotropher Faktor) produzieren.

Gebildet wir BDNF im Hippocampus des Gehirns und in den Thrombozyten. Der Hippocampus ist ein Areal im Gehirn, welches für Lernen und Gedächtnis zuständig ist. Thrombozyten sind Blutkörperchen, die unter anderem für die Blutgerinnung zuständig sind.

Gerade in jungen Jahren wird sehr viel BDNF produziert, da wir sehr viel lernen müssen. Babys müssen lernen zu krabbeln, zu laufen, zu sprechen, anschließend lernen sie im Kindergarten, später dann in der

Schule. Kinder lernen täglich Neues dazu, das Gehirn wächst kontinuierlich. Dafür wird viel BDNF benötigt. Auch später, im Erwachsenenalter, wird noch viel des neurotrophen Proteins benötigt – immerhin lernen wir im Job auch täglich dazu, wir lernen mit unseren Kindern mit, manche lernen im Erwachsenenalter noch neue Sprachen, lernen den Umgang mit dem Computer oder Handy.

BDNF ist wichtig für unser Langzeitgedächtnis, für die Konzentration, das Denken.

Patienten mit niedrigen Spiegeln weisen oft Depressionen auf, sowie Schlafstörungen. Auch Patienten mit Burnout und posttraumatischen Belastungsstörungen weisen oft niedrige Spiegel auf, genauso wie Patienten mit Alzheimer, Schizophrenie, Chorea Huntington (Erbkrankheit mit ruckartigen, krampfartigen Bewegungen, Bewegungsstörungen, psychischen Veränderungen).

Bei Patienten mit Neurodermitis finden sich hingegen oft erhöhte Werte. BDNF bindet sich an eosinophile Granulozyten und triggert die Ausschüttung von (unter anderem) Interleukin-6 und TNF-alpha. Diese Kombination führt zu Juckreiz und entzündeter Haut.

Hormone

Warum kommt es also im Alter zu Störungen der Denk- und Merkfähigkeit? Das ist recht schnell erklärt – Hormone nehmen einen großen Einfluss auf unser Gehirn. Die Hormone Östradiol und Progesteron versiegen bei der Frau ab einem bestimmten Alter. Ab 35 findet der ein oder andere Eisprung im Jahr weniger statt, so dass es sukzessive zu einem einschleichenden Hormonmangel kommt. Progesteron wird überwiegend in den Eierstöcken produziert und über den Eisprung freigesetzt. Fehlen Eisprünge, sinkt das Progesteron. Östradiol hingegen wird in den Eierstöcken, dem Fettgewebe, in den Wänden der Blutgefäße und im Gehirn produziert. Es hält sich also länger als das Progesteron, da es nicht einzige auf den Eisprung angewiesen ist.

Progesteron und Östradiol wirken beide auf die Bildung von BDNF positiv ein. Sie regen die Bildung und Freisetzung an. Auch Testosteron hat positiven Einfluss auf die Bildung und Freisetzung. (1, 2, 3)
Sinkt bei Frauen der Hormonspiegel, sinkt auch die Bildung von BDNF. Geraten Östradiol und/oder Progesteron in einen absoluten Mangel, sind über eine Blutuntersuchung kaum mehr nachzuweisen, lässt in der Regel auch die Konzentration nach, die Lernfähigkeit, das Gedächtnis.
Auch Frauen, die eine Hormonbehandlung mit synthetischem Progesteron machen (Medroxyprogesteronacetat) bremsen darüber die Bildung des Proteins aus.
In der Praxis erlebe ich leider allzu häufig, dass Frauen die Behandlung mit bioidentischen Hormonen verweigert wird. Gerne heißt es dann: „Sie brauchen keine Hormone mehr, Sie sind in den Wechseljahren." oder „Frauen ohne Gebärmutter brauchen keine Hormone mehr." Das ist schlicht und ergreifend Blödsinn. Jede Frau braucht Hormone, ganz gleich wie alt sie ist. Das eine schließt das andere nicht aus. Hormone sind lebenswichtig, und jede Lebensphase bringt eine individuelle Menge an Hormonen mit sich. Dass eine 60-jährige Frau nicht mehr die Hormonmenge benötigt, wie eine 20-jährige, das ist klar. Aber dennoch hat sie einen Anspruch auf Hormone und ein funktionierendes Hormonsystem. Wenn man sich mal anguckt, was Hormone alles machen, stellt sich die Frage nach der Wichtigkeit eigentlich gar nicht mehr. Östrogene bieten einen Gefäß- und Herzschutz, schützen vor Gefäßverkalkungen, sie wirken gefäßerweiternd und regulieren so den Blutdruck, sie haben eine antioxidative Wirkung und befeuchten die Schleimhäute (auch die der Gelenke und des Magens). Zudem hemmen sie den Knochenabbau und erhöhen die Konzentration des HDL-Cholesterins.
Progesteron dient nicht nur dazu, eine Schwangerschaft zu ermöglichen. Auch in den späteren Jahren hat Progesteron seine Berechtigung. Es wirkt beruhigend, fördert Schlaf und Stimmung sowie die Libido. Es schützt die Knochen und die Gebärmutter.

Auch Männer benötigen diese Hormone. Nicht in den Mengen, wie Frauen es brauchen, aber dennoch ist es auch für sie essenziell wichtig. Progesteron dient als Vorstufe, um Testosteron zu bilden. Produzieren die Hoden im Alter weniger Testosteron, kommt es auch bei Männern zu einem hormonellen Ungleichgewicht. Dieser Prozess des hormonellen Ungleichgewichts setzt bei Männern wesentlich später ein, was auch einer der Gründe ist, warum Männer mit 50 Jahren geistig oft fitter wirken als Frauen. Allerdings, das muss man direkt dazu sagen, gehen Männer oft auch einfach „nur" arbeiten, während Frauen viele Jobs täglich haben – arbeiten gehen, Kinder versorgen, Essen zubereiten, einkaufen gehen, Fahrdienste übernehmen, Elternabende, Elternsprechtage, Vorsorgeuntersuchungen mit den Kindern, Wäsche, Haushalt … Da kommen ein paar mehr Jobs täglich zusammen, was nun mal viel Stress ist. Stress kann langfristig zu einem hormonellen Ungleichgewicht führen und die Bildung und Freisetzung von BDNF stören und hemmen.

Guckt man sich die Hormonkaskade an, sieht man recht schnell, dass unsere Sexualhormone einer Bildungskette unterliegen – wir produzieren aus Cholesterin zuerst Pregnenolon, daraus dann Progesteron und aus Progesteron dann Cortisol. Steigt der Bedarf an Cortisol durch langanhaltenden Stress, zapft der Körper früher oder später am Progesteron ab, um seinen Bedarf an Cortisol weiterhin aufrecht erhalten zu können. So kommt es über kurz oder lang nicht nur zum Absinken des Cortisols, sondern auch des Progesterons – ein hausgemachtes hormonelles Ungleichgewicht mit weitreichenden Folgen. Fehlen dann auch noch die ein oder anderen Eisprünge, sinkt das Progesteron schneller ab, als uns lieb ist.

In Studien und Versuchen hat sich gezeigt, dass BDNF den Glukosestoffwechsel und die Insulinsensitivität positiv beeinflusst. Welcher Mechanismus genau dahintersteckt, ist allerdings noch nicht final geklärt.

Sport hingegen fördert die Bildung und Freisetzung, was auch einer der Gründe ist, warum Sport uns Schutz vor Demenz und neurodegenerativen Erkrankungen bietet. Gemeint ist hier allerdings eher der Ausdauersport als der Kraftsport. Wer täglich ausdauernd spazieren geht oder Nordic Walking macht, macht auf jeden Fall etwas für sein Gehirn.

Neben Sport fördert auch Omega3 die BDNF-Bildung. Omega3-Fettsäuren wirken entzündungshemmend, fördern die Hirnentwicklung – unser Gehirn besteht überwiegend aus Fett. 30% davon sind mehrfach ungesättigte Fettsäuren, unter anderem das DHA (Docosahexaensäure), eine der wichtigsten Omega3-Fettsäure. Mit Hilfe der Omega3-Fettsäuren können sich Synapsen besser verschalten und Neurotransmitter bilden sowie aufnehmen. Es sollten täglich 1,5 - 2 Gramm DHA und EPA aufgenommen werden. Mit Hilfe dieser Fettsäuren können Entzündungen reguliert und die Blut-Hirn-Schranke geschlossen werden.

Ein gesundes Darmmikrobiom fördert ebenfalls die Bildung von BDNF. Diverse Bakterienstämme im Darm fermentieren Kohlenhydrate und Ballaststoffe zu Milchsäure und Butyrat, was im Hippocampus die Freisetzung von BDNF fördert. Mittlerweile hat es sich herumgesprochen, dass der Darm mit Depressionen in Verbindung steht. Fehlen bestimmte Darmbakterien, wie zum Beispiel das Bifidobakterium infantis, kann nicht ausreichend Serotonin hergestellt werden. Produzieren Bakterienstämme vermehrt Lipopolysaccharide, kann dies die Entzündungsneigung steigern und verhindern, dass kurzkettige Fettsäuren produziert werden, welche in Butyrat umgewandelt werden würden. Ein gesunder Darm ist essenziell und eine wichtige Schnittstelle zum Gehirn. Wessen Darm ständig bläht, wessen Stuhl permanent schmiert, der kann davon ausgehen, dass eine Störung im Mikrobiom vorliegt und sollte dies kontrollieren lassen.

Schlaf

Ausreichend Schlaf ist wichtig. Das Gehirn braucht ab und zu mal eine Pause. Wir sind permanent Reizen ausgesetzt – Licht, Geräusche, Gerüche – diese muss das Gehirn den ganzen Tag verarbeiten. In der

Nacht sollten wir ihm daher eine ausreichend lange Pause gönnen, um regenerieren zu können.

Fastenzeiten

– ob tagesweises Fasten oder Intervallfasten, beides fördert die Bildung von BDNF. Fasten stabilisiert den Blutzuckerspiegel und wirkt sich positiv auf die Sensibilität der Zelle gegenüber Insulin aus. Zudem reduziert regelmäßiges Fasten Entzündungen, erhöht die Bildung von Ketonkörpern und entlastet Magen und Darm. Während der Fastenphasen werden die Zellen mal nicht permanent mit Zucker bombardiert. Der über die Nahrung aufgenommene Zucker wird normalerweise an Insulin gebunden und dann in die Zelle hineintransportiert. Dort wird der Zucker dann verbrannt. Wird viel zu viel Zucker aufgenommen, kommt die Zelle mit der Verbrennung nicht mehr hinterher, so dass der Zucker im Blut liegen bleibt und in der Leber sowie als Fett eingelagert wird. Der überschüssige Zucker wird in Triglyceride und in LDL-Cholesterin umgewandelt. Auch Stress fördert die permanente Freisetzung von Zucker. Werden im Darm Kohlenhydrate nicht ausreichend verdaut, werden diese ebenfalls in Zucker umgewandelt. Es ist also nicht immer ausschließlich die Ernährung, die Schuld daran ist, dass man dicker und dicker wird oder dass der Cholesterinspiegel jenseits von Gut und Böse ist, auch das persönliche Stressniveau und unser Darmmikrobiom tragen eine Mitschuld.

Eine Insulinresistenz kann dazu führen, dass die Produktion von BDNF reduziert wird. Seit viele Jahren weiß man mittlerweile, dass auch das Gehirn insulinresistent werden kann.

Regelmäßiges Kreuzworträtsel machen, Ratesendungen im Fernsehen gucken, Gehirnjogging – all das regt ebenfalls die Bildung von BDNF an und macht zudem noch Spaß.

In Studien hat sich gezeigt, dass der Vitalpilz Hericium (Löwenmähne) sehr gut gegen Stimmungsschwankungen, Schlafstörungen und Depressionen wirkt. Mit Hilfe des Vitalpilz lässt sich die Bildung von BDNF anregen. (4) Die tägliche und konsequente Einnahme wird hier vorausgesetzt. Empfohlen ist die tägliche Einnahme von 1000mg – 3000mg. In der Praxis empfehle ich die Vitalpilze von Mykovital und der Firma Smaints. Bei Smaints finde ich besonders gut, dass das Pilzextrakt flüssig ist.

Wenn die geistige Fähigkeit nachlässt, kann man sehr gut selbstständig etwas dagegen machen. Nehmen Sie es in die Hand und bewegen Sie sich viel, machen Kreuzworträtsel, trinken Sie ausreichend Wasser und essen Sie stets gesund, um die Darmbakterien zu füttern und zu erhalten.

Schlussfolgerung

Müdigkeit und Erschöpfung sind komplexe Zustände, die aus einer Vielzahl von Faktoren resultieren können. Von hormonellen Dysbalancen über Nährstoffmängel und chronische Entzündungen bis hin zu Lebensstilfaktoren wie Schlafmangel und Medienkonsum – jeder dieser Faktoren kann einen signifikanten Einfluss auf das Energieniveau haben. Ein ganzheitlicher Ansatz zur Diagnose und Behandlung ist daher essenziell, um die zugrunde liegenden Ursachen zu identifizieren und eine geeignete Therapie zu entwickeln. Nur durch das Verständnis der vielen möglichen Ursachen kann effektiv gegen Müdigkeit und Erschöpfung vorgegangen werden.

Naturheilkundliche Behandlungsmöglichkeiten bei Müdigkeit, Erschöpfung, Konzentrationsstörungen

Adaptogene

sind pflanzliche Stoffe, die dem Körper helfen, Stress besser zu bewältigen und die Energie zu steigern.

- **Ashwagandha** (Withania somnifera): Fördert die Stressresistenz und unterstützt die Nebennierenfunktion.
- Dosierung: 300 - 500 mg pro Tag als Extrakt.

- **Rhodiola Rosea**: Verbessert die Energie, reduziert Müdigkeit und stärkt die Widerstandskraft gegen Stress.
- Dosierung: 200 - 400 mg pro Tag als Extrakt.

- **Ginseng** (Panax ginseng): Erhöht die Energie und verbessert die körperliche und geistige Leistungsfähigkeit.
- Dosierung: 200 - 400 mg pro Tag als Extrakt.

Vitamine

Ein Mangel an bestimmten Vitaminen und Mineralstoffen kann zu Müdigkeit und Erschöpfung führen. Die Ergänzung dieser Nährstoffe kann helfen, das Energieniveau zu verbessern.

- **Vitamin B-Komplex**: Besonders B12 und B6 sind wichtig für die Energieproduktion und das Nervensystem.
- Dosierung: Ein hochdosierter B-Komplex mit 50 -100 mg der meisten B-Vitamine pro Tag.

31

- **Vitamin D:** Wichtig für die allgemeine Gesundheit und kann Müdigkeit reduzieren, insbesondere bei einem Mangel.
- Dosierung: 1.000 - 2.000 IE pro Tag, abhängig vom aktuellen Vitamin-D-Spiegel.

- **Eisen:** Ein Eisenmangel kann zu Anämie und damit zu Müdigkeit führen.
- Dosierung: 15 - 30 mg pro Tag, abhängig vom aktuellen Eisenspiegel im Blut.

- **Magnesium:** Unterstützt die Energieproduktion und das Nervensystem.
- Dosierung: 200 - 400 mg pro Tag, vorzugsweise abends eingenommen.

Kräuter

Bestimmte Kräuter können helfen, die Energie zu steigern und Müdigkeit zu bekämpfen.

- **Maca-Wurzel** (Lepidium meyenii): Bekannt für ihre energieerhöhenden Eigenschaften und Unterstützung der Hormonbalance.
- Dosierung: 1.500 - 3.000 mg pro Tag.

- **Schisandra** (Schisandra chinensis): Verbessert die Energie und unterstützt die Nebennierenfunktion.
- Dosierung: 500 - 1.000 mg pro Tag als Extrakt.

- **Brahmi** (Bacopa monnieri): Fördert die geistige Klarheit und kann helfen, geistige Ermüdung zu reduzieren.
- Dosierung: 300 mg pro Tag als Extrakt.

Omega3-Fettsäuren

spielen eine wichtige Rolle bei der Reduzierung von Entzündungen und können helfen, die Energie zu verbessern.

*   **Fischöl oder Algenöl**: Reich an EPA und DHA, zwei wichtigen Omega3-Fettsäuren.
*   Dosierung: 1.000–2.000 mg EPA und DHA pro Tag.

Aminosäuren

wie L-Tyrosin und L-Carnitin können zur Steigerung der Energie und der kognitiven Funktion beitragen.

*   **L-Tyrosin**: Unterstützt die Produktion von Neurotransmittern wie Dopamin und Noradrenalin.
*   Dosierung: 500 - 1.000 mg pro Tag.

*   **L-Carnitin**: Hilft bei der Energieproduktion in den Zellen und kann Müdigkeit reduzieren.
*   Dosierung: 500 - 2.000 mg pro Tag.

Aromatherapie

Ätherische Öle wie Rosmarin, Pfefferminze und Zitrone können durch Inhalation oder Auftragen auf die Haut die Wachsamkeit und Energie steigern.

Akupunktur und Akupressur

Diese traditionellen chinesischen Praktiken können helfen, die Energieflüsse im Körper auszugleichen und Müdigkeit zu lindern.

Hydrotherapie

Wechselbäder oder Wechselduschen können die Durchblutung fördern und den Stoffwechsel anregen, was zu einer Verbesserung der Energie führen kann.

Es ist wichtig, dass vor der Anwendung von Nahrungsergänzungsmitteln oder pflanzlichen Präparaten Rücksprache mit einem erfahrenen Heilpraktiker oder ganzheitlich agierenden Arzt gehalten wird, insbesondere wenn bereits bestehende Gesundheitsprobleme oder Medikamenteneinnahmen vorliegen. Dies ist notwendig, um Wechselwirkungen zu vermeiden und die richtige Dosierung für die individuellen Bedürfnisse sicherzustellen.

Blasenentzündung

Symptome wie Brennen beim Wasserlassen, vermehrter und/oder schmerzhafter Harndrang, Unterleibsschmerzen sind typische Beschwerden bei einem Harnwegsinfekt. Auch Blut im Urin und Fieber können Anzeichen einer Blasenentzündung sein.

Ca. 7 Millionen mal jährlich werden in Deutschland antibiotische Behandlungen aufgrund von Harnwegsinfekten und Blasenentzündungen eingeleitet. Viele dieser antibiotischen Behandlungen sind oftmals überflüssig.

Von Blasenentzündungen sind mehr Frauen als Männer betroffen. Das liegt nicht zuletzt daran, dass die männliche Harnröhre wesentlich länger ist als die der Frau.

Bis zum Jahr 2006 habe ich bei einem Urologen gearbeitet und habe bei zahlreichen Blasenspiegelungen assistiert, Urinkulturen und Antibiogramme angelegt, Urinsedimente vorbereitet und Urinstix gemacht. Blasenentzündungen kamen in jeder Altersstufe vor. In 99% der Fälle wurde die Blasenentzündung allerdings lediglich mit einem Antibiotikum behandelt und nicht nach der Ursache der Entzündung gesucht. Natürlich ist es sinnvoll, erst die akute Infektion zu behandeln. Wenn Harnwegsinfektionen allerdings häufiger vorkommen, macht es doch auch Sinn, nach der Ursache zu forschen. Wenn ich von häufiger spreche, meine ich mehrmals im Jahr. Wenn jemand nur alle Jubeljahre mal einen Harnwegsinfekt hat, dann reicht sicherlich die akute Behandlung vollkommen aus. Zu den Behandlungstipps kommen wir später noch.

Ich behaupte mal, dass bei den meisten Männern und Frauen die Ursache darin liegt, dass sie zu wenig trinken. Wird die Blase und Harnröhre nicht regelmäßig durchgespült, können sich Bakterien dort vermehren und aufsteigen. In der Harnröhre und in der Blase befindet sich eine natürliche, physiologische Besiedlung mit diversen Bakterienstämmen. Sind diese im Gleichgewicht, machen sie keine Probleme.

Geraten sie ins Ungleichgewicht, können sie Entzündungen fördern und Beschwerden machen.

Wer zu wenig trinkt oder die Blase nur alle paar Stunden mal entleert, sorgt für eine Veränderung des pH-Wertes in den Harnwegen. Ein stabiles Milieu ist aber wichtig, damit Bakterien (über-)leben können, damit sie eingedämmt und im Zaum gehalten werden. Der pH-Wert des Urins liegt normalerweise zwischen 5,5 und 7, also eher im sauren Bereich.

In erster Linie sind die Nieren für einen stabilen pH-Wert verantwortlich. Sie scheiden mehr saure Abbauprodukte aus als alkalische. Zu den sauren Abbauprodukten gehören Kreatinin, Harnsäure und Harnstoff. Abbauprodukte wie Ammoniak, Phosphat und Sulfat sind eher basisch. Die Aminosäuren Methionin, Cystein, Homocystein (Abbauprodukt aus dem Aminosäurenstoffwechsel) sind schwefelhaltig und werden zu Sulfat, also zu einem basischen Abbauprodukt, verstoffwechselt. Fleisch, Weizen, Weizenmehlprodukte und auch Gerste sind reich an eben diesen Aminosäuren, so dass die mögliche tägliche Last an Sulfat für die Nieren nur schwer zu verarbeiten ist. Wurst und auch Käse, Schmelzkäse, Kondensmilch ist oft mit Phosphat versetzt bzw. phosphathaltig. Aber auch phosphatreiche Getränke wie Rotwein, Bier, Cola werden oft und gerne konsumiert. Wer täglich viel Brot, Wurst und Fleisch isst, viele phosphathaltige Getränke zu sich nimmt, strapaziert damit seine Nieren und verändert den pH-Wert in seiner Harnblase.

Zu viele Säuren im Urin sind genauso ungünstig wie ein zu basischer Urin. Da unsere Ernährung in den meisten Fällen eher Säure lastig ist, sind die Nieren darauf bedacht, entsprechend gegenzusteuern, um ein Gleichgewicht erreichen und halten zu können.

Ionen – ein Begriff, den viele eher der Physik zuordnen, als der Medizin (elektrisch geladenes Molekül) – spielen aber auch im Bereich der Gesundheit und auch bei der Ernährung eine große Rolle. Fleisch, Wurst, Käse, Brot, Nudeln sind Lebensmittel, die viele H+ Ionen abgeben. H+ Ionen sind positiv geladene Protonen. Gemüse, Obst, Kräuter, Nüsse

hingegen haben die Fähigkeit H+ Ionen aufzunehmen. Werden mehr H+ Ionen aufgenommen, als gebunden werden können, übersteigt die Säurelast die Kapazität des körpereigenen Puffersystems und es werden vermehrt basische Mineralstoffe, wie Calcium und Magnesium, aus den Knochen freigesetzt, um diese Säuren zu eliminieren. Langfristig kann dies zum einen Osteoporose begünstigen, aber auch die Entstehung von Nierensteinen durch Calciumoxalat. Wer jetzt meint, dass er mit der täglichen Zufuhr von Milch dagegenhalten kann, der täuscht sich. Milch zählt eher zu den säurebildenden Lebensmitteln. Einer Studie der Harvard School for Public Health nach wurden 75.000 Frauen 12 Jahre lang begleitet. Hierbei sollte kontrolliert und dokumentiert werden, welchen Einfluss Milch auf die Knochen hat. Die Studie hat gezeigt, dass die Knochen der milchtrinkenden Frauen brüchiger waren. (5)
Die tägliche Art der Ernährung nimmt demnach auch Einfluss auf die Neigung zu Harnwegsinfekten oder auch auf Nierensteine, Harngrieß etc.

Auf ein stabiles Milieu kommt es auch im Bereich der Vaginalschleimhäute an. Findet sich dort eine Störung der bakteriellen Besiedlung und damit dann auch des pH-Wertes, kommt es zu einer Funktionsstörung der natürlichen Barriere. Unser gesamter Körper ist mit 100 Billionen Mikroorganismen überzogen. Diese Mikroben enthalten Gene, unser Mikrobiom. Im Urogenitaltrakt finden sich eine unglaubliche Diversität von in etwa 150 verschiedene Arten an Bakterien, im Darm sind es über 1000 verschiedene Arten – die Mikrobiota. Die Besiedlung mit Laktobazillen ist wichtig, um unter anderem die Vermehrung von Colibakterien zu verhindern. Laktobazillen, Enterokokken, Bifidobakterien sind in der Lage durch Fermentation aus Zucker Milchsäure zu produzieren. Diese Milchsäure ist wichtig für den pH-Wert, für das Immunsystem und hemmt das Wachstum von anderen Mikroorganismen, wie eben den genannten Escherichia Coli Bakterien.

Milchsäurebildende Bakterienstämme bilden zudem kurzkettige Fett-säuren, welche als Energiequelle genutzt werden können.

Escherichia Coli Bakterien gelangen meist in den Urogenitaltrakt, wenn eine falsche Wischtechnik nach dem Toilettengang angewendet wird. Hier sind mehr Frauen betroffen, da zwischen dem Scheidenein-gang/Vaginalbereich und dem After nur ein schmales Stück Damm liegt. Werden Colibakterien von hinten nach vorne geschleppt und sind dann auch noch zu wenige von den milchsäurebildenden Bakteri-enstämmen zugegen, können sich die Colibakterien vermehren und die Schleimhäute der Harnwege reizen.

Wie kann es zu einem Mangel an Laktobazillen kommen? Es ist ja schön und gut, dass man jetzt weiß, dass ein Mangel zu Problemen führen und ursächlich sein kann. Aber wie kann es passieren, dass diese Bakterien in den Mangel geraten? Eine mögliche Ursache ist die antibiotische Behandlung. Hier fängt man dann irgendwann auch an, sich im Kreis zu drehen. Die Blasenentzündung wird mit einem Antibi-otikum behandelt – durch das Antibiotikum kommt es zu einem Man-gel an Laktobazillen – durch den Mangel kommt es zur Blasenentzün-dung ...

Weitere Gründe für die bakterielle Dysbiose sind Tampons, Slipeinla-gen, Geschlechtsverkehr, zu enganliegende Unterhosen und Hosen, Stress, Medikamente und auch die Pille, die strenggenommen auch zu den Medikamenten zählt. Auch hormonelle Schwankungen und Ver-änderungen können zu einem Mangel an milchsäurebildenden Bakte-rienstämmen führen. Durch einen Mangel an Estriol kann es zu Atro-phien (zu einem Rückgang) im Bereich der Vaginalschleimhäute kom-men. Je mehr die Schleimhaut atrophiert, umso rissiger und durchläs-siger ist sie. Diese rissige Schleimhaut können Sie sich vorstellen wie einen trockenen Ackerboden. Hormone sind nicht nur in der Kinder-wunschzeit oder Schwangerschaft wichtig, Hormone sind immer wichtig, bis ans Lebensende. Ohne Hormone geht es nicht nur der Haut und den Schleimhäuten schlecht, sondern auch uns geht es schlecht. Haarausfall, fettige Haut, Müdigkeit, schnelle Erschöpfbarkeit, Reizbarkeit, Libidoverlust, Muskelabbau, Gelenkschmerzen, Muskelschmerzen, Konzentrationsstörungen, Migräne, Schilddrüsenfehlfunktionen können Symptome einer schlechten hormonellen Situation sein. Tatsächlich sind all das Symptome, die viele Menschen, vor allem Frauen, haben und oft als normal abgetan werden. Aber nur, weil viele das haben, heißt das noch lange nicht, dass es normal ist. All das ist auch dann nicht normal, wenn man die 40 überschritten hat. Man kann auch symptomenfrei älter werden. Kaum zu glauben, aber es ist tatsächlich so.

Neben dem hormonellen Einfluss des Estriols hat auch ein Mangel an Progesteron und Östrogen Wirkung auf die Blase und Blasenschleimhäute. Ein Östrogenmangel kann das Bindegewebe, die Beckenbodenmuskulatur den Schließmuskel schwächen und so zu einer Senkung der Blase führen. Progesteron entspannt die Muskulatur, hält sie ruhig. In der ersten Zyklushälfte, in der Östrogen dominiert, ist der Beckenboden meist fester und stabiler. In der zweiten Zyklushälfte, nach dem Eisprung, in der Progesteron mengenmäßig überlegen ist, können Blasenbeschwerden vermehrt auftreten, da die Beckenbodenmuskulatur und Blasenmuskulatur entspannter und weicher und damit anfälliger ist.

Kalte Füße als Auslöser für Blasenentzündungen?
Die einen sagen ja, die anderen sagen nein. Ich denke, dass Kälte sehr wohl auch zu einer Blasenentzündung führen kann. Die kleinen Gefäße ziehen sich durch Kälte zusammen, so dass die Schleimhäute und das Becken schlechter durchblutet werden und eine örtlich schlechte immunitäre Abwehr die Folge ist. Befinden sich dann noch zum Beispiel Darmbakterien in der Region, haben diese Bakterien ein perfektes Milieu, um sich zu vermehren.

Bei Harnwegsinfekten wird ja in der Regel ein Antibiotikum eingesetzt. Leider bleibt die antibiotische Behandlung nicht immer ohne Folgen. Bei einer einmaligen Gabe kann der Körper sicher noch gut kompensieren. Wird aber über das Jahr verteilt mehrmals ein Antibiotikum eingesetzt, kann das dazu führen, dass wichtige Bakterienstämme fehlen und sich nicht von allein wieder in der Menge ansiedeln, wie sie eigentlich benötigt werden. Fehlen Bakterienstämme, kann es zum Leaky Gut-Syndrom (durchlässiger Darm) kommen, das Immunsystem ist geschwächt, es kann zu Pilzinfektionen kommen, was sich in Form von Juckreiz im Vaginalbereich bemerkbar machen kann. Einige Ärzte bauen dem vor, in dem sie den Frauen raten, dass sie sich eine antimykotische Salbe in der Apotheke kaufen sollen. Das ist schon mal sehr gut, aber tatsächlich wäre es sinnvoller, man würde etwas für die Darmschleimhäute und das Mikrobiom machen, damit der Pilz gar nicht erst in Erscheinung tritt und sein Unwesen treiben kann. Je häufiger mit einem Antibiotikum gearbeitet wird, umso wahrscheinlicher ist es, dass die Darmflora leidet, und man dreht sich, wie oben bereits beschrieben, im Kreis.

Was kann man für seine Blase und die Harnwege selbstständig tun?

D-Mannose

Eine Möglichkeit ist **D-Mannose**. D-Mannose ist eine Zuckerart und sorgt, kurz gesagt, dafür, dass Bakterien aus der Blase gespült werden. Der Einfachzucker kommt natürlicherweise in verschiedenen Lebensmitteln vor und wird für die Behandlung von Harnwegsinfekten in höheren Dosierungen eingesetzt. Ein Großteil der D-Mannose wird nicht verstoffwechselt, sondern unverändert wieder ausgeschieden. Es bindet Bakterien wie das Escherichia Coli Bakterium, so dass es sich nicht mehr an der Blasenwand festhalten kann. D-Mannose kann auch präventiv eingesetzt werden, also noch bevor es zum Harnwegsinfekt, zur Blasenentzündung gekommen ist. Empfehlenswert ist es, in den ersten Tagen der Blasenentzündung 3x täglich 2 Gramm einzunehmen. Nach 4-5 Tagen kann die Dosierung auf 2x2 Gramm reduziert werden.

Lactobacillen und Bifidobakterien

Der Einsatz von Lactobacillen und Bifidobakterien, Bacteroides ist ebenfalls sinnvoll und hilfreich. Diese Bakterienstämme kleiden die Schleimhäute aus und schützen sie so vor Eindringlingen. In der Praxis setze ich gerne Präparate ein wie Enterobact protect Synomed, Bactoflor 10/20 Intercell oder MyBiotic protect von Nutrimmun. Auch diese Präparate können präventiv und kurmäßig eingesetzt werden.

Vitamin C

– ein Klassiker. Vitamin C säuert den Urin an, stärkt das Immunsystem und fördert die Bildung von Immunzellen, damit Erreger gefunden und beseitigt werden können. Die tägliche Dosierung sollte bei 1000 - 3000mg liegen.

Methionin

Auch die Aminosäure **Methionin** hat die Fähigkeit den Urin anzusäuern. 1500mg täglich werden benötigt, wenn man aktiv gegen eine Blasenentzündung vorgehen möchte. Wer allerdings einen erhöhten Homocysteinwert hat, sollte kein Methionin einnehmen. Methionin ist schwefelhaltig und hat dadurch einen harnsäuernden Effekt. Auch die Wirkung von Antibiotika kann durch die Aminosäure verbessert werden. Die anfängliche Dosierung liegt bei 6 Gramm täglich. Nach

Verbesserung des Harnwegsinfekts kann die Dosierung auf 3 Gramm reduziert werden.

Cranberry Saft

kann auch gut zusammen mit D-Mannose Pulver getrunken werden. Dafür einfach die D-Mannose in der entsprechenden Menge in den Saft geben und 2x täglich insgesamt 200 - 300ml trinken. Cranberries enthalten Antioxidantien, wie Anthocyane, Proanthocyanidine und Quercetin, die verhindern, dass Bakterien an der Blasenwand haften bleiben. Auch das Anheften von Helicobacter Pylori Bakterien an der Magenschleimhaut soll durch Cranberries verhindert werden.

Cranberry-Extrakt

Cranberrys enthalten Proanthocyanidine, die die Anhaftung von Bakterien an der Blasenwand verhindern können. Empfehlenswert ist die Einnahme von standardisiertem Cranberry-Extrakt (400 - 800 mg täglich).

Bärentraubenblätter

Diese enthalten Arbutin, das antibakteriell wirkt. Anwendung als Tee (2-3 Tassen täglich) oder in Form von standardisierten Präparaten.

Estriol

Creme oder Zäpfchen (müssen vom Gynäkologen rezeptiert werden) Um das Aufsteigen diverser Bakterien zu verhindern und den pH-Wert zu optimieren, ist es sinnvoll, milchsäurehaltige Vaginalzäpfchen einzusetzen. Am besten werden diese Ovula vor dem Schlafen gehen vaginal eingeführt, damit sie in der Nacht in Ruhe schmelzen und die Wirkstoffe freisetzen können. In verschiedenen Apotheken kann man diese Vaginalzäpfchen auch mit ätherischen Ölen herstellen lassen. Ätherische Öle, wie zum Beispiel Teebaum, Lavendel, Sandelholz, Kapuzinerkresse haben eine antibakterielle, antientzündliche Wirkung. Auch Rosenzäpfchen haben eine wundervolle Wirkung auf die Vaginalflora. Sie wirken regenerierend, antientzündlich, antiviral und können auch unterstützend bei positiven Pap-Befunden (Ergebnis eines Abstrichs vom Gebärmutterhals, der zeigt, ob Zellen normal sind oder Anzeichen für Infektionen oder Krebsvorstufen haben) wirken.

Trinken

Neben all den Maßnahmen ist Trinken sehr wichtig. Die Harnwege sollten stets gut durchgespült werden. Die tägliche Trinkmenge sollte bei 30ml pro Kilo Körpergewicht liegen und kann individuell ausgerechnet werden. Wer mag, kann auf Tees zurückgreifen – Birkenblätter, Goldrutenkraut, Ackerschachtelhalm, Brennnesselblätter, Wacholderbeere, Kamille. Diese Kräuter wirken in der Regel harntreibend, antientzündlich, krampflösend. Natürlich kann man sich auch einen Tee mit verschiedenen Kräutern mischen oder mischen lassen.
10 Gramm Birkenblätter
10 Gramm Wacholderbeeren
10 Gramm Kamille
20 Gramm Goldrutenkraut
Gesamtmenge 50 Gramm – einen Teelöffel der Mischung mit 250ml heißem Wasser übergießen und 10 Minuten zugedeckt ziehen lassen. 2-3x täglich trinken.

Sehr empfehlenswerte Präparate sind zum Beispiel Cystinol akut, Angocin N oder Canephron. Sie beinhalten Wirkstoffe auf pflanzlicher Basis, die unter anderem antibiotische Wirkung haben.
Angocin N zum Beispiel enthält Meerrettichwurzel und Kapuzinerkresse. Diese Pflanzenbestandteile haben eine antibiotische Wirkung

und hemmen das Bakterienwachstum, ohne eine Antibiotikaresistenz zu fördern oder andere Bakterienstämme zu schädigen.

Zusammenfassung: Blasenentzündungen kommen vorrangig bei Frauen vor. Die weibliche Harnröhre ist deutlich kürzer als die männliche und Keime haben es einfacher, aufzusteigen. Blasenentzündungen oder Harnwegsinfekte entstehen nicht nur, wenn die Füße mal kalt geworden sind, sondern auch, weil die Trinkmenge zu gering ist und die Ernährung sowie die Hormone nicht berücksichtigt werden.

Bluthochdruck – Hypertonie

In Deutschland leiden 30% der Erwachsenen an Bluthochdruck – umgerechnet sind das ca. 20 - 25 Millionen Menschen. 50 - 70% davon nehmen regelmäßig blutdrucksenkende Medikamente ein. Das entspricht ca. 10 - 17 Millionen Menschen.
40% der 45 - 64jährigen Männer leiden unter Bluthochdruck und ca. 60 - 70% der Frauen über 65 Jahre.

Ursachen für Bluthochdruck:
- Arteriosklerose
- Stress
- Östrogendominanz
- Nährstoffmängel (B6, Folsäure, B12)
- Magnesiummangel
- Mangel an Aminosäuren
- Rauchen
- Bewegungsmangel
- Übergewicht
- falsche Ernährung (zu viele Kohlenhydrate/Zucker)
- Nierenerkrankungen
- Elektrolytverschiebungen (Natrium/Kalium)
- Blockaden der Brustwirbelsäule
- Tumore
- Schlafapnoe

Unser Blutdruck kann mal hoch, mal niedrig sein. Er unterliegt Tagesschwankungen, die dem täglichen Geschehen entsprechend sind.
Regen wir uns auf oder sind verärgert über irgendetwas, steigt unser Blutdruck. Es wird mehr Blut durch den Körper gepumpt.
Sind wir müde, kann der Blutdruck auch schon mal etwas niedriger sein.

Bluthochdruck oder auch Hypertonie taucht nicht plötzlich wie aus dem Nichts heraus auf. Langanhaltender Stress, verkalkte Gefäße (Arteriosklerose), Übergewicht, hormonelle Störungen, Nierenerkrankungen, Schlaf-Apnoe (Atemaussetzer in der Nacht), Medikamente, Rauchen, Schilddrüsenfunktionsstörungen, Insulinresistenz etc. können den Blutdruck ansteigen lassen. Ein länger anhaltender erhöhter Blutdruck wirkt sich schädigend auf den Organismus aus. Das Herz und die Blutgefäße werden zu stark beansprucht. Das Herz muss seine Pumpleistung stark erhöhen, wodurch sich der der Herzmuskel verdicken kann. Die Zellen werden dann nicht mehr optimal mit Sauerstoff versorgt und gehen zugrunde. Aber auch die kleinen Gefäße in den Nieren und den Augen werden nach und nach zerstört und provozieren so eine Niereninsuffizienz. Eine gestörte Nierenfunktion und Sehverlust sind die Folge dessen. Aber auch das Schlaganfallrisiko steigt enorm.

Es gibt die primäre Hypertonie und die sekundäre Hypertonie. Unter primärer Hypertonie versteht man, dass keine andere Grunderkrankung dafür ursächlich ist. Die sekundäre Form geht aus einer anderen Grunderkrankung hervor, zum Beispiel aus einer Nierenerkrankung.

Symptome des Bluthochdrucks können sein: Schwindel, Kopfschmerzen, Nasenbluten, Ohrgeräusche, Schlafstörungen, Kurzatmigkeit, Müdigkeit, Nervosität, dauerhafter hochroter Kopf ...

Die WHO definiert einen normalen Blutdruck mit Werten von 120/80, Bluthochdruck hingegen wird ab einem systolischen Wert von über 140 und einem diastolischen Wert von über 90 definiert. Wobei wir hier nicht von einmalig erhöhten Werten sprechen, sondern von dauerhaft erhöhten Werten.

Wie bei jeder Erkrankung gilt auch hier: Die Ursachenforschung sollte an allererster Stelle stehen. Ein blutdrucksenkendes Präparat ist schnell verschrieben und wirkt natürlich auch entsprechend schnell. Aber die Ursache ist damit ja nicht weg.

Wenn am Auto etwas klappert, gehen wir ja auch auf die Suche nach der Ursache und tauschen nicht einfach direkt das klappernde Auto gegen ein neues aus oder übermalen die blinkenden Lämpchen. Wir sind oft geneigt, einfach nur die Symptome zu behandeln, anstatt die Ursache zu suchen. Läuft im Körper etwas nicht so rund, sollten wir auf die Suche nach dem Stolperstein gehen und nicht einfach ein Medikament "einwerfen", welches lediglich das Symptom behebt.

Es ist nicht immer so einfach DIE Ursache zu finden. Manchmal sind es zwei oder drei Ursachen, die den Blutdruck verändern und womöglich in die Höhe treiben. Ist der Blutdruck massiv erhöht, ist das symptomatische Behandeln auf jeden Fall erst einmal sinnvoll. Allein schon, um zu vermeiden, dass Gefäße, Herz und andere Organe Schaden nehmen. Parallel sollte aber immer nach der Ursache gesucht werden, um hier den Ansatz zu finden.

Stress

Bei den meisten meiner Patienten liegt die Ursache im Stress. Wir packen uns unseren Alltag oft viel zu voll, gönnen uns zu wenig Regenerationszeit. Aus dem Stress heraus kommt es zu vielen weiteren Problemen – Schlafmangel, Schlafstörungen gesellen sich gerne dazu. Stress wird leider noch immer unterschätzt, genauso wie Schlafmangel noch immer unterschätzt wird. Stress hat weitreichende Folgen für den Organismus. In stressigen Situationen wird vermehrt Cortisol freigesetzt, damit ausreichend Energie da ist, um dem Stress standhalten zu können. Cortisol wird von unseren Nebennieren produziert und freigesetzt. Kommt es zu Dauerstress, kommen die Nebennieren mit der Produktion von Cortisol nicht mehr hinterher. Anhaltender Stress sorgt auch dafür, dass die Verdauung verlangsamt wird, wodurch es zu Fehlbesiedlungen im Darm kommen kann, zu einer schlechten Aufnahme von Nährstoffen und zu einem Mangel an Magensäure. Wird nicht genügend Magensäure produziert, kann die aufgenommene Nahrung nicht ordentlich verdaut werden. Eiweiß, Kohlenhydrate,

Magnesium, Eisen können nicht ausreichend aufgenommen werden. Die Folgen daraus sind, dass es zu Nährstoffmängeln kommt. Zu einem Mangel an Nährstoffen, der für die Entspannung der Gefäße und der Muskulatur wichtig sind. Werden Kohlenhydrate nicht ausreichend verdaut, kommt es im Darm zu einer Umwandlung in Zucker, welcher Entzündungen und Bluthochdruck fördern und die Leber belasten kann. Ein Mangel an Aminosäuren, verursacht durch die fehlende Aufnahme von Eiweiß, kann ebenfalls die Gefäßspannung verändern und den Blutdruck erhöhen. Mängel entstehen in der Regel nicht von heute auf morgen, meist bestehen die Probleme bereits seit längerer Zeit.

Aminosäuren

Bei den Aminosäuren müssen essenzielle und nicht essenzielle Aminosäuren unterschieden werden. Essenzielle Aminosäuren können nicht vom Körper selbst hergestellt werden. Sie müssen über die Nahrung zugeführt werden. Wenn die essenziellen Aminosäuren durch die fehlende Magensäure nicht aus den Lebensmitteln gelöst werden können, kann sich dies durch diverse Symptome zeigen. Die Veränderung des Blutdrucks ist lediglich ein Symptom.
Es gibt 20 proteinogene Aminosäuren im Körper. Lediglich 12 dieser 20 Aminosäuren können vom Körper selbst hergestellt werden. Wer die Bücher von Dr. Strunz kennt, der weiß, wie wichtig Aminosäuren sind und welche Aufgabe sie haben. Um unseren täglichen Bedarf an Aminosäuren zu decken, müssen wir jeden Tag ca. 1 - 1,5 Gramm Eiweiß pro Kilo Körpergewicht aufnehmen. Wer regelmäßig Sport macht oder viel Stress hat, sollte sich eher in Richtung 1,5 Gramm pro Kilo Körpergewicht orientieren.
Aminosäuren haben unterschiedlichste Aufgaben, wie zum Beispiel:
- Aufbau der Haut
- Muskelaufbau
- Erhalt des Immunsystems

- Neurotransmitterbildung
- Transport und Speicherung der Nährstoffe
- Grundbaustein aller Proteine
- Enzym- und Hormonbildung
- Zell- und Knochenaufbau
- Regulation des Herz-Kreislaufsystems

Die Aminosäure **Phenylalanin** (Vorstufe der Aminosäure Tyrosin) ist an der Synthese der Botenstoffe Dopamin, Adrenalin und Noradrenalin beteiligt, welche für die Regulation des Blutdrucks mitverantwortlich sind. Auch die Bildung der Schilddrüsenhormone ist von dieser Aminosäure abhängig. Ist Phenylalanin in ausreichender Menge vorhanden, kann daraus in der Leber Tyrosin gebildet werden. Tyrosin kann zusätzlich über die Nahrung zugeführt werden.

Die Aminosäure **Arginin** ist, genauso wie Tyrosin, semi-essenziell. Sie kann in kleinen Mengen vom Körper selbst hergestellt und auch über die Nahrung zugeführt werden. Arginin fördert den Muskelaufbau, verbessert die Durchblutung und gilt als Stickstofflieferant für die Bildung von Stickstoffmonoxid. Stickstoffmonoxid erweitert die Gefäße und ist damit wichtig für die Blutdruckregulation. Die tägliche Dosierung sollte bei 3 - 6 Gramm liegen.

Auch die Aminosäuren, die an der Energiegewinnung und Hormonbildung beteiligt sind, nehmen Einfluss auf den Blutdruck. Hier ein kurzer Überblick welche Aminosäuren wofür zuständig sind:

Leucin: essenzielle Aminosäure, kann nicht vom Körper selbst produziert werden, kann nur über Nahrung aufgenommen werden. Wichtig für Zellaufbau, Geweberegeneration, Insulinausschüttung, Heilungsprozesse. Vorkommend in Erdnüssen, Weizenkeimen, Rindfleisch, Fisch. Mangel = Müdigkeit

Isoleucin: essenzielle Aminosäure. Muskelaufbau, Energielieferant, Hormonregulation, stimuliert Insulinausschüttung. Vorkommend in Fleisch, Fisch, Nüssen, Hülsenfrüchten

Threonin: essenzielle Aminosäure. Wichtig für Knochen, Zähne, Bindegewebe, Sehnen, Antikörperbaustein. Vorkommend in Fleisch, Fisch, Nüssen, Erbsen

Valin: essenzielle Aminosäure. Wachstum. Mangel macht Krampfneigung, überempfindliche Haut, überempfindliches Gewebe, Muskelabbau. Regt Insulinausschüttung an. Vorkommend in Getreide, Geflügel, Hülsenfrüchte, Eier, Lachs, Walnüsse, Rindfleisch

Lysin: essenzielle Aminosäure. Transportprotein für Hormone und Antikörper. Wichtig für Knochen, Sehnen, Muskeln. Vorkommend in Soja und Linsen

Methionin: essenzielle Aminosäure. Stoffwechsel, Entgiftung. Zu viel Methionin= erhöhtes Homocystein. Mangel macht Angst, Despressionen. Vorkommend in Brokkoli, Spinat, Erbsen, Reis, Fleisch

Phenylalanin: essenzielle Aminosäure. Neurotransmitterbildung, Blutdruckregulation. Vorkommend in Fleisch, Fisch, Soja, Karotten, Tomaten, Nüsse, Weizenkeime

Tryptophan: essenzielle Aminosäure. Ausgangsstoff für Serotonin, Melatonin. Wichtig für Herz/Kreislauf, Blutdruck, Blutgerinnung

Histidin: essenzielle Aminosäure. Entgiftung, Zellversorgung, Zellenergie, Energieversorgung, Wundheilung, Regeneration. Vorkommend in Fleisch, Fisch (Lachs, Thunfisch), Milch, Bohnen, Linsen, Erdnüssen, Weizenkeimen

Glycin: nicht essenziell, kann vom Körper selbst gebildet werden. Wichtig für Leberfunktion, Entgiftung, Regulation des Blutzuckers, Fettverdauung, wirkt als Neurotransmitter. Glycin und Cystein bilden Glutathion

Alanin: Energielieferant. Bei Energiemangel wird Alanin in Zucker umgewandelt und genutzt

Serin: Bestandteil der Zellmembran. Bei Mangel Konzentrationsstörungen, schlechtes Erinnerungsvermögen. Verkommend in Erdnüssen, Sojabohnen, Getreide

Arginin: Blutdruckregulation, Arterienverkalkung, regt Stickstoffmonoxidbildung an. Vorkommend in Nüssen, Sojabohnen, Buchweizen, Huhn, Fisch

Cystein: für Haare, Nägel, Knorpel, Knochen, Bindegewebe wichtig. Ausgangsstoff für Taurin. Taurin ist wichtig für Nervensystem, regt Fettverbrennung an, gut für Herz und Augen, verhindert Bildung von Gallensteinen. Vorkommend in Milchprodukten, Eiern, Kohl, Fleisch, Hafer, Mais, Knoblauch, Zwiebeln. Mangel = Immunschwäche, Atemwegserkrankungen

Tyrosin: Ausgangsstoff für Adrenalin, Noradrenalin, diverse Hormone und die Schilddrüsenhormone ft4, ft3. Wichtig für Melaninbildung (Pigmentierung), Energie, Leistungsfähigkeit. Mangel: Neigung zu Depressionen, Schilddrüsenunterfunktion, mangelnde Stressresistenz. Vorkommen in Milchprodukten, Fleisch, Eier, Hülsenfrüchte, Nüsse, Vollkornprodukte.

Prolin: Bindegewebe, Knorpel, Knochen, schützt vor Kollagenabbau. Vorkommen in Fleisch und Milch

Hydroxyprolin: entsteht aus Prolin und Vitamin C, kommt nur im Bindegewebe vor, an der Regeneration von Knochen und Knorpel beteiligt

Glutaminsäure: wichtig für Stoffwechsel, Energie, Immunsystem, Neurotransmitter. Zu viel: Demenz, Alzheimer, Parkinson

Glutamin: verbessert Zellvolumen und Wasseraufnahme in die Zellen, fördert Muskelaufbau, Entgiftung. Vorkommend in Quark, Soja, Weizen, Fleisch

Asparaginsäure: Botenstoff für Gehirn, Entgiftung, Vorstufe für Coenzym A, baut stickstoffhaltige Abbauprodukte zu Harnstoff an

Asparagin: Entgiftung, regt Nierenfunktion an. Mangel: chronische Müdigkeit, nachlassende Leistungsfähigkeit

Citrullin: nicht-proteinogene Aminosäure – Ammoniakentgiftung, Fettstoffwechsel, steigert die Durchblutung, verbessert die Leistungsfähigkeit

Taurin: Abbauprodukt der Aminosäuren Cystein und Methionin, wichtig für Herz, Augen, Gallensäure, Fettstoffwechsel

Ornithin: nicht-proteinogene Aminosäure - wird aus Arginin gewonnen, steigert Bildung von Wachstumshormonen zur Proteinsynthese, Hormonbildung, Ammoniakentgiftung

Die kurze Übersicht zeigt kurz und bündig, warum Aminosäuren mehr Beachtung geschenkt werden sollte, nicht nur in Hinsicht auf die Blutdruckregulation.

Allerdings sind nicht alle Aminosäuren harmlos, zumindest dann nicht, wenn Nährstoffmängel vorliegen. Ein Mangel an Vitamin B6, Vitamin B9 und Vitamin B12 kann eine Erhöhung des Aminosäurenendprodukts Homocystein verursachen. Homocystein entsteht als Zwischenprodukt aus der Aminosäure Methionin, beim Umbau zu Cystein. In höheren Mengen wirkt sich Homocystein schädlich auf die Zellen und Gefäße aus. Durch die Schäden am Endothel der Gefäße erhöht sich das Risiko für koronare Herzerkrankungen, für Arteriosklerose, Thrombose und das Schlaganfallrisiko. Bei Bluthochdruck sollte folglich auch immer nach dem Homocysteinspiegel, dem Status von B6, B9 und B12 geschaut werden. Genmutationen wie die MTHFR (Methylentetrahydrofolat-Reduktase) können eine Homocysteinerhöhung erwirken.

Die Kontrolle des Wertes erfolgt über das Blut und kostet ca. 20€. Meiner Meinung nach sollte die Messung zu einer Routinemessung werden. Viele Symptome und Erkrankungen könnten so vermieden oder frühzeitig behandelt werden.

Vitamine

Vitamin B6 ist nicht nur am Abbau von Homocystein beteiligt, sondern auch am Aufbau von Progesteron und Kollagen, sowie an der Synthese von Adrenalin, Noradrenalin, Serotonin und Dopamin. Ein Mangel wirkt sich auch auf die Nerven aus und kann unter anderem Polyneuropathien verursachen. Normalerweise hat Vitamin B6 die Fähigkeit, den Blutzucker und Fettstoffwechsel normalisieren, die Blutbildung zu unterstützen. Mit Hilfe des Vitamins kann auch Niacin aus der Aminosäure Tryptophan gebildet werden.

Vitamin B6 wird aber auch für die Bildung des Enzyms Diaminoxidase (DAO) benötigt. Die Diaminoxidase wird mit Hilfe von Vitamin B6, Kupfer, Vitamin C und Zink in der Darmschleimhaut produziert und findet sich in den Nieren, der Leber und der Plazenta. Fehlen die genannten Nährstoffe, kann das Enzym nicht in ausreichender Menge aufgebaut werden.

Histamin

Ein Mangel an DAO hat zur Folge, dass Histamin nicht ausreichend abgebaut werden kann. Histamin ist ein Gewebshormon und ein Neurotransmitter, der vom Körper selbstständig produziert und auch benötigt wird. Histamin reguliert unter anderem den Blutdruck, die Sekretion der Magensäure, erhöht den Puls, weitet die Gefäße. Histamin ist an Entzündungsprozessen beteiligt, kann Muskelkontraktionen auslösen und zu Gewebsschwellungen führen.

Die Histaminsynthese findet in den basophilen Granulozyten des Immunsystems statt, in den Mastzellen, in den enterochromaffinen Zellen des Magens und in den Neuronen des Zentralen Nervensystems. Besonders hohe Konzentrationen an Histamin kommen in der Haut, der Lunge, dem Magen und Darm, sowie im Hypothalamus vor. Im Laufe der nächsten Seiten werden wir sicher immer mal wieder auf Histamin stoßen. Das biogene Amin kann eine Vielzahl an Symptomen hervorrufen, wenn es übermäßig im Körper vorhanden ist.

Histamin wird aber nicht nur vom Körper selbstständig hergestellt und in Umlauf gebracht, sondern auch über die Nahrung aufgenommen. Jedes Lebensmittel beinhaltet Histamin, es gibt kein Lebensmittel, welches kein Histamin hat. Es gibt aber durchaus Lebensmittel, die unterschiedliche Konzentrationen an Histamin aufweisen. Geräucherte, lange gereifte, abgehangene Lebensmittel zum Beispiel weisen einen hohen Histamingehalt auf – Salami, geräucherter Schinken, geräucherter Fisch, die überreife Banane, Rotwein, Käse ... um nur ein paar wenige zu nennen.

Durch bestimmte Medikamente kann der Histaminabbau gestört werden. Sogenannte DAO-Blocker können verhindern, dass das Enzym aktiv Histamin abbaut.

Acetylcystein (kurz ACC), Ambroxol, Mucosolvan (Schleimlöser), Cimetidin (ein H2-Rezeptorblocker), Furosemid (Entwässerungsmittel), Haloperidol (Neuroleptikum gegen u.a. Schizophrenie), Metamizol

(Schmerzmittel), Metoclopramid (Antiemetikum/MCP), Metronidazol (Antibiotikum), Theophyllin (Asthmamittel), Verapamil (Blutdrucksenker), NSAR (Ibuprofen, Diclo, Voltaren) – dies sind nur einige wenige Medikamente, die den Histaminabbau stören können. Werden diese Medikamente regelmäßig oder täglich eingenommen, kann das Enzym Diaminoxidase nicht aktiv werden und es bleibt ein erhöhter Histaminspiegel im Blut zurück.

Medikamente wie Pantoprazol, Omeprazol oder Esomeprazol können den Histaminspiegel indirekt ebenfalls erhöhen. Diese Medikamente werden eingesetzt, wenn Patienten eine Magenschleimhautentzündung haben, um die Magensäure zu reduzieren, damit die Schleimhäute im Magen ausheilen können.

Viele Patienten bekommen diese Medikamente aber dauerhaft, als sogenannten Magenschutz, verordnet und nehmen das Präparat dann über Jahre hinweg täglich ein. Das Problem hierbei ist, dass es die Produktion und Ausschüttung der Magensäure blockiert. Magensäure ist aber sehr wichtig – wichtig für die Verdauung, für die Zersetzung der Nahrung, für die Freistellung und Aufnahme von Nährstoffen, zum Abtöten von Erregern. Außerdem sorgt die Magensäure für einen gewissen pH-Wert im Magen. Ein pH-Wert unter 1,6 sorgt dafür, dass der Mageneingang schließen kann. Liegt der pH-Wert im Magen über 1,6, schließt der Mageneingang nicht. Mageninhalt, Gase etc. können nach oben ausströmen, können zu Reizungen in der Speiseröhre führen und ein Gefühl von Sodbrennen verursachen. Wird Nahrung nicht verdaut, rutscht sie so wie sie ist in den Darm und sorgt dort für Gärung und Fäulnis und bildet viel Histamin.

Wertvolle Nährstoffe gehen verloren, Eiweiß kann nicht verdaut werden, Kohlenhydrate werden nicht ordentlich verdaut. Gärung und Fäulnis belasten die Darmschleimhäute und stören das Mikrobiom, wodurch es zum Leaky Gut-Syndrom kommen kann. Leaky Gut bedeutet "löchriger Darm". Natürlich ist der Darm nicht wirklich löchrig, aber die bakterielle Besiedlung ist gestört und lückenhaft. Das im Darm gebildete Histamin gelangt über diese Lücken in die Blutbahn und kann so Einfluss auf den Blutdruck, die Herzfrequenz und die Schleimhäute nehmen.

Hormone

Aber nicht nur Histamin kann den Blutdruck verändern, auch Hormone können das. In erster Linie reden wir hier vom Östradiol und der Östrogendominanz.

Eine Östrogendominanz und ein Progesteronmangel kann zur Blutdruckerhöhung führen.

Progesteron und Aldosteron sind eng miteinander verbandelt – ist ausreichend Progesteron vorhanden, fährt die Aldosteronproduktion runter. Aldosteron ist ein Hormon, welches für den Wasserhaushalt zuständig ist. Aldosteron bewirkt eine gesteigerte Wiederaufnahme und Rückhaltung von Wasser und Natrium in den Nieren, so dass das Blutvolumen und auch der Blutdruck steigen.

Eine Östrogendominanz steigert zudem Renin, welches den Blutdruck ebenfalls nach oben treibt. Renin bewirkt eine vermehrte Umwandlung von Angiotensin I und II. Angiotensin II steigert die Aldosteronproduktion.

Ist ausreichend Progesteron vorhanden, wirkt dies entwässernd und es wird eine Aldosteronreduktion erwirkt. Natrium wird ausgeschieden, der Blutdruck wird gesenkt.

Ein solches hormonelles Ungleichgewicht kann durch Stress ausgelöst werden, durch die Einnahme der Pille und auch durch den unbedachten Einsatz von Östrogenen, ohne den Ausgleich durch Progesteron und ohne die vorherige Kontrolle der Hormone.

Atmung

Falsche Atmung kann ebenfalls zu Blutdruckveränderungen führen. Viele atmen viel zu hektisch, zu oberflächlich. Schnelle, hektische, oberflächliche Atmung sorgt dafür, dass unser Gehirn meint, wie wären im Stress. Stress wiederum führt zu einer vermehrten Freisetzung von Cortisol und kann langfristig sogar eine Östrogendominanz verursachen.

Die falsche Atmung kann nicht nur das Hormonsystem verändern, sondern auch zu Blockaden in der Wirbelsäule führen. Durch unsere Wirbelsäule hindurch verläuft das Rückenmark und Nervenbahnen verlaufen von dort zu den Organen. Kommt es zu Blockaden, zu erhöhter Muskelspannung, kann sich dies auf das Herz und seine Funktion auswirken.

Über die Atmung machen sich vermutlich die wenigsten Gedanken. Man atmet einfach wie selbstverständlich den ganzen Tag irgendwie vor sich hin und macht sich oft gar nicht bewusst, welchen Einfluss unsere Atmung auf uns hat. Nicht nur, dass regelmäßig Sauerstoff in den Körper reinkommt, Kohlendioxid muss ja auch irgendwie wieder raus. Atmung ist also deutlich mehr als nur Luftholen. Es macht auch einen großen Unterschied, ob man durch den Mund oder durch die Nase atmet. Auch die Mundatmung suggeriert dem Gehirn, dass wir aktiv und im Stress sind. Zudem wird die Atemluft nicht gefiltert und angewärmt, bevor sie hinunter in die Lunge strömt, was zusätzlich zu Störungen des Immunsystems führen kann.

Schlafapnoe

Bei der Schlafapnoe kommt es zu Atemaussetzer in der Nacht. Laut einem Bericht von ResMed Healthcare von 2019 (6) leiden mindestens 936 Millionen Menschen weltweit an einer obstruktiven Schlafapnoe

– 26 Millionen davon in Deutschland. Bedingt durch die nächtlichen Atemaussetzer ist die Cortisolausschüttung in der Nacht deutlich höher und es kommt zur Verdrängung von Melatonin. Der Schlaf ist nicht mehr regenerativ, Tiefschlafphasen können nicht erreicht werden. Die Tagesmüdigkeit ist deutlich erhöht, ebenso die Anspannung der Muskulatur. Die erhöhte Cortisolausschüttung fördert die Entstehung der Insulinresistenz und auch die Entstehung von Mitochondrienstörungen. Die Entzündungsneigung des Körpers steigt. Cholesterin, allem voran das LDL, steigt an und fördert so die Entstehung von Ablagerungen, Arteriosklerose, was wiederum das Risiko für Bluthochdruck, Herzinfarkt und Schlaganfall deutlich erhöht.

Hochsensibilität als Ursache für Bluthochdruck

Hochsensible nehmen alles intensiv, viel zu intensiv wahr – Geräusche, Gerüche, Licht. Sie nehmen auch die Mimik, die Tonlage und die Stimmung anderer Menschen viel intensiver wahr. Bei manchen wird das noch getoppt durch den Anspruch, mehr Leistung erbringen zu müssen.

Diese ständige Überflutung mit Reizen ist Stress pur. Stressreize aktivieren das vegetative Nervensystem und sorgen für eine andauernde Ausschüttung von Adrenalin und Noradrenalin. Parallel dazu wird auch Cortisol in erhöhter Menge ausgeschüttet. Diese Neurotransmitter können unsere Körperfunktionen so beeinflussen, dass man sich krank fühlt – erschöpft, unruhig, erhöhter Puls, erhöhter Herzschlag, erhöhter Blutdruck, schlechte Verdauung, schlechte Konzentration, nervös, Neigung zu Depressionen, Angstzustände ...

In den meisten Fällen erschöpfen die Nebennieren nach einer gewissen Zeit und kommen mit der Produktion von Adrenalin und Cortisol nicht mehr hinterher. Mangelnde Stressresistenz, mangelnde Konzentrationsfähigkeit, schmerzende Muskeln und Gelenke, erhöhtes Schlafbedürfnis, innere Unruhe und Blutdruckveränderungen sind die Folgen.

Da wir Menschen dazu neigen, uns untereinander zu vergleichen, wächst der eigene Anspruch, so sein zu müssen wie die meisten anderen – belastbar, konzentriert, leistungsfähig, stressresistent ... Das lässt den Druck einem selbst gegenüber und auch das Stressniveau ansteigen – ein Teufelskreis ...

Wir sind alle individuell, kein Mensch ist wie der andere. Aus dem Grund sollte auch jede Behandlung individuell sein. Kinder können nicht alle das gleiche Leistungsniveau erbringen, genauso wenig können Erwachsene das – und trotzdem wird es täglich so verlangt. Alle müssen gleich belastbar sein, alle müssen gleich aufnahmefähig sein, alle müssen die gleiche Leistung erbringen. Stress ist nicht mehr nur das Hetzen von Termin zu Termin. Stress entsteht schon im Kleinkindalter – ein Jahr alt und noch Windeln? Ein Jahr alt und läuft noch nicht? 2 Jahre alt und spricht noch keine ganzen Sätze? 4 Jahre alt und schläft nicht im eigenen Bett? 6 Jahre alt und kann noch nicht lesen oder schwimmen? 10 Jahre alt und geht nicht auf das Gymnasium? 15 Jahre alt und macht nur eine Sportart?

Hochsensibilität ist anstrengend. Hochsensible Menschen brauchen unter Umständen viel Ruhe, viel Schlaf, mehr Regenerationszeit und öfter mal eine Auszeit.

Körpergewicht

Kommt der Bluthochdruck durch überhöhtes Körpergewicht, ist eine Ernährungsumstellung unumgänglich. Denn schon ein paar Kilo weniger wirken sich direkt positiv auf den Stoffwechsel, den Cholesterinquotienten, die Blutzuckerwerte und das Homocystein und so auch auf den Blutdruck aus.

Versuchen Sie einfach mal, vier Wochen lang die Kohlenhydrate so gut wie möglich zu reduzieren. Ich bin mir ziemlich sicher, dass sich dies positiv auf Ihre Blutzuckerwerte, Ihre Cholesterinwerte und auch auf Ihren Blutdruck auswirken wird.

Liegt eine Verteilungsstörung der Cholesterinwerte vor – das heißt, das HDL ist zu niedrig –, kann das überschüssige Cholesterin nicht mehr ausreichend zur Leber transportiert werden. Es bleibt in den Gefäßen liegen und führt dort unter Umständen zu Arteriosklerose. Die Blutgefäße werden starr und verengen sich, der Blutdruck steigt.

Was kann ich selbst dagegen tun?

Ein paar Ursachen konnten wir jetzt hier schon einmal etwas erklären und genauer beleuchten. Vermutlich interessiert es Sie jetzt aber auch, was man selbstständig tun kann, um den erhöhten Blutdruck zu reduzieren oder um es gar nicht erst zu Bluthochdruck kommen zu lassen. Auch hier habe ich bereits ein paar therapeutische Maßnahmen erwähnt. Neben den bereits erwähnten Aminosäuren, sind auch B-Vitamine sehr sinnvoll. Wenn möglich, sollten es bioaktive B-Vitamine sein und bitte kein Präparat aus dem Drogeriemarkt oder aus dem 1€ Laden. Hier bitte auf Qualität setzen. Sie sollten auch darauf achten, dass keine Füllstoffe enthalten sind, wie zum Beispiel Titandioxid. Seit August 2022 ist Titandioxid in Lebensmitteln verboten. In Medikamenten, Nahrungsergänzungsmitteln, Kosmetik und Zahncreme ist es aber nach wie vor erlaubt. Aus diesem Grund sollte man auf die Packungsrückseite gucken und kontrollieren, was alles enthalten ist. Firmen wie Sunday Natural, Naturtreu, InnoNature, Nature Elements enthalten keine Füllstoffe.

Vitamine

Ich persönlich setze gerne 25mg **bioaktives Vitamin B6** ein, 1000ug Vitamin **B12**, 800ug **Folsäure/Folat**, mindestens 50mg **Vitamin B1** (Thiamin) und **Vitamin B2** (Riboflavin), **Vitamin B3** (Niacin) 150mg. Einen kleinen Teil Niacin kann der Körper selbst aus Tryptophan herstellen. Dafür wird aber Vitamin B6 benötigt. Niacin ist auch gut für den Fettstoffwechsel, senkt das LDL-Cholesterin und wirkt gefäßerweiternd.

Vitamin D – ein anzustrebender Wert liegt bei 60ng/ml oder 120nmol/l. Die wenigsten erreichend diesen Wert. Vitamin D ist für den Knochenstoffwechsel wichtig, für das Immunsystem und auch für die Hormone. Durch Vitamin D kann sich die Flexibilität der Gefäße verbessern, was sich positiv auf den Blutdruck auswirkt.

Magnesium

– entspannt das Nervensystem, wirkt entkrampfend. Wie sehr sich Magnesium auf die Muskelspannung auswirkt, zeigt sich daran, dass Magnesium gerne immer dann eingesetzt wird, wenn Schwangere Frühwehen haben. Unter der Magnesiumgabe entkrampft und entspannt die Gebärmutter in der Regel schnell wieder. Ein Magnesiummangel fördert den Calciumeinstrom in die Muskulatur und steigert so die neuromuskuläre Erregbarkeit sowie die Gefäßspannung. Ist Magnesium ausgeglichen, wird der Calciumeinstrom gebremst, die Muskelzelle kann entspannen, der Gefäßtonus sinkt. Die tägliche Einnahme von 400mg ist für viele schon ausreichend. Sportler und Menschen, die viel schwitzen, haben einen höheren Bedarf.

Coenzym Q10

– den meisten ist Q10 nur als Antiagingmittel bekannt und als Zusatz-stoff in Cremes. Coenzym Q10 ist ein wichtiges Enzym für das Herz und die Mitochondrienfunktion. In einer 12-wöchigen Studie (7) be-kam die eine Probandengruppe Q10, die andere bekam Placebos. Die Q10-Gruppe konnte mit Hilfe von 60mg Q10 täglich den Blutdruck signifikant senken. In der Praxis setze ich zwischen 100 - 400mg Q10 (Ubiquinol) ein.

Bewegung

– Bewegung bringt den Körper in Schwung, sorgt dafür, dass die Mus-kulatur aufgebaut wird und die Gefäße stabilisiert werden. Wer viel läuft, sollte daran denken, dass auch der Oberkörper regelmäßig be-wegt wird. Ein regelmäßiges Training mit Wiederstands-, Fitness- oder Therabändern, Hanteln oder Kettlebells ist hilfreich. Auch Schwimmen ist sehr gut und effektiv, um den Körper zu trainieren, um Muskulatur aufzubauen, um die Gefäße und das Herz-Kreislauf-System zu stärken.

Ernährung

– „leere" Kohlenhydrate und Zucker reduzieren, zwischen den Mahl-zeiten versuchen mindestens 4 Stunden Pause einzuhalten. In dieser Zeit auch kein Obst, keine Nüsse, keine Säfte zu sich nehmen.

Hormonregulation, Cortisolregulation
– ein sehr wichtiges Thema. Wer ständig im Stress ist, braucht regelmäßig Auszeiten, um den Nebennieren die Möglichkeit zu geben, mal Luft holen und regenerieren zu können. Ausreichend Schlaf sollte hier an erster Stelle stehen. Atemübungen können täglich nach dem Aufwachen, abends vor dem Einschlafen oder in der Mittagspause ausgeübt werden. Entspannungsübungen, Meditationen helfen den Kopf freizubekommen und den Blutdruck zu senken. Wir werden im Laufe des Buches noch öfter auf das Thema Stress kommen und klären, warum Stress so viel Einfluss auf den Körper, die Hormone und den Stoffwechsel nimmt.

Pflanzliche Mittel

Wer seinen Blutdruck über pflanzliche Mittel regulieren möchte, kann es mit Weißdorn versuchen. **Weißdorn** stärkt das Herz, verbessert die Durchblutung. In Studien haben sich 160 - 900mg Extrakt als effektiv gezeigt.

Olivenblatt-Extrakt wirkt antioxidativ, blutdrucksenkend, entspannt die Gefäßwände und fördert die Durchblutung. 500 - 1000mg täglich, am besten in drei Dosen verteilt über den Tag einnehmen.

Hibiskusblüten wirken ebenfalls blutdrucksenkend. Als Tee: 1 - 2 Gramm getrocknete Hibiskusblüten pro Tasse, 2 - 3 Tassen täglich.

Rauwolfia wirkt auf das zentrale Nervensystem und enthält Reserpin. Reserpin bewirkt, dass sich der Herzschlag verlangsamt, die Gefäße entspannen und das Nervensystem sich beruhigt.

Bockshornklee enthält Kalium und wirkt darüber positiv auf den Blutdruck ein. Bockshornklee senkt aber nicht nur den Blutdruck, es wirkt sich auch positiv auf den Blutzuckerspiegel und den Cholesterinspiegel aus. 5 - 30 Gramm Samen, Pulver oder Kapseln täglich.

Rote Beete fördert die Produktion von Stickstoffmonoxid, welches die Gefäße erweitert. Täglich 1 - 2 Gläser rote Beete Saft haben sich als positiv erwiesen.

Knoblauch: Wirkt blutdrucksenkend durch die Förderung der Gefäßerweiterung. Empfohlen wird die Einnahme von 600 - 900 mg standardisiertem Knoblauchpulver oder -extrakt täglich.

Zusammenfassung: Die Entstehung von Bluthochdruck kann vielerlei Ursachen haben. Angefangen von Stress, Nährstoffdefiziten, Aminosäurenmangel, hormonelles Ungleichgewicht, Darmdysbiose, bis hin zu einem Mangel an Magensäure – all das kann ursächlich sein, dass der Blutdruck höher ist, als er eigentlich sein sollte. Ist der Blutdruck dauerhaft stark erhöht und auch in der Nacht kaum runterzubekommen, sollte eine Zeitlang ein Blutdrucksenker zur Unterstützung eingesetzt werden. So lassen sich Herz und Gefäße schonen. Parallel dazu sollte man immer auf Ursachensuche gehen, um die Blutdrucksenker nach einer Zeit wieder absetzen zu können.

Cholesterin

Cholesterin ist für viele ausschließlich negativ behaftet und steht synonym für Arteriosklerose, Herzinfarkt, Schlaganfall. Dabei ist Cholesterin wichtig, sogar lebenswichtig. Cholesterin ist eine unverzichtbare Substanz, die der Körper unbedingt benötigt, um Zellmembranen aufzubauen und Zellen zu reparieren, um Hormone, Vitamin D3 und Gallensäure bilden zu können. Ohne das „böse" Cholesterin wäre dies nicht möglich.

Etwa dreiviertel des Gesamtcholesterins bildet der Körper selbst, der Rest wird über die Nahrung aufgenommen. Nehmen wir über die Nahrung zu viel Cholesterin auf, drosselt der Körper selbstständig die eigene Cholesterinproduktion.
Da Cholesterin zu den Fetten/Lipiden gehört und wasserunlöslich ist, braucht es ein speziellen Proteintransporter, um im Blut transportiert werden zu können. Erst wenn es in das Spezialtaxi eingestiegen ist, kann Cholesterin durch das Blut fließen. Vor dem Einstieg in das Taxi gehörte Cholesterin den Sterinen an, nach dem Einstieg den Lipoproteinen (eine Kombination aus Fett und Eiweiß).
Dieses Taxi transportiert indes nicht nur das Cholesterin, sondern auch Vitamine.

Lipoproteine werden unterteilt in:
- LDL
- HDL
- VLDL

Das **LDL-Cholesterin** (LassDasLieber – Low density Lipoprotein, das vermeintlich schlechte Cholesterin) transportiert Cholesterin von der Leber ins Gewebe, zu den Organen und in die Körperzellen.

Das **HDL-Cholesterin** (HabDichLieb – High density Lipoprotein, das vermeintlich gute Cholesterin) transportiert das Cholesterin vom Gewebe, den Zellen und Organen zurück in die Leber.

Findet sich ein unausgewogenes Verhältnis von HDL und LDL wieder, verbleibt zu viel vom LDL an und in den Gefäßen und lagert sich dort unter Umständen ab.

Das VLDL (very low density Lipoprotein/Lipoprotein mit sehr geringer Dichte) ist in erster Linie dafür zuständig, überwiegend Triglyceride und zum Teil auch Cholesterin zu transportieren. Auf seinem Weg zur Leber, wandelt sich VLDL nach und nach in LDL um. Werden mehr Kohlenhydrate und Fette aufgenommen, als in der Leber zu Brennstoff verarbeitet werden kann, wird vermehrt VLDL produziert. Auch täglicher Alkoholkonsum lässt den VLDL-Wert signifikant steigen.
Je mehr Zucker und Kohlenhydrate konsumiert werden, umso höher steigt der Triglyceridwert. Beim Abbau der Triglyceride entsteht das LDL-Cholesterin.

Unser Körper benötigt Cholesterin unter anderem, um daraus lebenswichtige Vitamine, Gallensäure und Hormone bilden zu können.
Zum Beispiel Vitamin D – es wird benötigt, um Kalzium und Phosphor für den Knochenaufbau und Knochenerhalt bereitzustellen. In der Leber wird eine Vorstufe des Vitamins D aus Cholesterin gebildet.

Hormone wie zum Beispiel Progesteron, Testosteron, Östrogen, Cortisol werden aus Cholesterin gebildet.

Die Myelinscheiden unserer Nervenfasern bestehen aus Cholesterin. Ohne Cholesterin könnten sich unsere Nervenfasern nicht regenerieren.

Gallensäure dient der Fettverdauung und der Fettresorption. Ein Mangel an Gallensäure erhöht das Risiko, Gallensteine zu bekommen. Unverdaute und ungespaltene Fette führen zu fettigen, schmierigen Stühlen, zu Gasbildung, Durchfall und Völlegefühl.

Die Zahl der verordneten Lipidsenker ist erstaunlich hoch. Cholesterinsenker liegen in den Top10 der meistverordneten Medikamente. Liegt der Cholesterinwert über der (von der Pharmaindustrie gesetzten) 200mg/dl Grenze, wird oftmals direkt der Rezeptblock gezückt.
Die Cholesterinwerte werden im Rahmen der Vorsorgeuntersuchung bestimmt. Wichtig ist, dass nicht nur das Gesamtcholesterin bestimmt wird, sondern auch HDL, LDL und die Triglyceride. Denn nur wenn alle Werte vorhanden sind, kann der Quotient aus LDL und HDL bestimmt werden. Liegt der Quotient unter drei, ist die Höhe des Gesamtcholesterins auch dann in Ordnung, wenn er die Laborgrenze deutlich überschritten hat. HDL und LDL sollten sich also immer in Waage halten. Wichtiger als das Gesamtcholesterin ist, dass LDL unter 100mg/dl gehalten wird. Viel weiter darunter sollte es nicht absinken oder abgesenkt werden. Laut einer Studie (8) aus dem Jahr 2019, erhöhen niedrige LDL- Werte (<70mg/dl) das Risiko für Hirnblutungen/hämorrhagische Schlaganfälle. Patienten mit LDL-Werten unter 68mg/dl wiesen ein 65% höheres Risiko für eine Hirnblutung auf als Patienten mit Werten zwischen 70-99mg/dl. Menschen mit Werten unter 50mg/dl hatten sogar ein 169% höheres Risiko! Da LDL-Cholesterin Bestandteil der Zellmembran ist, könnte dies ein Grund dafür sein – die Zellmembran könnte einen Defekt aufweisen oder aber auch zu einem Defekt der roten Blutkörperchen, der Erythrozyten, führen.
Wer also Statine einnimmt, sollte sich sehr genau auch die LDL-Werte mit ansehen und kritisch hinterfragen, wenn der Wert sehr niedrig ist.

Wer zur Blutabnahme bestellt ist, sollte beachten, dass zwölf bis vierzehn Stunden vor der Blutabnahme nichts mehr gegessen wird und zwei bis drei Stunden vorher keiner schweren körperlichen Aktivität nachgegangen wird. Denn eine Erhöhung der Aktivität erhöht unter Umständen auch die Cholesterinproduktion.

1976 galt ein Wert bis 300mg/dl als tolerabel.
1993 wurde dieser Normwert auf 250mg/dl gesenkt,
1998 wurde der Wert dann noch einmal auf 200mg/dl korrigiert. Auch galt mal die Regelung 200 plus Lebensalter als tolerabel.
Mittlerweile findet man auf diversen Laborbögen die Zahl <190mg/dl als Optimalwert. Dieser Wert macht nahezu jeden behandlungsbedürftig. Das Geschäft mit den Lipidsenkern hat der Pharmaindustrie volle Geldbeutel gebracht, und so war es nur naheliegend, die Werte so weit runterzusetzen, dass fast jeder eine ärztliche Rechtfertigung für einen Lipidsenker hatte.
Maßgeblich beteiligt an diesem Desaster ist unter anderem der Wissenschaftler/Physiologe Ancel Keys. Er initiierte in den 50er Jahren eine Cholesterin-Studie, die sogenannte Sieben-Länder-Studie. Keys wollte beweisen, dass tierische Fette Hauptverursacher für Herzinfarkte sind. Seine Studie hat allerdings genau das Gegenteil bewiesen. In besagter Studie erwähnt Keys 22 Länder, in denen er angeblich Daten gesammelt hat. Dabei hat er allerdings ordentlich geschummelt. Statt in 22 Ländern Daten zu sammeln, tat er das in lediglich 7 Ländern und auch da hat er noch betrogen und seine Studie gefälscht. Vielleicht wurden auch deswegen die gesammelten Studiendaten erst 30 Jahre später veröffentlicht. Keys hielt daran fest, dass tierisches Fett die Gefäße verstopft und zum Herzinfarkt führt, obgleich andere Studien das Gegenteil bewiesen. Er fand immer neue Ausreden, warum einige Länder, trotz hohen Konsums von tierischen Fetten, gesunder waren und weniger Herzinfarkte nachwiesen. Mal waren es die regelmäßigen Fastenzeiten in einigen Ländern, die seine Studiendaten „verfälschten" oder aber, weil „primitive Stämme" (so Keys Aussage) für ihn keine Relevanz hatten. Einzig die Firma "Procter & Gamble" profitierte von Keys und seinen Aussagen. Sie nutzen seine Medienwirksamkeit für ihre Zwecke und den Verkauf von Margarine.

Erstaunlicherweise wird die Sieben-Länder-Studie heute noch auf diversen Internetseiten verharmlost.

1976 wurden die Ernährungsempfehlungen von Nick Mottern, seiner Zeit Vegetarier, im Auftrag des zuständigen Ausschusses in den USA, erneut ausgearbeitet. Auch er vertrat dabei die These, dass tierisches Fett krank macht und empfahl, dass man mehr Kohlenhydrate essen solle und wenn schon Fett, dann nur Light- bzw. Low-Fat-Produkte. So ziemlich alle nationalen und internationalen Ernährungsinstitutionen, einschließlich der DGE, orientierten sich an diesen Vorgaben aus den USA. Über die Jahre wurden sie lediglich leicht angepasst. Erst 2001 belegte Gary Taubes, dass Cholesterin aus der Nahrung nichts mit dem Cholesterin im Blut zu tun hat.

Das erste Statin kam dann 1987 auf den US-amerikanischen Markt. 1989 dann in Deutschland – Lovastatin. 1990 folgte dann das Präparat Simvastatin.

Laut der Internetseite Patienten-Information.de (9) trat der Tod bei 99 von 1000 Behandelten mit Statinen nach 4 Jahren ein. Bei 114 von 1000 Behandelten mit einem Scheinmedikament.

51 von 1000 Behandelten mit Statinen hatten nach 4 Jahren einen nicht-tödlichen Herzinfarkt. Mit Scheinmedikament waren es 73 von 1000 Behandelten.

47 von 1000 Behandelten mit Statinen erhielten innerhalb von 4 Jahren die Diagnose Diabetes. 43 von 1000 Behandelten waren es bei dem Scheinmedikament.

Die Nebenwirkungen, die Statine aufweisen, sind nicht gerade unbeachtlich: Muskel- und Gelenkschmerzen, eine gestörte Aufnahme von Q10, Vitamin B12 und Selen, daraus resultierende Mitochondrienstörungen mit Symptomen von Müdigkeit, Kraftlosigkeit, Antriebslosigkeit.

Es kommt nicht auf das Gesamtcholesterin an, sondern auf den Quotienten, welcher sich aus LDL und HDL errechnen lässt. Wer seine HDL-Werte erhöhen möchte, kann dies zum Beispiel durch Sport tun. Studien haben nachgewiesen, dass regelmäßiger Ausdauersport den HDL-Wert um 10% anheben kann.
Auch eine gesunde Leber trägt zu einem verbesserten Quotienten bei. Artischocke und Mariendistelpräparate helfen dabei. Eine fettarme und alkoholfreie Ernährung begünstigt ebenfalls die Erhaltung einer gesunden Leber.
Da Cholesterin vorwiegend in der Leber produziert wird, ist es naheliegend und sinnvoll, ihr regelmäßig etwas Pflege und Wartung zu gönnen. Denn nur so kann sie weiterhin ihren vielen wichtigen Aufgaben nachkommen.

Die Leber produziert nicht nur das Cholesterin beziehungsweise drosselt die Produktion, wenn über die Nahrung mehr Cholesterin als benötigt zugeführt wird, sie ist das zentrale Stoffwechselorgan schlechthin. Sie ist ein großes Entgiftungsorgan, speichert Nährstoffe und Vitamine und setzt diese bei Bedarf frei. Die Leber leitet Stoffwechselendprodukte an die Nieren und an die Gallenflüssigkeit weiter, produziert Hormone und bildet Aminosäuren für die Eiweißsynthese. Sie neutralisiert das giftige Ammoniak und bildet es in Harnstoff um. Die Leber produziert Gerinnungsfaktoren und ist an der Regulation des Säure-Basen-Haushalts beteiligt.

Ein völlig natürliches Statin ist Magnesium. Magnesium verlangsamt die HMG-Co-A Reduktase – also das Enzym, welches dafür zuständig ist, dass Cholesterin gebildet oder gebremst wird. Ist ausreichend Cholesterin im Körper, wird die körpereigene Produktion gebremst. Wird mehr Cholesterin benötigt – z.B. für die Hormonproduktion, den

Zellaufbau –, erhöht Magnesium das Enzym. Auch eine, durch Magnesiummangel, unzureichende Aktivität der Delta-6- und Delta-5-Desaturase hat zum Nachteil, dass sich der Cholesterinspiegel erhöht und das Diabetes II-Risiko erhöht. Diese Delta-5 & -6 Enzyme werden benötigt, um aus Ölen, wie Lein-, Walnuss-, Raps- und Sojaöl EPA, eine mehrfach ungesättigte Fettsäure, herzustellen, um so das Verhältnis von Omega6 und Omega3 Fettsäuren auszugleichen. Magnesium ist ein essenzieller Nährstoff, der vom Körper nicht (!) selbstständig produziert werden kann. Der Tagesbedarf an Magnesium liegt bei mindestens 400mg.

Ein ebenfalls völlig natürlicher Cholesterinsenker ist Beta Glucan. Beta Glucan ist ein Ballaststoff, welcher Gallensäure im Darm bindet. Wenn Gallensäure gebunden wird, muss die Leber selbiges nachproduzieren und nutzt dafür das Cholesterin aus dem Blut. Effektiv kann so 5-10% des Cholesterins gesenkt werden. Betan Glucan ist unter anderem in Hafer enthalten.
Eine Studie aus dem Jahr 2020 hat da interessante Ergebnisse hervorgebracht. (10) An der 8-wöchigen Studie nahmen 83 Personen teil. Die Probanden bekamen 3 Gramm Hafer Beta Glucan täglich und konnten ihr Gesamtcholesterin nach 4 Wochen der Behandlung um 6,5% und 8,9% nach 8 Wochen senken. Der LDL-Wert hatte sich nach 4 Wochen um 12,2% gesenkt, nach 8 Wochen um 15,1%.
100 Gramm Haferflocken enthalten durchschnittlich 4,5 Gramm Beta Glucan. Wer Haferflocken verträgt und wessen Blutzucker-spiegel dadurch nicht in die Höhe geht, könnte durch ein Porridge mit 70 Gramm Haferflocken 3 Gramm Beta Glucan aufnehmen und seinem Cholesterinspiegel etwas Gutes gönnen. Auch Haferkleie enthält Beta Glucan – 50 Gramm Haferkleie entsprechen 3 Gramm Beta Glucan.
Wer aktiv gegen erhöhtes Cholesterin vorgehen möchte, sollte dies über Bewegung tun, Stressreduktion, Hormonregulation und sollte nicht rauchen. Ein stabiler Blutzuckerspiegel ist ebenfalls sehr wichtig. Nehmen wir zu viele „leere" Kohlenhydrate auf, werden diese in

Triglyceride und anschließend in LDL-Cholesterin umgewandelt. Süßigkeiten, Weißbrot, Nudeln etc. sollten die Ausnahme darstellen. Wer auf Brot und Nudeln nicht verzichten kann oder möchte, der sollte dann auf das volle Korn umsteigen. Die enthaltenen Ballaststoffe binden die Gallensäure und reduzieren so das Gesamtcholesterin.

Eine gesunde Darmflora ist elementar wichtig. Wir haben im Darm Bakterienstämme, die unter anderem für die Verdauung von Kohlenhydraten zuständig sind. Fehlen diese Bakterienstämme (Bacteroidetes z.B.), werden Kohlenhydrate nicht verdaut, wandeln sich zu Zucker um und stören den Cholesterinhaushalt.

Kommt es im Darm, durch fehlende Ballaststoffe, zu einem Mangel an kurzkettigen Fettsäuren, wie der Propionsäure, nimmt auch dies Einfluss auf den Cholesterinspiegel.

Darmbakterien wie das Clostridium bauen aus unverdaubaren Ballaststoffen kurzkettige Fettsäuren.

Propionsäure senkt das Cholesterin direkt im Darm, in dem es die Aufnahme hemmt. Dass Propionsäure Einfluss auf das LDL-Cholesterin nimmt, ist ein Zufallsfund. Das eigentliche Thema der Forschung und Studie war die Multiple Sklerose und welchen Einfluss Propionsäure auf die Erkrankung nimmt. (11)(12) Propionsäure erhöht die Anzahl regulatorischer T-Zellen und die Interleukin-10-Spiegel im Darm, was wiederum die Expression eines wichtigen intestinalen Cholesterintransporters unterdrückt. 1 Gramm Propionsäure täglich reduzierte innerhalb von 8 Wochen das LDL-Cholesterin um 15,9mg/dl.

Neben dem Darm und der Leber, kann auch eine Schilddrüsenunterfunktion den Cholesterinspiegel erhöhen. Eine unterfunktionale Schilddrüse verlangsamt den Stoffwechsel und die Verdauung, wodurch weniger Fett und Glukose aus dem Blut in die Leber transportiert und vom Darm und anderen Organen aufgenommen wird.

Patienten, die L-Thyroxin und Statine einnehmen, sollten beachten, dass sie die beiden Medikamente nicht zusammen einnehmen, sondern mit ausreichend Abstand zueinander. Cholesterinsenkende Medikamente können die Aufnahme von L-Thyroxin vermindern und so die Schilddrüsenunterfunktion verschlechtern. Die Schilddrüsenwerte sollten regelmäßig kontrolliert werden. Auch die Pille kann dazu führen, dass sich das LDL-Cholesterin erhöht und das HDL-Cholesterin gesenkt wird.

Ein paar Tipps zur Senkung oder Optimierung des Cholesterinspiegels habe ich ja bereits eingestreut – neben Beta Glucan, Propionsäure und Magnesium gibt es noch weiter Möglichkeiten, wie man auf natürliche Weise positiv auf den Cholesterinhaushalt einwirken kann:

Vitamin B3

Niacin hebt den HDL-Spiegel, senkt das LDL-Cholesterin und die Triglyceride. Bis die ersten Statine in den 80er Jahren auf dem Markt waren, war Niacin der einzige Cholesterinsenker. Um die Wirkung auf HDL und LDL wusste man bereits seit 1955. Beliebt war Niacin allerdings nicht, da es einen sogenannten Flush, eine Hautrötung, verursachte. Heute gibt es flushfreie Varianten. Eine Dosierung von 1,5-3 Gramm scheint sich positiv auf den Fettstoffwechsel auszuwirken.

Vitalpilze

Auch **Vitalpilze** sind eine tolle Behandlungsmöglichkeit:
Reishi: reguliert die Cholesterinproduktion, wirkt leberregenerierend, blutreinigend und entgiftend

Shiitake: beschleunigt den Cholesterinabbau zugunsten des HDL. Erhöht den Abbau von Cholesterin aus den Gefäßen, wirkt entzündungshemmend und beeinflusst so die Gefäße positiv. Auch die Leberfunktion wird verbessert

Maitake: senkt Triglyceride, verhindert das Absinken des HDL, unterstützt und fördert den Plaque-Abbau in den Gefäßen

Pleurotus: senkt den Homocysteinspiegel

Da **Stress** den Cholesterinspiegel ansteigen lässt, hat sich hier der **Cordyceps** besonders bewährt.

Aus dem Cholesterin werden Hormone hergestellt. Cortisol ist eines dieser Steroidhormone/Stresshormone.
Alles, was für den Körper Stress darstellt – wie zum Beispiel Operationen, geistig und körperlich anstrengende Arbeit, Krankheit, psychische Belastung – erhöht die Cortisolproduktion und so auch die Cholesterinproduktion. Wird dieser durch genannte Stressoren erhöhte Cholesterinspiegel durch Statine gesenkt, kann nicht ausreichend Cortisol hergestellt werden. Leistungsfähigkeit und Fruchtbarkeit sinken, der Körper wird schlapp, schwach und krank. Das Immunsystem kann seiner Arbeit nicht mehr im vollen Umfang nachkommen. Hormonelle Verschiebungen, Elektrolytverschiebungen, mangelnde Stressresistenz, ein gestörtes Immunsystem sind die Folgen.

Liegen die **Triglyceridwerte**, gebildet aus überschüssigem Alkohol und Zucker, weit über der Norm, kann das ein Anhaltspunkt dafür sein, dass zu viele Kohlenhydrate aufgenommen werden oder die Kohlenhydratverwertung (zum Beispiel im Darm) gestört ist. Hohe Triglyceridwerte können auch ein Hinweis auf eine Insulinresistenz sein. Bei der Insulinresistenz reagieren die Zellen nicht mehr ausreichend auf das Hormon Insulin. Der Grundstein für Diabetes mellitus wird damit gelegt.
Medikamente wie Kortison, die Pille und bestimmte Entwässerungsmittel können ebenfalls den Wert erhöhen.

Manchen Menschen sieht man die Fettstoffwechselstörung sogar an. Bei ihnen lagern sich Plaques in der Haut und in den Augen ab. Ein weißlicher Ring um die Pupille (Arcus senilis), kleine, symmetrische, knötchenförmige Erhebungen an den Augenlidern (Xanthelasmen) oder gelbliche Ablagerungen in den zur Nase gelegenen Skleren (Weiß der Augen) zeigen die Fettstoffwechselstörung an.

Zusammenfassung: Ein erhöhtes LDL-Cholesterin kann zu vermehrten Ablagerungen in den Gefäßen führen. Cholesterin ist dennoch sehr wichtig für den Körper, für den Aufbau der Zellmembran, für die Hormonbildung und die Myelinscheiden der Nervenfasern. Cholesterinwerte können über Magnesium, Omega3 Fettsäuren, Beta Glucan, B-Vitamine, Propionsäure, Bewegung, angepasste Ernährungsweisen verbessert werden, so dass nicht immer zwangsläufig Statine zum Einsatz kommen müssen.

Ursachen für Hypercholesterinämie:

Schilddrüsenunterfunktion
Einnahme der Pille
Genetische Disposition
Lebererkrankungen
Gallengangsverschluss
Bewegungsmangel
Rauchen
Zuckerlastige und kohlenhydratreiche Ernährung
Medikamente – Kortison, Betablocker, Entwässerungsmittel, Antidepressiva
Stress

ApoE4-Gen

Die Auflistung der Ursachen verdeutlicht, dass ein erhöhter Cholesterinspiegel nicht einzig über die Ernährung entsteht.

Nachdem ich im Juni 2023 einen Gentest gemacht habe, weiß ich, dass ich ApoE4-Genträgerin bin. Das ApoE4-Gen (Apolipoprotein E4) hat einen signifikanten Einfluss auf den Cholesterinspiegel und das Lipidprofil im Körper. Personen mit dem ApoE4-Gen tendieren dazu, höhere LDL-Cholesterinwerte zu haben. LDL-Cholesterin ist das vermeintlich schlechtere Cholesterin, da es zu Plaqueaufbau in den Arterien führen kann, was das Risiko für Herz-Kreislauf-Erkrankungen erhöht. Das ApoE4-Gen kann auch zu niedrigen HDL-Cholesterinwerten führen. HDL wird als "gutes" Cholesterin bezeichnet, weil es hilft, überschüssiges Cholesterin aus den Arterien zu entfernen. Einige Studien haben gezeigt, dass das ApoE4-Gen auch mit erhöhten Triglyceridwerten im Blut verbunden sein kann. Hohe Triglyceridspiegel sind ein weiterer Risikofaktor für Herz-Kreislauf-Erkrankungen. Bei mir sind LDL-Cholesterin, Gesamtcholesterin und Triglyceride schon immer deutlich erhöht. Ich habe es nun erstmals geschafft, den Mangel an HDL-Cholesterin erheblich zu verringern. Geschafft habe ich das mit 3 Gramm DHA und EPA, sowie strenger zuckerreduzierter Ernährung und täglicher Bewegung.

ApoE4 ist ein wichtiges Protein im Lipidstoffwechsel. Es spielt eine Rolle beim Transport und Abbau von Lipiden. Die ApoE4-Variante führt zu Veränderungen in der Funktion des Proteins, was die Effizienz des Lipidtransports und -abbaus beeinträchtigt. ApoE4 beeinflusst auch die Aufnahme von Lipoproteinen durch die Leber, was zu einer ineffizienten Entfernung von LDL-Cholesterin aus dem Blut führt.
Erhöhte LDL-Cholesterinwerte und niedrige HDL-Cholesterinwerte tragen zum Risiko der Plaquebildung in den Arterien bei, was zu Atherosklerose und koronarer Herzkrankheit führen kann. Zusätzlich zu den Auswirkungen auf den Cholesterinspiegel ist ApoE4 auch ein bekannter Risikofaktor für die Entwicklung von Alzheimer. Je nach Höhe der Triglyceride und des LDL-Wertes, kann der Einsatz von Statinen sinnvoll sein. Allerdings sollten dann parallel auch immer Coenzym Q10, Magnesium, Taurin und B-Vitamine eingenommen werden, um die

negativen Auswirkungen der Statine auf die Mitochondrien zu reduzieren.

Lipoprotein(a)

ist eine spezielle Art von Lipoprotein, das in vielerlei Hinsicht ähnlich wie LDL-Cholesterin funktioniert, jedoch einige zusätzliche Eigenschaften aufweist, die es besonders atherogen (arterienverstopfend) macht. Lipoprotein(a) besteht aus einem LDL-Partikel, der mit einem zusätzlichen Protein namens Apolipoprotein(a) verbunden ist. Dieses zusätzliche Protein ähnelt Plasminogen, einem Vorläufer des Enzyms Plasmin, das Fibrin in Blutgerinnseln abbaut. Lipoprotein(a) ist stark arterienverstopfend, da es sowohl cholesterinreich ist wie LDL als auch prothrom-botische Eigenschaften hat. Es kann die Plaquebildung in den Arterien fördern und gleichzeitig die Auflösung von Blutgerinnseln hemmen. Hohe Lipoprotein(a)-Werte können den Gesamtcholesterinspiegel erhöhen, insbesondere den LDL-Cholesterinspiegel.

Lipoprotein(a)-Spiegel sind größtenteils genetisch bestimmt und variieren stark zwischen individuellen und ethnischen Gruppen. Die Gene, die Lipoprotein(a) und ApoE beeinflussen, sind jedoch unterschiedlich. Lipoprotein(a) wird hauptsächlich durch das LPA-Gen bestimmt, während ApoE durch das ApoE-Gen kodiert wird. Obwohl ApoE4 und hohe LP(a)-Spiegel beide mit einem erhöhten Risiko für kardiovaskuläre Erkrankungen verbunden sind, gibt es keine direkte genetische Verbindung. Beide können jedoch in einem individuellen Lipidprofil zusammen auftreten. Während ApoE4 eine Schlüsselrolle beim Transport und Abbau von Lipiden spielt, wirkt Lipoprotein(a) hauptsächlich durch seine prothrombotischen Effekte.

Naturheilkundliche Behandlungsmöglichkeiten

Leinsamen
Reich an Ballaststoffen und Omega3-Fettsäuren, die helfen, den Cholesterinspiegel zu senken. Empfohlene Menge: 2-3 Esslöffel gemahlene Leinsamen pro Tag.

Roter Reis-Hefe-Extrakt
Enthält Monacolin K, das als natürliche Statin-Alternative wirkt. Die empfohlene Dosis variiert, Standarddosierungen liegen bei 1200-2400 mg täglich.

Artischockenextrakt
Fördert den Gallenfluss und unterstützt den Fettstoffwechsel. Empfohlene Dosis: 500-1000 mg täglich.

Beta Glucan
Senkung des LDL-Cholesterins: Zahlreiche Studien haben gezeigt, dass Beta-Glucan in der Lage ist, den LDL-Cholesterinspiegel (Low-Density-Lipoprotein) im Blut zu senken. LDL-Cholesterin ist oft als "schlechtes" Cholesterin bekannt, da hohe Werte mit einem erhöhten Risiko für Herz-Kreislauf-Erkrankungen verbunden sind. Beta-Glucan bindet Gallensäuren im Darm, die Cholesterin enthalten. Diese Bindung führt dazu, dass Gallensäuren vermehrt ausgeschieden werden, was den Körper dazu veranlasst, mehr Cholesterin zur Produktion neuer Gallensäuren zu verwenden. Dies senkt den Cholesterinspiegel im Blut.

Erhöhung des HDL-Cholesterins: Während die primäre Wirkung von Beta-Glucan die Senkung des LDL-Cholesterins ist, gibt es auch Hinweise darauf, dass es das HDL-Cholesterin ("gutes" Cholesterin) leicht erhöhen kann. HDL hilft, überschüssiges Cholesterin aus den Arterien zu entfernen und zum Abbau in die Leber zu transportieren.

Reduktion des Gesamtcholesterins: Durch die Senkung des LDL-Cholesterins und die Erhöhung des HDL-Cholesterins trägt Beta-Glucan zu einer allgemeinen Verbesserung des Cholesterinprofils bei. Studien zeigen, dass eine tägliche Aufnahme von 3 Gramm Beta-Glucan aus Hafer den Gesamtcholesterinspiegel um etwa 5 - 10% senken kann.

Insulinresistenz/Diabetes mellitus

Um einige Erkrankungen ranken noch immer viele Vorurteile. Die, die einen hohen Cholesterinspiegel haben, essen angeblich viel tierisches Fett. Die, die an Diabetes leiden, essen viele Süßigkeiten – so der Irrglaube, der sich noch heute hartnäckig in vielen Köpfen hält. Leider hält sich dieser Glaube auch noch sehr hartnäckig in einigen ärztlichen Köpfen. Ist der Blutzuckerspiegel hoch, heißt es nicht selten: „Essen Sie weniger Kuchen und Süßigkeiten, dann wird das wieder besser." Dabei sollte es doch mittlerweile angekommen sein, dass Diabetes nicht nur aufgrund falscher Ernährungsweisen entsteht, sondern viele Ursachen haben kann.

In Deutschland gibt es derzeit ca. 8,5 Millionen Menschen mit Diabetes. Knapp 95% davon haben Typ2 Diabetes.
Von 1000 Personen erkranken 12 innerhalb eines Jahres neu an Diabetes. Pro Jahr kommen mehr als 600 000 Neuerkrankungen dazu. Das entspricht etwa 1600 Neuerkrankungen **pro Tag**!
Diabetes ist bekanntlich für viele mit Übergewicht, zu viel essen, zu viel Süßigkeiten, literweise Softdrinks verbunden. Die wenigsten wissen, dass Diabetes und die Vorstufe, die Insulinresistenz, auch durch Stress ausgelöst werden kann.

Stress

Stress kann durch Entzündungen ausgelöst werden, durch Schlafstörungen, Schlafmangel, Nährstoffmängel, Darmdysbiose, hormonelle Schwankungen und Fehlregulationen, Schmerzen, Anspannung ...
Stress bringt Zucker in die Blutbahn und sorgt dafür, dass infolgedessen Insulin ausgeschüttet werden muss. Wird der Zucker dann nicht durch Sport, Bewegung und Muskelarbeit abgebaut, entwickelt sich

nach und nach eine Insulinresistenz, aus welcher dann, im Laufe der Zeit, Diabetes entstehen kann.

Insulinresistenz

Eine Insulinresistenz kann man sich vorstellen wie einen Aufzug. Mehrmals täglich steigen Menschen in den Aufzug ein und fahren damit in die verschiedensten Etagen. Sie steigen ein und steigen wieder aus. Ein stetes Kommen und Gehen. Jetzt stellen Sie sich mal vor, Sie stehen am Aufzug und warten, dass Sie auch endlich einsteigen dürfen, aber der Aufzug ist immer so voll, dass niemand mehr mit hineinpasst. Der Aufzug kommt und ist voll. Ein paar Minuten später kommt der Aufzug erneut und ist schon wieder voll. Vor dem Aufzug sammeln sich immer mehr und mehr Menschen. Bei einer Insulinresistenz ist das sehr ähnlich – die Zellen sind voller Zucker und vor den Zellen stapelt sich der Zucker, der nicht in die Zellen hineinkommt, weil diese noch voll sind. Eine Insulinresistenz stört die Funktion der Mitochondrien, da die Glukose nicht mehr in die Zelle aufgenommen wird, um daraus Energie zu produzieren. Nicht nur Glukose wird nicht mehr aufgenommen, sondern auch Nährstoffe, Aminosäuren etc. Die Zellorganellen verhungern regelrecht und gehen in den Notstand. Symptomatisch äußert sich das bei uns in Form von Müdigkeit, Erschöpfung, Gewichtszunahme, hormonelle Störungen, Schilddrüsenstörung, Bluthochdruck, erhöhte Triglyceride, erhöhtes LDL-Cholesterin und auch optisch kann man bei einigen Menschen erkennen, dass sie eine Insulinresistenz haben. Am Hals und Dekolleté zeigen sich kleine Hautanhängsel (Fibrome) unterschiedlichster Größe.
Die Bestimmung des Insulinwertes kostet 15€ an Laborkosten und ist damit noch im Bereich des erschwinglichen. Ist der Wert höher 6uU/ml, spricht das für das Vorliegen einer Insulinresistenz, auch wenn der Normwert bis 23uU/ml toleriert wird.

Eine Insulinresistenz kann sogar zu Anfälligkeit für Blasenentzündungen führen. Der überschüssige Zucker wird über die Harnwege (Nieren und Blase) ausgeschieden und kann so den pH-Wert in der Blase verändern. Bakterien stehen auf pH-Wert Veränderungen und auf Zucker, so dass die Entstehung der Blasenentzündung garantiert ist. Viele Frauen trinken zudem auch viel zu wenig, haben durch hormonelle Veränderungen zu wenig milchsäurebildende Bakterien im Vaginalbereich – das hält Erregern ebenfalls die Türen offen. Bei ständig wiederkehrenden Harnwegsinfekten also auch mal an Hormone und Insulinspiegel denken und gegebenenfalls checken lassen.

Die Resistenz gegenüber Insulin ist quasi die Vorstufe zum Diabetes. Je höher der Insulinspiegel im Körper, umso eher veranlasst das die Bauchspeicheldrüse kaum mehr oder sogar gar kein Insulin mehr auszuschütten.

Wird kein Insulin mehr ausgeschüttet, sinkt der Spiegel nach und nach und man wird innerhalb kurzer Zeit zum Diabetiker. Ohne Insulin steigt der Blutzuckerspiegel ins Unermessliche. Da unser Körper weiß, dass zu viel Zucker schlecht ist, versucht er, das Zeug auszupinkeln. Ein vermehrter Harndrang entsteht, der Urin riecht süßlich.

Eine Insulinresistenz ist also eine Vorstufe – noch wird Insulin ausgeschüttet, wird aber nicht mehr zu 100% aufgenommen und verwertet. Die Zellen zeigen sich resistent gegenüber dem Insulin. Es fehlt die Fähigkeit, das Insulin in die Zelle aufzunehmen und mit dem Insulin dann auch die Glukose aufzunehmen und zu Energie zu verarbeiten.

Kommt das Insulin mit der Glukose nicht in die Zelle, werden wir müde, schlapp, nehmen an Gewicht zu, Entzündungen werden gefördert …

Eine Insulinresistenz kann man umkehren, man muss nicht warten, bis man Diabetiker ist.

Darm

Auch der Darm kann für eine Insulinresistenz verantwortlich sein. Verantwortlich dafür sind die Dickmacher-Bakterien Firmicutes und die der Figur schmeichelnden Bakterien Bacteroidetes.

Bacteroidetes fermentieren im Darm die aufgenommene Nahrung, allem voran die Ballaststoffe, und produzieren daraus Energie sowie die B-Vitamine B2, B5, B7.

Firmicutes tragen zur Aufspaltung von Nahrung bei und fördern die Verwertung von Zucker und Kohlenhydraten. Selbst gute Ballaststoffe werden dann zu Zucker transformiert.

Zucker und Kohlenhydrate, das weiß mittlerweile vermutlich jeder, werden vor allem zu Fettdepots. Ein Ungleichgewicht dieser Bakterienstämme ist ein auslösender Faktor für Gewichtszunahme, Insulinresistenz und auch Silent Inflammation/chronisch stille Entzündungen.

Auch ein **Leaky Gut Syndrom**, eine Barrierestörung im Darm bzw. in den Darmschleimhäuten, kann zu einer Insulinresistenz führen. Bakterien und auszuscheidende Substanzen gelangen über die gestörte Darmbarriere in die Blutbahn und können dort zu einer Endotoxämie führen, was das Immunsystem aktiviert, zu Silent Inflammation führt und auch zur Insulinresistenz.

Einige unserer Darmbakterien können sogar den Vagusnerv stören, die Hormone Ghrelin und Insulin beeinträchtigen und durch die Darmwand hindurch zum Gehirn gelangen. Allerdings machen sie das nur, wenn wir zu viele davon haben.

Die Bakterienstämme Dorea, Bacteroides, Alistipes, Enterococcus, Coprocuccus, Clostridien sind Acetatbildner. Acetat, Butyrat, Propionat sind sogenannte kurzkettige Fettsäuren. Diese werden im Darm durch die genannten Bakterien aus Kohlenhydraten und Ballaststoffen gebildet. Prinzipiell haben diese Fettsäuren eine schützende, also protektive Wirkung auf den Körper. Sie schützen vor Diabetes, sorgen für Sättigungsgefühl, verhindern Entzündungen und Autoimmunerkrankungen, Rheuma und sorgen für ein ausgeglichenes Immunsystem, dienen der Energiegewinnung.

Geraten die Bakterien durcheinander, nehmen wir zu viel Fett über die Nahrung auf (z.b. durch Wurst und Fleisch), wird vermehrt Acetat und Propionat gebildet, was dann den Insulinhaushalt, die Ghrelinwirkung und die Darmbarriere stört. Aber auch ein Mangel an Butyrat, Propionat und Acetat ist nicht gesund und macht müde, schlapp, fördert die Durchlässig der Darmschleimhäute (Leaky Gut) und fördert damit wiederum eine vermeintliche Unverträglichkeit gegenüber Lebensmittel.

Das Acetat-Butyrat-Propionat-Verhältnis lässt sich messen und bringt Aufschluss darüber, ob das der Grund für Müdigkeit, Erschöpfung, Gewichtszunahme ist. Die Laborkosten dafür belaufen sich auf rund 35€.

Hunger

Hungerphasen können ebenfalls die Entstehung einer Insulinresistenz begünstigen. Wer morgens nichts frühstückt, der kann dadurch den Körper in eine stressige Situation bringen.

Essen ist dafür gedacht, daraus Energie zu gewinnen. Energie für das Immunsystem, für das Gehirn, für die Muskulatur. Normalerweise verbrauchen wir diese Energie dann auch im Laufe des Morgens und führen dann, in der Mittagszeit, neue Energie hinzu, um den restlichen Tag bestreiten zu können.

Viele haben eine völlig durcheinander geratene Essensrhythmik. Das Frühstück fällt aus, zum Mittag nur ein Brötchen oder Brot und zum Abendessen dann eine üppige Portion.

Die am Abend zugeführte Energie wird dann aber, unter Umständen, gar nicht mehr genutzt. In der Regel fallen wir nach dem Abendessen auf die Couch und später dann ins Bett.

Nach dem Essen steigt der Blutzuckerspiegel an – Energie ist da – und nach einer Zeit fällt der Spiegel wieder ab - das Energielevel sinkt. Steigt der Blutzuckerspiegel vor dem Schlafengehen an und fällt dann in der Nacht ab, stört das die Nachtruhe und den Schlaf. Der Körper kommt in eine stressige Situation, die er nur schwer händeln kann. Um das Absinken des Blutzuckerspiegels zu verhindern, schütten die Nebennieren Cortisol aus. Cortisol und Melatonin nutzen allerdings die gleichen Transporter. Also geht das Abendessen oft zu Lasten des Melatonins. Der Schlaf ist oberflächlich, unruhig, nicht regenerativ. Morgens kommt man entsprechend schwer nur aus dem Bett. Ohne Frühstück kommt es zu weiterem Energieverlust. Von unserem Körper und unserem Gehirn verlangen wir aber volle Konzentration, Power, Wachheit. Das kann nicht funktionieren! Im Laufe der Zeit steigt dadurch bei vielen das Gewicht. Der Körper ist ja nicht blöd – den ganzen Tag Hungersnot und Anstrengung, am Abend dann endlich Essen – natürlich wird das sofort gebunkert. In der Nacht dann wieder Stress aufgrund des Blutzuckerabfalls – Blutzucker und Cortisol fahren Achterbahn und Melatonin darf nicht mitspielen. Langfristig kann das, mal abgesehen von Übergewicht, eine Insulinresistenz, aber auch Arteriosklerose, Bluthochdruck und koronare Herzkrankheiten auslösen.

Frühstück und Mittagessen sind wichtig, das Abendessen hingegen sollte eher klein und knapp ausfallen. Ein Ernährungstagebuch kann oft sehr hilfreich sein und helfen zu enttarnen, ob Ernährungsfehler eine Rolle spielen – zu häufige Essensintervalle, zu lange Essenspausen, guter Schlaf, schlechter Schlaf, ausreichende Trinkmenge, Stresslevel, Bewegungsniveau sollten dort eingetragen werden.

Das Thema **Stress** ist seit einiger Zeit in (fast) aller Munde. Stress wird noch immer extrem unterschätzt. In stressigen Zeiten und auch bei Entzündungen ist der Körper darauf bedacht, schnell Energie zu produzieren. Entweder um ausreichend Energie zur Verfügung haben, um dem Stress standhalten zu können oder um genügend Energie zu haben, um die Entzündungen selbstständig beseitigen zu können.

Zucker wird aus der Leber mobilisiert, woraufhin Insulin ebenfalls mobilisiert wird. Irgendwie muss der Zucker aus dem Blut ja in die Zellen kommen.

Viel Zucker, viel Insulin.

Die Insulinausschüttung steigt in die Höhe, der Zucker bleibt vor der Zelle und schafft es nicht hinein. Die Triglyceride steigen infolgedessen, LDL-Cholesterin steigt, die Muskulatur hingegen wird schwächer, da sie nicht mehr ausreichend Material hat, um Energie produzieren zu können. Das Gehirn wird müde, das Immunsystem wird schlapp, Entzündungen werden stärker, da das Immunsystem nicht ausreichend zur Bekämpfung von Erregern aufgestellt ist. Die Gefäße bekommen Ablagerungen durch das viele LDL-Cholesterin, der Blutdruck steigt immer höher, neue Probleme gesellen sich stetig dazu, zu allem Übel steigt auch noch das Gewicht sukzessive an.

Eingesetzt werden dann Metformin oder Glimepirid oder das neuwertige Semaglutid. Dazu noch einen Cholesterinsenker, ein Blutdruckmedikament, ein Aggregationshemmer wie ASS und gegebenenfalls noch ein Säureblocker, ein sogenannter "Magenschutz".

Ist das der Weisheit Schluss? Was ist mit dem Stress, was ist mit den chronischen Entzündungen? Auch chronische Schmerzen sind Stress, Autoimmunerkrankungen sind Stress ...

Wäre da ein anderer Ansatz nicht wesentlich besser?!

Das Stressniveau lässt sich einfach und unkompliziert messen über eine HRV-Messung, eine Messung der Herzratenvariabilität. Aber auch Messungen des Cortisolspiegels im Tagesverlauf sind sehr aufschlussreich.

Die Ursache finden und beseitigen sollte an erster Stelle liegen und nicht die Bekämpfung der Symptome.

Stress entstand früher, wenn der Mensch hungrig war und Essen beschaffen musste. Er musste jagen gehen. Hat er das Tier vor Augen gehabt, hat er Energie benötigt, um jagen zu können – Zucker wurde freigesetzt und durch die Bewegung verbraucht.

Heute haben wir anderen Stress, wir müssen nicht mehr jagen und sammeln gehen. Wir verbrauchen dadurch die Zuckerreserven nicht mehr. Ganz im Gegenteil, wir stapeln den Zucker im Gewebe und sorgen dafür, dass die Zelle immer resistenter gegenüber dem Insulin wird.

Insulinresistenz und Diabetes entstehen nicht ausschließlich durch einen erhöhten Konsum von Zucker, sondern eben auch durch Stress! Hypothalamus und Hypophyse messen permanent die Hormonmenge im Blut, um dann die Zufuhr über die Organe zu drosseln oder anzuregen.

Bei anhaltendem Stress wird viel Cortisol ausgeschüttet. Die Nebennieren werden dann angehalten, nicht mehr so viel Cortisol auszuschütten, damit das, was noch im Blut ist, erst mal verbraucht werden kann.

Normalerweise!

Bei sehr langanhaltendem, permanentem Stress funktioniert dieser Rückkopplungsmechanismus nicht korrekt. Die Nebennieren schütten unter Umständen weiter permanent Cortisol aus und das so lange, bis sie mit der Produktion nicht mehr nachkommen. Das hohe Cortisol hat den Nachteil, dass es die Schilddrüsenfunktion blockiert und so zu einer Unterfunktion der Schilddrüse führen kann und dies bei vollkommen normalem TSH-Wert. Liegt der TSH-Wert dann in einem guten Normbereich, produziert die Schilddrüse nicht mehr ausreichend Hormone und es kommt zu einer Schilddrüsenunterfunktion. Die unterfunktionale Schilddrüse verlangsamt den Stoffwechsel und komplettiert das Chaos im Körper.

Sinkt der Cortisolspiegel sukzessive, heißt das nicht, dass alles besser wird. Ganz im Gegenteil. Oft spielt dann das Immunsystem verrückt und beachtet Erreger nicht mehr, Antikörper können nicht gebildet werden, Autoimmunerkrankungen werden aktiviert, Müdigkeit macht sich breit, hormonelle Probleme entstehen vermehrt, Unruhe, Herzrasen, Blutdruckstörungen, Schmerzen... die Liste der Symptome ist noch um einiges länger.

Kurze Stressphasen sind für den Körper, für den Organismus überhaupt kein Problem. Dauert der Stress an, funktionieren die natürlichen Mechanismen nicht mehr und das Karussell dreht sich unaufhaltsam. Übrigens können auch chronische Entzündungen und Belastungen mit Viren, Bakterien, Parasiten Dauerstress verursachen.

Diabetes
Kommen wir aber jetzt zum Diabetes. Unterschieden werden verschiedene Diabetesarten.

Diabetes mellitus, Typ I
Bei diesem Diabetestyp handelt es sich um eine Autoimmunerkrankung. Der Körper richtet das Immunsystem gegen die Zellen der Bauchspeicheldrüse, die für die Insulinproduktion zuständig sind und zerstört sie. Der Körper erleidet aufgrund dessen einen Insulinmangel. Diese Patienten sind insulinpflichtig, sie müssen ihr Leben lang Insulin spritzen.

Diabetes mellitus, Typ II
Diese Art des Diabetes ist meist aus der Insulinresistenz entstanden. Das heißt, der Körper hat lange Zeit ständig Insulin produziert, um das Überangebot an Glukose zu beseitigen. Gelingt dies der Bauchspeicheldrüse nicht, ist sie irgendwann zu erschöpft, um weiterhin Insulin in diesen Mengen herzustellen und auszuschütten.

Schwangerschaftsdiabetes
Hierbei handelt es sich ebenfalls um einen gestörten Zuckerstoffwechsel, ausgelöst unter anderem durch die Schwangerschaftshormone. Natürlich spielt aber auch die Ernährung eine Rolle.
Beim Gestationsdiabetes, einer Störung des Blutzuckerstoffwechsels in der Schwangerschaft, ist das Problem, dass die mütterliche Glukose über die Plazenta auf das Kind übergeht und hier einen erhöhten Blutzucker verursacht. Die Folge ist, dass die Babys dieser Frauen dicker und größer sind, was die Geburt komplizierter machen könnte.

In der Regel normalisieren sich die Blutzuckerwerte der Frau unmittelbar nach der Geburt wieder. Besonderes Augenmerk muss dann allerdings auf die Neugeborenen gelegt werden, denn oftmals rutschen diese in den Unterzucker, weil sie plötzlich nicht mehr durch die Mutter mit Glukose versorgt werden.

Diabetes mellitus Typ III

Unterteilt wird diese Art von Diabetes in 8 Untergruppen – a-h.

A = durch Gendefekt verursacht, betrifft die insulinproduzierenden Betazellen

B = durch Gendefekt verursacht, betrifft die Insulinwirkung

C = durch Erkrankungen der Bauchspeicheldrüse verursacht

D = durch Hormonstörungen verursacht

E = durch Medikamente oder Chemikalien verursacht

F = durch Viren verursacht

G = durch Autoimmunerkrankungen verursacht

H = durch genetische Syndrome verursacht

Patienten mit einer **Hämochromatose** – einer Eisenspeicherkrankheit – haben ein erhöhtes Risiko Diabetes Typ3 zu entwickeln.

65% der Hämochromatose-Patienten bekommen im Laufe der Erkrankung Störungen der Bauchspeicheldrüse, da das überschüssige Eisen nicht nur die Leber angreift, sondern auch die insulin- und glukagonproduzierenden Zellen der Bauchspeicheldrüse.

Wird nicht mehr genügend Insulin und Glukagon produziert, kommt es zu starken Blutzuckerschwankungen. Die über die Nahrung aufgenommene Glukose kann, durch das fehlende Insulin, nicht mehr in die Zellen aufgenommen werden.

Fehlt auch Glukagon, dem Gegenspieler von Insulin, kann das in der Leber gespeicherte Glykogen nicht zu Glukose umgebaut werden.

Bei der Hämochromatose ist die Eisenaufnahme im Dünndarm (vermutlich durch einen Gendefekt, aber auch durch unkontrollierte Eiseneinnahme) gestört. Es wird wesentlich mehr Eisen aus der Nahrung

aufgenommen als üblich und in der Leber und anderen Organen eingelagert. Der Ferritinwert ist deutlich über die Norm gehend erhöht.
Über einen regelmäßigen Aderlass kann der Eisenüberfrachtung ent-
gegengewirkt werden.

Bei der Diabetes Typ IIIf-Variante kommen am meisten Rötelviren und
Zytomegalieviren als Auslöser in Frage. Aber auch die folgenden Erreger (13) kommen als Verursacher für Diabetes (vor allem Typ 1) in Betracht:

- Mumps
- Influenza
- Hepatitis-A + C
- Enterovirus
- Rotavirus
- Herpes-Viren
- Varizella-Zoster-Virus
- Epstein-Barr
- Coronavirus SARS-CoV-2

Bei kaum einer Erkrankung wird das Risiko, welches von zahlreichen
Erregern/Viren ausgeht, deutlicher als beim Diabetes. Viren haben das
Potential das Immunsystem so zu manipulieren, dass körpereigenes
Gewebe und Organe angegriffen und zerstört werden. Leider wird
noch immer viel zu wenig kontrolliert, ob latent aktive Erreger ein
Problem für den Körper sein könnten. Gerade bei rheumatischen Erkrankungen, chronischen Darmentzündungen sollte man den Fokus
mal auf die Viren und Bakterien legen.
Viele Menschen dümpeln im erhöhten Blutzuckernormbereich rum.
Der Blutzucker liegt konstant über 100mg/dl. Der Wert liegt damit
noch in der Norm, aber deutlich zu hoch in der Norm. Sinkt der Blutzuckerspiegel in den unteren Normbereich, also auf 70 oder 80mg/dl,
bekommen diese Menschen das Gefühl, dass sie unterzuckern. Sie
werden schlapp, müde, unkonzentriert und zittrig – was macht man in

einer solchen Situation?! Man isst etwas. Gegessen wird dann in der Regel aber nichts, was Ballaststoffe beinhaltet, sondern eher etwas, was schnell Energie freisetzt – einen Schokoriegel, eine Scheibe Brot, eine Banane, ein paar Gummibärchen, einen Keks ... Der schnelle Snack lässt den Blutzucker schnell wieder ansteigen und leider auch schnell wieder absinken. Der Tag ist gezeichnet durch ständige Blutzuckerschwankungen.

Wer dazu neigt, abends noch zu snacken, kann sich damit zudem um den Schlaf bringen. Wer abends vor dem Schlafen gehen noch „leere" Kohlenhydrate isst, läuft Gefahr, dass der Blutzucker in der Nacht absinkt und dafür sorgt, dass der Körper das Absinken des Blutzuckers als Stress empfindet. In der Regel wird dann Glukose aus der Leber und den Zellen gelöst und ins Blut überführt, um den Blutzuckerspiegel wieder steigen zu lassen. Dabei wird auch Cortisol freigesetzt, was dann das schlaffördernde Melatonin vom Rezeptor drängt, um selbst aktiv werden zu können. Cortisolausschüttungen in der Nacht machen wach und verhindern den tiefen und regenerativen Schlaf. Je öfter das wertvolle Cortisol in der Nacht verplempert wird, umso weniger steht davon tagsüber zur Verfügung. Je weniger Cortisol tagsüber ausgeschüttet werden kann, umso müder und angespannter werden wir. Ob man solchen Schwankungen unterlegen ist, lässt sich über ein sogenanntes CGM, ein konstantes Blutzuckermessgerät, herausfinden. Der Senor wird schmerzfrei auf den Oberarm aufgestempelt und verbleibt dort für 14 Tage. Über eine App am Handy hat der Senor eine Verbindung, so dass in der App dann die Blutzuckerdaten aufgezeichnet werden. Die Kosten für eine 14-tägige Messung belaufen sich auf ca. 70€.

Selbst aktiv werden

Die Ursachen für die Entstehung eines Diabetes sollten damit klar sein. Aber wie kann man jetzt selbst aktiv werden? Mit dem gut gemeinten Tipp, mal auszuschlafen und regelmäßig Atemübungen zu machen, ist kaum jemandem geholfen. Wenn es so einfach wäre, dann würde es allen im Urlaub und an den freien Wochenenden super gehen.

Zuerst einmal sollte darauf geachtet werden, dass das Darmmikrobiom gut aufgestellt ist und dass der Magen ausreichend verdauen kann. Wenn Kohlenhydrate nicht richtig verwertet werden, bleiben sie unverdaut und fördern die Entstehung von Zucker. In einer Stuhlanalyse wäre dann die Verdauungsrückstände verändert, unter anderem würde der Verdauungsrückstand Zucker erhöht sein. Es sollten auch ausreichend Lactobazillen im Darm vorzufinden sein, damit die Beweglichkeit des Darms gegeben ist, um den Stuhl vorwärts zu transportieren. Je länger der Stuhl im Darm verharrt, umso mehr kommt es zu Gärung und Fäulnis, Wasser wird dem Stuhl entzogen, so dass er Stuhl fester wird und der Transport dadurch erschwert wird. Neben einem funktionalen Darm, einem intakten Mikrobiom, ist es ebenso wichtig, dass der Magen ausreichend Magensäure produziert, um die Nahrung zersetzen zu können. Wird Nahrung nicht zersetzt, rutscht sie nahezu unverdaut in den Darm und fördert die Entstehung von Gärung, Fäulnis, Histamin und Zucker. Zudem gehen wertvolle Nährstoffe verloren, wenn der Magen die Nahrung nicht zersetzt. Diese Nährstoffe (Magnesium, Eisen, Vitamin B12) sind aber maßgeblich am Stoffwechsel beteiligt und an diversen enzymatischen Vorgängen. Neben Magen und Darm sollte auch die Bauchspeicheldrüse ausreichend Enzyme bereitstellen, um Kohlenhydrate, Fette und Eiweiße aufspalten zu können. Stehen nicht genügend Enzyme zu Verfügung, bleiben auch hier die Nährstoffe unverwertet und führen zu Gärung und Fäulnis, produzieren Zucker und Histamin. Zucker und Histamin wirken proentzündlich, machen die Darmschleimhäute durchlässig. Unverdaute Nahrung, fehlende Nährstoffe sorgen dafür, dass der Organismus Stress hat und in eine Art Sparmodus geht, um so lange wie möglich mit dem zurecht zu kommen, was ihm noch zur Verfügung steht. Der im Darm verbleibende Zucker kann zudem einen Hefepilz füttern. Der Candida albicans kann Symptome verursachen wie zum Beispiel Blähungen, Heißhunger, Durchfälle oder variierende Stühle, Bauchschmerzen, analen

Juckreiz, vaginalen Juckreiz, Kopfschmerzen. Pilze, wie auch der Candida albicans, gehören zur normalen Darmflora dazu. Nehmen sie aber Überhand, können sie auch in die Blutbahn gelangen und dort Organschäden verursachen. Dies kann vor allem bei Menschen mit geschwächtem Immunsystem passieren. Neben der Ernährung, kann auch eine Behandlung mit Kortison und Antibiotika zu einer Vermehrung und Fehlbesiedlung führen.

Die Bestimmung des Hba1c-Wertes lässt ebenfalls Rückschlüsse darauf zu, wie viel Zucker in den letzten 12 Wochen an das Hämoglobin gebunden wurde. Ein Wert von 5,4% wäre bereits auffällig, obwohl die Norm sagt, dass alles unter 5,7 in Ordnung ist.

Hb = Hämoglobin
A1c = blutzuckerbindende Eiweißkette

Hämoglobin ist der Farbstoff in den roten Blutkörperchen, den Erythrozyten

Nimmt man bedeutend mehr Zucker auf, als verbrannt werden kann, kommt es nach und nach zu einer Erhöhung der Blutzuckerwerte. Natürlich ist nicht nur die Ernährung Schuld am überschüssigen Zucker, sondern auch unser täglicher Stress, eine Schilddrüsenunterfunktion, eine Darmdysbiose, Funktionsstörungen der Leber, schlechte Nierenfunktion (z.B. durch niedrige Trinkmenge), Alkoholkonsum, Störung der Bauchspeicheldrüse, chronische Entzündungen ...

Normalerweise wird Zucker an Insulin gekoppelt und in die Zellen gebracht, um dort Energie daraus zu produzieren. Wird mehr Zucker in den Umlauf gebracht, als die Zellen verbrennen können, bleibt Insulin und Zucker vor den Zellen und kommen nicht rein. Der Zucker bleibt im Blut und bindet sich stattdessen an das a1c, an die zuckerbindenden Eiweißketten.

Die kannst du dir nach einer gewissen Zeit vorstellen, wie einen Berliner (Krapfen), der über und über mit Zucker bedeckt ist. Der Berliner (Krapfen) ist das Hba1c. Je mehr Zucker gebunden werden muss, umso höher steigt der Wert – umso mehr Zucker liegt auf dem

93

Berliner/Krapfen. Auch Werte, die innerhalb der Norm erhöht sind, können auffällig sein und auf eine Insulinresistenz hinweisen. Man sollte nicht immer erst dann aktiv werden, wenn der Wert über der Norm erhöht ist. Auch bei oberen Normwerten sollte man bereits aktiv werden und gucken, wo der Fehler liegt. Der hba1c-Wert zeichnet übrigens auf, wie viel Zucker in den letzten 8 - 12 Wochen nicht verbraucht bzw. verarbeitet wurde. Er spiegelt nicht nur die letzten 2 oder 3 Tage wider.

Wichtig ist es, dass man versucht, Blutzuckerschwankungen zu vermeiden. Man kann das mit Hilfe von Apfelessig machen oder aber mit Präparaten wie dem Dia-Orthim – einer Kombination aus Bittermelone, Ingwer, Chrom, Zimt, Curcuma und Maulbeerblatt oder dem Stabiliser von Avea mit Berberin, Chrom und Maulbeerblatt. Die Blätter des Maulbeerbaums haben eine positive, regulierende Wirkung auf den Blutzuckerspiegel, sind reich an Antioxidantien, was wiederum antientzündlich wirkt.

Probiotische Kapseln

mit Bacteroidetes, Akkermansia muciniphila, Faecalibacterium prausnitzii gelten laut Studien als potenziell vorteilhaft für die Glukosehomöostase.
Wichtig ist auch, dass der Magen ausreichend Magensäure produziert, mit Hilfe dessen die aufgenommene Nahrung verdaut werden kann. Nahrung, die nicht verdaut wird, rutscht unverdaut in den Darm, sorgt dort für Gärung und Fäulnis, Kohlenhydrate können nicht verwertet und fermentiert werden, der verbleibende Zucker gelangt in die Blutbahn. Mit Hilfe des Natrontests lässt sich recht einfach und unkompliziert herausfinden, ob man ausreichend Magensäure hat oder ob der Magen trocken liegt. Natriumbicarbonat wird mit Wasser vermischt und getrunken. Ist ausreichend Magensäure vorhanden, reagiert das Natron mit der Magensäure und erzeugt Kohlendioxidgas, was zum

Aufstoßen führt. Der Test sollte morgens früh, unmittelbar nach dem Aufstehen und nüchtern durchgeführt werden. Kommt kein Aufstoßen zustande, dann fehlt Magensäure. Der Magen sollte dann angeregt werden, diese wieder zu produzieren. Für einen Magensäuremangel kommen verschiedene Ursachen in Frage – Magensäurehemmer, Stress, Alkohol, Nikotin, Östrogenmangel, Schilddrüsenunterfunktion ... Ein Mangel an Vitamin B6 hat ebenfalls Einfluss auf die Magensäure. Vitamin B6 ist an der Produktion von Gastrin beteiligt. Gastrin ist ein Peptidhormon des Magen-Darm-Traktes und stimuliert die Ausschüttung von Pepsinogen und Salzsäure im Magen.

Leider werden noch immer tagtäglich Rezepte für magensäureblockierende Medikamente wie Omeprazol, Pantoprazol, Esomeprazol, Lansoprazol ... ausgestellt. Diese Medikamente werden bei sehr vielen Patienten dauerhaft, über Jahre und Jahrzehnte, verordnet. Und dass, obwohl man heute sehr wohl weiß, dass der Langzeiteinsatz von Medikamenten wie Omeprazol und Pantoprazol zu Diabetes führen kann und auch die Entstehung einer Fettleber, Leberzirrhose und auch Krebs begünstigt. Durch den Einsatz der Magensäureblocker wird die Nahrung nicht verdaut, das Mikrobiom des Darms verändert sich, so dass die Bakterien des Darms ihrer Arbeit (Fermentation von Nahrungsbestandteilen) nicht mehr nachkommen können. Bedingt dadurch verliert der Einnehmende viele wichtige und wertvolle Nährstoffe, es kommt zu Gärung und Fäulnis im Darm, es wird viel Histamin freigesetzt und es gelangen permanent Stoffe, die eigentlich hätten ausgeschieden werden sollen, zurück in die Blutbahn. Die Leber muss sich dann darum kümmern und wird permanent überlastet. Zitat aus dem Ärzteblatt: „Nach statistischer Stratifikation für Alter und Dauer der Studienteilnahme wurde für Menschen, die regelmäßig Protonenpumpenhemmer einnehmen, ein um 74% höheres Diabetesrisiko berechnet."
Spannend, oder? Obwohl dieses Wissen vorhanden ist, werden die genannten Medikamente noch immer dauerhaft, über Jahre hinweg

verordnet und natürlich auch eingenommen. Die Mehrheit derer, die das Medikament täglich einnehmen, bräuchte es gar nicht einnehmen – da hätte man über Ernährungsveränderungen oder mit Hilfe von Hafer, Leinsamen, Papaya den Magen entstressen können. Da aber irgendwann eine gewisse Abhängigkeit entsteht, kann das Medikament nach mehrjähriger Einnahme nicht mehr einfach so abgesetzt werden. Geschickt eingefädelt, würde ich mal sagen … Ein weiteres Zitat aus einer Studie: „Ergebnisse: Unsere Überprüfung zeigt, dass eine langfristige PPI-Einnahme (über drei Monate) signifikant mit einem erhöhten Krebsrisiko verbunden ist …" Es ist super einfach an diese Studien heranzukommen und sie zu lesen. Ich verstehe nicht, warum diese Medikamente noch immer jahrelang eingesetzt werden und man den Patienten einem starken Risiko für Krebs, Osteoporose und Diabetes, sowie Leberzirrhose aussetzt.

B-Vitamine

allem voran das Thiamin, Vitamin B1, sind ebenfalls wichtig für die Blutzuckerregulation. Zwischen 100-300mg sind dafür erforderlich. (14)

Astaxanthin

hat in Studien sehr gute Erfolge gezeigt bei Insulinresistenz. Für mich ein Grund, Astaxanthin bei Patienten mit ausgeprägter Insulinresistenz in den Therapieplan zu integrieren. Ich setze gerne 12mg Tagesdosis ein. Ob in Tropfenform oder in Kapselform, das bleibt sich, meiner Meinung nach, gleich. Die Tropfenform hat den Nachteil, dass sie den Mund rot einfärbt. Da Astaxanthin ölig ist, löst es sich in Wasser nicht auf. Gibt man Astaxanthin-Tropfen in Wasser hinein, schwimmt die ölige Flüssigkeit oben und färbt beim Trinken die Oberlippe und ggf. auch die Zähne. Man kann das gut umgehen, indem man die Tropfen einfach auf einen Löffel gibt und nicht ins Wasser.
In Studien (15) hat Astaxanthin bereits nach 8 Wochen signifikante Verbesserungen beim Nüchterninsulinspiegel gezeigt. Astaxanthin

kann industriell aus der Mikroalge Haematococcus pluvialis und aus Krill gewonnen werden. Es macht die Zelle sensibler gegenüber dem Insulin und der Glukose, fördert die mitochondriale Funktion der Zellen und wirkt antientzündlich. Astaxanthin ist eins der stärksten Antioxidantien.

Fucoxanthin
– ebenfalls ein aus der Braunalge gewonnenes Antioxidanz mit positiver Wirkung auf den Blutzucker, auf chronische Entzündungen, die Fettverbrennung. Eine Dosierung bis zu 8mg hat sich in Studien am effektivsten gezeigt.

Grüntee-Extrakt
– EGCG (Epigallocatechingallat) – die Polyphenole des Grüntee-Extrakts wirken antioxidativ, haben eine hormonähnliche Wirkung auf die Muskulatur und wirken sich positiv auf die Insulinsensitivität der Zellen aus. Die Muskelzellen werden animiert, mehr Glukose aufzunehmen. In Studien an Mäusen hat sich gezeigt, dass EGCG in der Lage ist, den Blutzuckeranstieg nach einer kohlenhydratreichen Mahlzeit zu halbieren. EGCG hat aber nicht nur auf den Blutzucker und die Insulinsensitivität Wirkung, sondern auch auf Myome in der Gebärmutter und die Reifung von Eizellen. Um eine positive Wirkung zu erzielen, sollten 300-600mg ECGC täglich eingenommen werden – das entspricht ca. 900mg Grüntee-Extrakt (je nach Hersteller).

Zimt
kann die Insulinsensitivität verbessern. Empfohlene Dosierung: 1-6 Gramm Zimtpulver täglich.
Bittermelone
Unterstützt die Senkung des Blutzuckerspiegels. Kann als Saft, Extrakt oder Gemüse verzehrt werden. Standardisierte Extrakte sollten gemäß Herstellerangaben eingenommen werden.

Berberin

Ein pflanzlicher Wirkstoff, der die Insulinempfindlichkeit verbessern und den Blutzucker senken kann. Empfohlene Dosis: 500 mg, 2 - 3x täglich.

Beta-Glucan:

Blutzuckerkontrolle: Beta-Glucan verlangsamt die Magenentleerung und die Aufnahme von Kohlenhydraten im Darm, was zu einer langsameren und gleichmäßigeren Freisetzung von Glukose ins Blut führt. Dies hilft, postprandiale (nach dem Essen) Blutzuckerspitzen zu vermeiden, was besonders für Menschen mit Typ-2-Diabetes oder Insulinresistenz von Vorteil ist.

Verbesserung der Insulinsensitivität: Einige Studien haben gezeigt, dass Beta-Glucan die Insulinempfindlichkeit verbessern kann, indem es die Reaktion der Zellen auf Insulin optimiert. Dies bedeutet, dass der Körper effizienter Glukose aus dem Blutkreislauf entfernt, was zu einem stabileren Blutzuckerspiegel führt.

Förderung der Sättigung: Beta-Glucan kann das Sättigungsgefühl erhöhen, was zu einer Reduzierung der Kalorienaufnahme führt. Dies ist besonders nützlich für Menschen mit Diabetes, da eine kontrollierte Kalorienaufnahme zur Gewichtskontrolle beiträgt, was wiederum die Insulinempfindlichkeit verbessern kann.

Zusammenfassend lässt sich sagen, dass die Insulinresistenz und der Diabetes Typ 2 nicht immer ausschließlich aus der Ernährung entstehen. Auch Stress, chronische Entzündungen, übermäßiger Koffeinkonsum, Schlafmangel, hormonelle Störungen, Nährstoffmängel können ursächlich sein. Es hilft nicht, wenn man nur medikamentös therapiert, ohne die Ursachen zu berücksichtigen und mitanzugehen.

Aus der Insulinresistenz und dem Diabetes können viele weitere Erkrankungen entstehen, so zum Beispiel Bluthochdruck, vermehrte Harnwegsinfektionen, Arteriosklerose, Hypercholesterinämie, chronische Entzündungen, hormonelle Störungen, Übergewicht ...

Fibromyalgie

Ca. 1,6 Millionen Menschen in Deutschland und ca. 12 Millionen Menschen in Europa haben die Diagnose Fibromyalgie. Typischerweise sind mehr Frauen als Männer davon betroffen.

1990 wurde erstmals definiert, was die Fibromyalgie ausmacht. Bei der körperlichen Untersuchung müssen nach den Kriterien von 1990 mindestens 11 der 18 sogenannten Tenderpoints empfindlich sein. Da sich Schmerz und Schmerzintensität verändern können, vor allem bei Frauen bedingt durch den Zyklus und unterschiedliche hormonelle Lagen, wurden 2010 weitere Kriterien zur Diagnosesicherung der Fibromyalgie mit aufgenommen. Dabei wird durch Befragung des Patienten die Anzahl schmerzhafter Körperregionen in den letzten sieben Tagen ermittelt –- hierzu zählen:

linker und rechter Schultergürtel
linke und rechte Hüfte
linker und rechter Kiefer
linker und rechter Oberarm
linker und rechter Unterarm
linker und rechter Oberschenkel
linker und rechter Unterschenkel
oberer und unterer Rücken
Brust, Bauch und Nacken
und daraus ein Index zwischen 0 und 19 gebildet („widespread pain index", WPI; "Schmerzausdehnungsindex").

Die Dunkelziffer im Bereich Fibromyalgie dürfte noch weitaus höher sein als die genannte Zahl. Viele Patienten durchlaufen eine regelrechte Arzt-Odyssee, werden als psychisch krank oder als Simulanten dargestellt, bevor sie die Diagnose Fibromyalgie erhalten.

Die Erkrankung weist ein breites Spektrum an Beschwerden auf, daher ist es nicht so einfach, die Erkrankung als solche schnell zu erkennen.

Folgende Beschwerden können auf eine Fibromyalgie hinweisen:
- Schmerzen in Muskeln und Gelenken
- Schlafstörungen
- Müdigkeit
- Depressionen
- Kribbeln in den Beinen/Händen
- Taubheitsgefühl ...

Der Alltag und das Arbeitsleben der Patienten ist durch die Schmerzen und die Müdigkeit sehr stark eingeschränkt. Wer schon einmal einen extrem starken Muskelkater hatte, der hat eine kleine Ahnung davon, was Fibromyalgie-Patienten täglich für Schmerzen haben und ertragen müssen. Diese dann aber am ganzen Körper, nicht nur an den Armen oder an den Beinen.

Es wird angenommen, dass die Ursache der Erkrankung in der gestörten Schmerzverarbeitung sowie im gestörten Neurotransmitterhaushalt liegen könnte. Aber auch Störfelder, Umwelteinflüsse, anhaltender Stress und die Ernährung spielen hier eine große Rolle.

Durch einen verminderten Serotoninspiegel nimmt die Schmerzwahrnehmung zu, der Schlafrhythmus wird gestört.
Serotonin ist ein Botenstoff/ein Neurotransmitter, der für die gute Laune und das Glücksgefühl zuständig ist und beeinflusst verschiedene Körperfunktionen, unter anderem die Darmtätigkeit und den Schlaf.
Serotonin wird aus der Aminosäure Tryptophan hergestellt und ist eine Vorstufe des Melatonins. Melatonin wiederum benötigt der Körper für einen erholsamen Schlaf.
Gerät ein Neurotransmitter aus dem Gleichgewicht, hat das negativen Einfluss auf unsere Nervenerregbarkeit. Serotonin macht die Gefäßwände durchlässig, dies kann Entzündungsherde an den Gefäßen hervorrufen, was wieder zu Schmerzen führt.

Daneben hat man bei Patienten aber auch einen verschobenen Phos-
phokreatin-Spiegel sowie Adenosintriphosphat-Spiegel gefunden. Kal-
zium kann hier nicht in die Zelle zurückströmen, dadurch bleibt die
Muskulatur in einem dauerhaften Anspannungszustand.
Auch anhaltender Stress führt zu einer dauerhaft angespannten Mus-
kulatur und fördert so die Schmerzwahrnehmung.
Störfelder und Umwelteinflüsse erhöhen ebenfalls den Stresspegel
und die Anspannung im Körper.
Stress erhöht aber nicht nur die Anspannung, sondern bringt auch
Nährstoffverlust mit sich.

Hämopyrrolaktamurie/Kryptopyrrolurie

Patienten mit Fibromyalgie haben nicht selten auch eine HPU/KPU
(Hämopyrrolaktamurie/Kryptopyrrolurie). Die Begriffe HPU und KPU
werden oft synonym verwendet. Bei der HPU liegt eine Aufbau- und
eine Abbaustörung des körpereigenen Molekül Häms vor. In der Regel
ist dies genetisch veranlagt.
Bei der KPU liegt lediglich eine Abbaustörung des Häm vor. Es handelt
es sich hier um eine erworbene Stoffwechselstörung. Die HPU bleibt
ein Leben lang, die KPU ist reversibel.

Bei dieser Art der Stoffwechselstörung werden anfallende Stoffwech-
selendprodukte an wasserlösliche Nährstoffe und Vitamine gebunden
und vermehrt über den Urin ausgeschieden. Über diesen ist die
HPU/KPU dann auch nachweisbar.
Es ist eine Stoffwechselstörung, die unbehandelt weitere (chronische)
Erkrankungen nach sich ziehen kann.
Bei den meisten Patienten ist, unter anderem, die körpereigene Ent-
giftungsleistung unzureichend. Es sammeln sich vermehrt Stoffe im
Körper an, die normalerweise aufgefangen und ausgeschieden wür-
den. Da dies aber nicht der Fall ist, schädigen diese Stoffe den Körper

und führen unter Umständen zu weiteren (chronischen) Erkrankungen und Schmerzen.

Wichtig ist es also, nicht nur den Nährstoffmangel auszugleichen, sondern auch die Entgiftungsleistung zu unterstützen. Sinnvoll ist es auch, den Darm entsprechend mit zu unterstützen und auch die Hormonsituation mal zu beleuchten. Eine Messung der Hormone und des Cortisols ist oftmals sehr sinnvoll.

Bei der HPU/KPU gehen vermehrt Vitamin B6 und Zink verloren. Gerade diese Nähstoffe sind aber extrem wichtig für den Hormonaufbau, die Neurotransmitteraktivierung, den Histaminabbau, die Produktion von Magensäure und Kollagen.

Weitere Ursachen für Fibromyalgie:
o Insulinresistenz
o Östrogendominanz
o Progesteronmangel
o Schilddrüsenunterfunktion
o Mitochondrienstörung
o Nährstoffmangel
o Magensäuremangel
o Kollagenbildungsstörung
o Neurotransmittermangel
o Histaminabbaustörungen
o Mastzellaktivierungssyndrom
o Viren, Bakterien

Weibliche Hormone

In der Praxis stelle ich immer häufiger fest, dass gerade Frauen ab einem bestimmten Alter, meist so ab 40-45 Jahren, unter Fibromyalgie leiden. Oft sind das Frauen, die die Pille einnehmen oder die Spirale tragen und oft auch Frauen, die viel Stress haben. Östrogendominanz und Progesteronmangel sind hier oft die Schlüsselwörter. Bei den meisten Frauen fällt ab 35 der ein oder anderen Eisprung im Jahr weg

– statt 12 Eisprünge sind es dann vielleicht nur noch 10 Eisprünge im Jahr. Da Progesteron überwiegen aus den Eisprüngen freigesetzt wird, sinkt das Progesteron nach und nach, wenn Eisprünge fehlen. Östrogen hingegen bleibt noch länger erhalten und beginnt, in den meisten Fällen, erst wesentlich später zu sinken. Dadurch ergibt sich ein Ungleichgewicht dieser beiden Hormone. Das Progesteron ist, im Verhältnis zum Östrogen, im Mangel. Die Östrogendominanz befeuert jedoch Entzündungen, stiftet Unruhe im Körper, fördert die Histaminbildung, stört die Schilddrüsenfunktion. Dieses ungünstige Verhältnis der Hormone macht bei vielen Frauen Muskel- und Gelenkschmerzen. In der Regel sind die Rheumafaktoren negativ, also nicht nachweisbar und auch die übrigen klassischen Blutwerte sind absolut in Ordnung.

Würden die Hormone kontrolliert werden, sähe ein erfahrener Therapeut oder Arzt recht schnell, dass da etwas nicht in Ordnung ist. Leider ist es noch immer so, dass viele Ärzte sagen, dass man Hormone nicht messen kann oder dass es keinen Sinn macht, Hormone zu messen, weil es nur eine Momentaufnahme ist. Alles im Leben ist nur eine Momentaufnahme – das Röntgenbild, das klassische Blutbild, die Inspektion am Auto, die Darmspiegelung, die Magenspiegelung und trotzdem werden diese Untersuchungen, ohne zu murren regelmäßig gemacht. Nur bei den Hormonen tun sich einige Ärzte und Therapeuten unwahrscheinlich schwer. Für mich ist das absolut unverständlich, denn Hormone sind wichtig. Sie gehören zum Leben dazu. Eine ebenfalls aufgestellte These einiger Therapeuten und Ärzte ist, dass man Hormone ab 50 oder ab Beginn der Wechseljahre nicht mehr braucht. Das ist meiner Meinung nach Nonsens und der größte Unsinn, der jemals ausgesprochen wurde. Wir brauchen immer Hormone, ohne Ausnahme! Hormone dürfen irgendwann absinken und müssen nicht mehr so hoch sein, wie mit 20. Aber auch mit 80 sind Hormone noch wichtig und haben ihre Berechtigung.

Hier noch mal eine Schnellübersicht über die Hormone Progesteron und Östrogen:

Progesteronwirkung:
- o Wird vermehrt in der zweiten Zyklushälfte produziert
- o Entsteht aus den Follikeln/Eibläschen
- o Wirkt entzündungshemmend
- o Wirkt ausgleichend auf das vegetative Nervensystem
- o Wirkt antikanzerogen
- o Wirkt schwangerschaftserhaltend

Mit Nachlassen der Eisprünge sinkt der Progesteronspiegel – die Nebennieren übernehmen teilweise die Aufgabe der Progesteronproduktion.

Östrogen:
Es gibt verschiedene Arten von Östrogenen – Estradiol/Östradiol, Estron/Östron, Estriol/Östriol. Östradiol ist das wirksamste Östrogen und wird vor allem in den Eierstöcken unter dem Einfluss von FSH (follikelstimulierendes Hormon) gebildet. Östron ist weniger wirksam als Östradiol. Es stammt aus den Eierstöcken sowie indirekt aus der Umwandlung bestimmter Nebennierenrindenhormone (Androstendion und DHEA) im Fettgewebe. Es gewinnt nach der Menopause an Bedeutung, wenn die Eierstöcke weniger Östradiol bilden. Östriol hat nur noch geringe biologische Wirkung, da es ein Abbauprodukt der anderen Östrogene darstellt. Allerdings steigt seine Konzentration in der Schwangerschaft an. Es ist wichtig für den Erhalt der Gelenkschmiere, für die Befeuchtung der Augen und der vaginalen Schleimhäute. Östrogene werden den kompletten Zyklus über produziert und ausgeschüttet. In den Wechseljahren wird immer weniger Östrogen produziert und ausgeschüttet.

Östrogenwirkung:
o   Regen den Schleimhautaufbau in der Gebärmutter an
o   Sind wichtig für die Knochen
o   Können aus Bauchfett gebildet werden
o   Können aus Entzündungen gebildet werden
o   Können von der Darmflora gebildet werden
o   Können als Xenoöstrogene aus der Nahrung oder aus Verpackungsmaterial, Kosmetik aufgenommen werden
o   Können krebsfördernd wirken

Kommt es zu einer Dysbalance der Hormone, kann dies weitreichende Folgen für den Körper und den Organismus haben:
o   Es wird mehr Wasser eingelagert
o   Fettzellen wachsen
o   Entzündungen werden gefördert
o   Schmerzen entstehen und/oder werden gefördert
o   Wachstum der Gebärmutterschleimhaut
o   Myome können entstehen
o   Migräne kann entstehen
o   Lipödeme/Lymphödeme können gefördert werden

Gerade bei der Fibromyalgie hängen die Betroffenen oft in einer Spirale aus Verkettungen. Langanhaltender Stress sorgt dafür, dass vermehrt Cortisol freigesetzt wird. Dies geht, nach einer gewissen Zeit, zu Lasten des Progesterons und zu Lasten der Schilddrüse. Wie wir gerade gesehen haben, führt ein Progesteronmangel zu einer Östrogendominanz und zu Schmerzen. Wird die Schilddrüse durch anhaltenden Stress gestört, geht diese in die Unterfunktion oder in den Entzündungsschub, was die Entstehung und Entwicklung der Fibromyalgie begünstigt.

Progesteron beeinflusst nicht nur den Menstruationszyklus, sondern hat auch Auswirkungen auf verschiedene andere Körperfunktionen.

Eine der bedeutenden Wechselwirkungen besteht zwischen **Progesteron und Insulin**, dem Hormon, das den Blutzuckerspiegel reguliert. Progesteron kann die Insulinresistenz erhöhen, was bedeutet, dass der Körper weniger empfindlich auf Insulin reagiert und dadurch möglicherweise zu einem Anstieg des Blutzuckerspiegels führt.

Des Weiteren beeinflusst Progesteron auch das **Hunger- und Sättigungsgefühl** über das Hormon **Ghrelin**. Studien haben gezeigt, dass Progesteron den Ghrelinspiegel erhöhen kann, was zu einem gesteigerten Hungergefühl führen kann. Ein Ungleichgewicht in diesem System kann dazu führen, dass Personen mit einem Progesteronmangel dazu neigen, mehr zu essen und möglicherweise an Gewicht zuzunehmen.

Zusätzlich spielt Progesteron eine Rolle bei der Regulation des Serotoninspiegels im Gehirn.

Serotonin ist ein Neurotransmitter, der für die Stimmungsregulation, das emotionale Wohlbefinden und die Stressbewältigung wichtig ist. Progesteron kann die Verfügbarkeit von Serotonin im Gehirn erhöhen, was sich positiv auf die Stimmung auswirken und Stress reduzieren kann. Ein Mangel an Progesteron könnte daher zu einer verminderten Verfügbarkeit von Serotonin führen und somit Stimmungsschwankungen und erhöhten Stress verursachen.

Kaum jemand kann sich heute noch von **Stress** freisprechen. Ein Termin jagt den anderen, einkaufen, kochen, arbeiten gehen, Kinder versorgen, den Hund bewegen, Elternabend, Elternsprechtag, finanzielle Sorgen, Stress mit dem Chef oder mit Kollegen, nervtötende Nachbarn, die Autobahn vor der Nase und und und ... Stressoren gibt es mehr als genug. Kaum jemand kann sich von Stress freisprechen.

Wann immer wir Stress haben, wird Cortisol aus den Nebennieren freigesetzt. Bei langanhaltendem Stress kommen die Nebennieren an ihre Grenzen und zapfen sich zur Unterstützung am Progesteron an. Das Stresshormon Cortisol schwächt die Insulinwirkung an den Zellen ab. Gleichzeitig kommt es durch das Hormon Glucagon zu einer vermehrten Freisetzung von Glukose. Zwei ungünstige Mechanismen – einerseits wird mehr Zucker ins Blut überführt und gleichzeitig wird die Zelle daran gehindert, den Zucker und das Insulin aufzunehmen. Perfekte Konditionen für die Entstehung einer Insulinresistenz. Wer in der Nacht ständig unterzuckert (Dawn-Phänomen und Somogyi-Effekt), hat morgens oft deutlich zu hohe Blutzuckerwerte. Das nächtliche Unterzuckern hat zur Folge, dass Cortisol freigesetzt wird, welches dann das Melatonin vom Rezeptor drängt. Der Schlaf wird unerholsam, hat vielleicht auch viele Wachphasen und am Morgen fühlt man sich wie gerädert. Je schlechter die Nacht war, umso weniger Energie haben wir. Je weniger Energie man hat, umso angespannter ist man. Je angespannter man ist, umso mehr Schmerzen entstehen. Eine Verkettung, die viele Menschen jahrelang mit sich rumschleppen und die dann später den Namen Fibromyalgie bekommt. Das Tragen eines sogenannten CGM (konstanter Glukosemesser) ist sehr hilfreich, um zu enttarnen, ob es in der Nacht zu starken Blutzuckerschwankungen kommt und ob dies mit für die Entstehung der Schmerzen verantwortlich ist. Das Gerät wird auf den Oberarm aufgebracht, verbleibt dort 14 Tage, wird mit dem Handy bzw. einer App gekoppelt und misst dann konstant den Blutzuckerspiegel. Starke Schwankungen können so erkannt werden. Man kann dann versuchen, mit Hilfe der Ernährung und/oder mit Nahrungsergänzungsmitteln diese Schwankungen zu beseitigen, so dass der Schlaf wieder erholsam und regenerativ wird. Je besser wir schlafen, umso besser fühlen wir uns auch über den Tag hinweg.

Schilddrüsenfunktion

Eine Insulinresistenz nimmt auch Einfluss auf die Schilddrüsenfunktion.
Die genaue Pathologie, die dahintersteckt, ist noch nicht vollständig geklärt, aber es gibt einige Mechanismen, die involviert sind. Die

Insulinresistenz kann die Expression von Schilddrüsenhormonrezeptoren beeinflussen und die intrazelluläre Signalgebung von Schilddrüsenhormonen stören, was zu einer verminderten Wirkung der Schilddrüsenhormone führen kann. Eine Insulinresistenz kann die Produktion von Schilddrüsenhormonen beeinflussen, in dem es die Umwandlung von T4 in das aktivere T3 reduziert oder auch die Freisetzung von Schilddrüsenhormonen aus der Schilddrüse hemmt. Insulinresistenzen gehen oft mit einem chronischen niedriggradigen Entzündungszustand einher, der wiederum die Schilddrüsenfunktion beeinträchtigen kann. Diese Faktoren können zusammenwirken und zu einer Dysfunktion der Schilddrüsenfunktion führen, was zu Zuständen der Hypothyreose (Schilddrüsenunterfunktion) oder anderen Schilddrüsenerkrankungen führen kann. Eine Schilddrüsenunterfunktion macht bei vielen Patienten Müdigkeit, Muskelschmerzen und Schlafstörungen. Diese Symptome können Schmerzen begünstigen und verstärken. Auch die Hashimoto-Thyreoiditis spielt bei der Entstehung oder Begünstigung der Fibromyalgie. Nicht selten kommt es zu Störungen des Hormonsystems, was die Schmerzempfindlichkeit und das Wohlbefinden beinträchtigen kann. Bei der Hashimoto-Thyreoiditis handelt es sich um eine Autoimmunerkrankung, bei der das Immunsystem fälschlicherweise die Schilddrüsen angreift. Dies führt zu einer chronischen Entzündung der Schilddrüse und einer allmählichen Zerstörung des Schilddrüsengewebes. Im Verlauf der Erkrankung kann die Schilddrüse an Größe zunehmen (Struma) oder sich verkleinern (Atrophie). Die Hashimoto-Thyreoiditis führt in der Regel zu einer Hypothyreose, da die Schilddrüse aufgrund der Entzündung und Zerstörung des Gewebes nicht mehr ausreichend Schilddrüsenhormone produzieren kann. Dies kann zu Symptomen wie Müdigkeit, Gewichtszunahme, Kälteempfindlichkeit, trockener Haut, Haarausfall, Zyklusstörungen, Muskelschmerzen (...) führen. Bedingt durch die Verlangsamung des Stoffwechsels und den Mangel an Schilddrüsenhormonen kommt es indirekt auch zu einer Beeinträchtigung der mitochondrialen Funktion. Die Mitochondrien benötigen Schilddrüsenhormone, um effizient Energie produzieren zu können. Ein Mangel an Schilddrüsenhormonen kann daher zu einer verminderten Funktion der Mitochondrien führen. Mitochondrien brauchen zudem regelmäßig „Futter" – Sauerstoff, Glukose/Kohlenhydrate, Fettsäuren, Aminosäuren (Glutamin, Leucin, Isoleucin, Valin), Nährstoffe (Vitamin B1, Vitamin B2, Vitamin B3, Vitamin B5, Vitamin B6, Vitamin B7 und Vitamin B12), Schilddrüsenhormone, Coenzyme wie NADH, FADH2, sowie Mineralstoffe (Kupfer, Zink, Eisen, Magnesium), Antioxidantien.

Nährstoffmangel

Die Auflistung der Nährstoffe, die für die Mitochondrienfunktion benötigt werden, zeigt ziemlich deutlich, dass auch Nährstoffmängel Fibromyalgie begünstigen können.

Fehlt **Zink**, können viele Stoffwechselprozesse nicht ordentlich ablaufen. Neurotransmitter benötigen zur Aktivierung Zink, das histaminabbauende Enzym Diamonoxidase benötigt Zink, das Immunsystem benötigt Zink.

Fehlt **Magnesium**, kommt es ebenfalls zu zahlreichen Störungen bei diversen Stoffwechselabläufen. Auch die Interaktion zwischen Muskel und Nerv ist magnesiumabhängig. Magnesium spielt eine wichtige Rolle bei der Regulation von Muskelkontraktionen und der Funktion des Nervensystems. Ein Mangel an Magnesium kann zu Muskelkrämpfen, Müdigkeit und verstärken Schmerzen führen.

Ein **Vitamin B6-Mangel** kann ebenfalls gravierende Folgen für den Körper haben. Ich denke, Vitamin B6 wird absolut unterschätzt. Vitamin B6 ist wichtig für die Bildung von Kollagen, für die Bildung von Progesteron. Es ist wichtig für den Homocysteinstoffwechsel, für die Blutbildung, für die Zellneubildung, für die Regeneration der Nerven und die Bildung von Gastrin – womit wir direkt bei der nächsten möglichen Ursache der Fibromyalgie sind. Gastrin ist ein Hormon, welches eine wichtige Rolle bei der Regulation der Magensäuresekretion spielt. Es wird von den Zellen in der Magenschleimhaut gebildet und stimuliert die Produktion von Salzsäure im Magen, was für die Verdauung von Nahrungsmitteln wichtig ist. Gastrin wird freigesetzt, wenn Nahrung in den Magen gelangt und trägt zur Steuerung des Verdauungs-prozesses bei. Fehlt Vitamin B6, gerät die Verdauung ins Stocken. Nahrungsbestandteile rutschen nahezu unverdaut in den Darm hinunter und stören dort das Mikrobiom. Die unverdaute Nahrung sorgt für Gärung und Fäulnis im Darm, was zu Blähungen führen kann, zu Veränderungen des pH-Wertes, es wird vermehrt Histamin produziert und freigesetzt. Ohne ausreichend Magensäure können sich potentiell schädliche Bakterien im Darm weiter ausbreiten und die "guten", probiotischen Darmbakterien verdrängen. Es kann zum sogenannten Leaky Gut Syndrom kommen. Ein Leaky Gut Syndrom kann eine Vielzahl an Auswirkungen auf den Körper haben, da es den Darm durchlässiger für unerwünschte Substanzen macht. Das, was eigentlich hätte ausgeschieden werden sollen, gelangt zurück in den Organismus und sorgt dort für Stress. Mögliche Folgen sind Nahrungsmittelunverträglichkeiten, Entzündungen, Verdauungsprobleme, Müdigkeit, Hautprobleme und sogar Auswirkungen auf die mentale Gesundheit.

Nahrungsmittelunverträglichkeiten

Nahrungsmittelunverträglichkeiten können dem Körper jede Menge Energie rauben, da sie zu Entzündungen und anderen negativen Reaktionen im Körper führen können. Diese Reaktionen erfordern Energie, um bekämpft zu werden, was zu Müdigkeit und einem allgemeinen Gefühl schon Schwäche führen kann. Außerdem können Nahrungsmittelunverträglichkeiten die Nährstoffaufnahme beeinträchtigen, was zu einem Mangel an Nährstoffen führen kann, die für die Energieproduktion und die Mitochondrienfunktion benötigt werden. Auch das Immunsystem spielt beim Leaky Gut Syndrom und Nahrungsmittelunverträglichkeiten eine entscheidende Rolle. Wenn der Darm undicht wird und unerwünschte Substanzen eindringen, reagiert das Immunsystem üblicherweise sofort, indem es Entzündungen auslöst und versucht diese Eindringlinge zu bekämpfen. Dies kann zu einer Überaktivität des Immunsystems führen, die wiederum zu Entzündungen im Körper führt und Energie verbraucht. Langfristig kann dies zu einer Schwächung des Immunsystems führen und auch das Schmerzempfinden verändern. Gerade Entzündungen können die Schmerzempfindlichkeit erhöhen und das Immunsystem belasten.

Histamin

Ein **durchlässiger Darm** kann dafür verantwortlich sein, dass vermehrt Histamin in den Körper gelangt. Histamin nehmen wir über die Nahrung auf, Histamin kann durch unsere Hormone vermehrt gebildet werden und auch unverdaute Nahrung bildet vermehrt Histamin. Histamin wird von den Mastzellen ausgeschüttet, wenn es einen entsprechenden Trigger, wie z.B. Erreger, Stress, Hitze, Kälte, Allergene. Histamin wird nicht direkt von Bakterien produziert, sondern wird durch die bakterielle Fermentation von Histidin, einer Aminosäure, gebildet. Einige Bakterien im Darm, wie zum Beispiel Lactobacillus und Enterococcus, können Histidin zu Histamin fermentieren. Dies kann bei Menschen mit Histaminproblematiken zu Symptomen führen wie Kopfschmerzen, Migräne, Hautausschlägen/Nesselsucht/Urtikaria, Magen-Darm-Beschwerden, Muskel-/Gelenkschmerzen und anderen allergieähnlichen Reaktionen.
Histamin kann die glatte Muskulatur beeinflussen, indem es zu Muskelkontraktionen führt. Es kann auch eine Rolle bei der Regulation von Blutfluss und Entzündungsreaktionen im Gewebe und der Muskulatur spielen. Histamin wirkt zudem auf die Blutgefäße, indem es die Permeabilität (die Durchlässigkeit) erhöht und die Blutgefäße erweitert, was zu einer verstärken Durchlässigkeit führen kann. Dies kann dazu führen, dass Flüssigkeit aus den Blutgefäßen austritt und in das umliegende Gewebe gelangt, was zu Schwellungen und Entzündungen

führt. Histamin kann auch dazu führen, dass die Blutgefäße sich weiten, was als Vasodilatation bezeichnet wird. Diese Vasodilatation erhöht den Blutfluss und kann zu Rötungen, Wärmeempfinden und einer erhöhten Temperatur im betroffenen Bereich führen, wie es bei Entzündungen oft der Fall ist. Entzündungen in den Gelenken können durch das Gewebshormon verstärkt werden, indem es die Freisetzung von Entzündungsmediatoren stimuliert und die Durchlässigkeit der Blutgefäße erhöht. Menschen mit bestimmten Arten von Arthritis, wie der rheumatoiden Arthritis, können eine erhöhte Histaminempfindlichkeit aufweisen, was zu einer Verschlimmerung der Symptome führen kann.

Auch auf unsere Hormone kann Histamin Einfluss nehmen. Es kann beispielsweise die Freisetzung von Hormonen wie **Adrenalin und Noradrenalin** aus den Nebennieren stimulieren, was zu einer erhöhten Aufmerksamkeit, gesteigerter Herzfrequenz und innerer Unruhe führen kann. Histamin kann auch die Freisetzung von Magensäure stimulieren, so dass es zu Sodbrennen kommt. Die Bildung von Prostaglandinen kann stimuliert werden, was zu krampfartigen Schmerzen und Entzündungen führen kann.

Ich denke, man kann anhand der Beispiele sehr gut erkennen, welche Auswirkungen ein Histaminüberschuss bzw. eine überaktive Mastzelle auf den Organismus hat und inwiefern es Schmerzen am ganzen Körper verursachen kann.

Viren und Bakterien

Viren und Bakterien finde ich persönlich ein spannendes Thema. Viren sind echt clevere Geschöpfe und vielen scheint das nicht so wirklich bewusst zu sein. Viren können Gelenkschmerzen verursachen, Muskelschmerzen verursachen, können rheumatische Beschwerden verursachen, Nervenschmerzen, chronische Erschöpfung, Hashimoto, Hautausschlag, chronische Harnwegsinfekte ... Viren können sogar Diabetes verursachen und die Leber zerstören. Viren befinden sich latent in unserem Organismus. Funktioniert das Immunsystem gut, kann es die kleinen Erreger gut im Zaum halten. Ist das Immunsystem mit anderen Dingen beschäftigt oder durch Stress oder Medikamente unterdrückt, können sich die Erreger hemmungslos vermehren und Schindluder treiben. Obwohl das Wissen darum besteht, dass Viren immer mal wieder aktiv werden können, werden sie noch immer unglaublich unterschätzt und ignoriert. Dass Viren immer wieder aktiv werden können, zeigt uns die Tatsache, dass es Menschen gibt, die zwischendurch unvermittelt mal ein Herpesbläschen am Mund (oder anderen Körperstellen) bekommen. Die Ignoranz gegenüber Viren und Bakterien ist schier unglaublich. Menschen gehen mit wandernden Schmerzen im Körper auf die Suche nach Hilfe und werden mit der Erkenntnis, dass es keine akute Infektion mit einem Erreger ist, wieder weggeschickt. Sie werden stehengelassen, als seien sie eingebildete Kranke. Dass Viren und Bakterien latent zerstörerisch aktiv sein können, zeigt der Lippenherpes wohl am besten.

Epstein-Barr Viren

Epstein-Barr Viren sind sehr listig und können sich, zu Beginn der Infektion, in Leber und Milz regelrecht verstecken und hier zu Begleitentzündung führen, so dass die Leberwerte ansteigen und die Milz anschwillt. Das Virus kann die Produktion der Magensäure bremsen und zu seinen Gunsten manipulieren, kann die Darmschleimhaut schädigen und so zu pseudoallergischen Reaktionen und Unverträglichkeiten führen. Da Magen und Darm elementar wichtig sind für ein funktionierendes Immunsystem, wird der Körper deutlich angreifbarer und das Virus kann sich immer weiter ausbreiten und die Organe in ihrer Funktion stören. Viren haben die Fähigkeit die B-Lymphozyten zu befallen und zu verändern. Um die infizierten B-Lymphozyten bekämpfen zu können, werden T-Lymphozyten benötigt. Bei einem Mangel an T-Lymphozyten, die unter anderem mit Hilfe von Vitamin D gebildet werden können, kann es zur Ausbildung von Autoimmunerkrankungen,

114

wie zum Beispiel der Hashimoto-Thyreoiditis oder auch Multipler Sklerose kommen.

Parvoviren – ebenfalls listige Gesellen. Sie können sich in verschiedenen Zellen des Körpers vor dem Immunsystem verstecken. Einige Parvoviren haben die Fähigkeit, in Knochenmarkszellen zu überleben und sich dort zu vermehren, wie es bei Parvovirus B19 der Fall ist, das häufig mit Erkrankungen wie der aplastischen Anämie in Verbindung gebracht wird. Andere Parvoviren können sich in Geweben wie der Leber, der Milz oder den Lymphknoten verstecken. Parvoviren können B-Lymphozyten infizieren und sich darin replizieren. Dies kann zu einer latenten Infektion führen, bei der das Virus im Körper vorhanden ist, aber keine Symptome wie Fieber oder Hautausschlag verursacht, sondern zu anhaltenden Entzündungsreaktionen des Körpers führt.
Die Synovialflüssigkeit befindet sich in den Gelenken und dient dazu, sie zu schmieren und zu ernähren. Bei einer Infektion mit Parvoviren können sie in die Synovialflüssigkeit gelangen und eine Entzündungsreaktion in den Gelenken auslösen, was zu Symptomen wie Gelenkschmerzen und Entzündungen führt und dies vorrangig an den Händen, Handgelenken, Knien.

Borrelien – eine latent aktive Borrelieninfektion kann eine Vielzahl von Beschwerden verursachen, die von milden bis hin zu schweren Symptomen reichen können. Dazu gehören neurologische Probleme wie Kopfschmerzen, Schwindel, Gedächtnisstörungen, sowie Muskelschmerzen, Muskelschwäche, Gelenkschmerzen, Herzrhythmusstörungen, Müdigkeit, Erschöpfung, Hautausschläge. Auch Borrelien haben die Fähigkeit sich in den verschiedensten Zellen des Körpers regelrecht zu verstecken. Betroffen sind hier die Zellen des Bindegewebes, Nervenzellen und Zellen des Immunsystems, wie den Makrophagen, den großen Fresszellen. Durch das Verstecken in diesen Zellen können Borrelien dem Immunsystem entkommen und eine latente Infektion aufrechterhalten.

Latent aktive Borrelien können Arthritis und auch Polyneuropathien begünstigen, indem sie das Immunsystem des Körpers auf eine Weise stimulieren, die zu Entzündungen in den Gelenken und den Nerven führt. Nach dem Zeckenstich dringen die Borrelien in die Blutbahn ein und verbreiten sich im Körper. Sie können so verschiedene Gewebe und auch Gelenke infizieren. Die Bakterien können in das Gelenkgewebe eindringen und sich dort vermehren, so dass es dort zu einer Immunantwort, in Form einer Entzündung kommt. Zytokine werden in das Gelenk geschickt, um die Bakterien dort zu bekämpfen. Leider führt das aber zu einer Schädigung des Gelenkgewebes. In einigen Fällen kann die Immunreaktion auch überschießend sein und zu einer autoimmunen Reaktion führen. Dabei greift das Immunsystem versehentlich und fälschlicherweise das körpereigene Gewebe an, was zu chronischen Entzündungen führt. Diese Entzündungen können zu wiederkehrenden, chronischen Gelenkschmerzen, zu Schwellungen und auch zu Steifheit der Gelenke führen. Zecken sind primäre Überträger der Borrelien. Es kann auch schon mal vorkommen, dass man gar nicht bemerkt, dass eine Zecke an einem gesessen hat – und es kann ebenfalls vorkommen, dass man nicht unmittelbar eine Rötung oder einen Hinweis auf eine Borrelieninfektion erkennt.

Blutwerte bestimmen zu lassen, vor allem dann, wenn unerklärliche Gelenkschmerzen oder Muskelschmerzen da sind, ist immer sinnvoll.

Naturheilkundliche Behandlungsmöglichkeiten

Magnesium: Kann Muskelverspannungen und Krämpfe lindern. Empfohlene Menge: 300-600 mg Magnesiumcitrat, Magnesiumtaurat oder Magnesiumglycinat täglich.

5-HTP: Kann bei der Regulierung des Schlafs und der Stimmung helfen, was bei Fibromyalgie-Patienten von Vorteil ist. Empfohlene Dosis: 100-300 mg täglich.

Omega3-Fettsäuren: Helfen bei der Reduzierung von Entzündungen und Schmerz. Empfohlene Dosis: 1000-2000 mg EPA und DHA täglich.

Zusammenfassend kann also gesagt werden, dass viele Faktoren die Entstehung der Fibromyalgie begünstigen und dass man die Diagnose nicht einfach so akzeptieren und nichts weiter unternehmen sollte. Manchmal sind es viele kleine Bausteine, die einen Dominoeffekt auslösen. Daher es ist immer hilfreich, wenn man versucht, so viele kleine Steinchen wie möglich aus dem Weg zu räumen.

Migräne

Kaum ein Patient ist so gut über seine Erkrankung informiert, wie der Migränepatient und dennoch gibt es viele, die "nur" Schmerzmittel einnehmen und nicht nach der Ursache der Migräne forschen. Ich selbst kann, Gott sei Dank, bei der Migräne nicht wirklich mitreden. Ich habe vielleicht 3 oder 4x in meinem bisherigen Leben Migräne gehabt. Ich kann mich wirklich gut erinnern, dass ich als Jugendliche mal in der Nacht einen grausamen Migräneanfall hatte. Ich konnte vor Schmerzen nicht schlafen, mein Kopf tat zum Zerbersten weh und auch meine Augen haben höllisch geschmerzt. Als Kind oder Jugendliche kann man damit sehr schlecht umgehen. Ich habe mich auch nicht getraut, meine Eltern zu wecken, um ihnen von meinen Schmerzen zu berichten. Dass es die Möglichkeit gegeben hätte, ein Schmerzmittel zur Linderung einzunehmen, auf die Idee bin ich in dem Alter gar nicht gekommen. Ich hatte gedacht, dass ich das aushalten muss und dass dann irgendwann der Schmerz wieder weg ist. Dieser Schmerz ist mir bis heute sehr präsent und das, obwohl es schon mehr als 30 Jahre zurück liegt. Weltweit sind ca. 12 - 15% der Menschen von Migräne betroffen. In Deutschland betrifft Migräne schätzungsweise 10 - 15% der Bevölkerung. Es sind mehr Frauen als Männer betroffen.

Bei den meisten Frauen entsteht die Migräne mit Beginn der Pubertät, also dann, wenn die Hormone anfangen, sich zu verändern. Hormone haben einen sehr großen Einfluss auf unser Wohlbefinden und das nicht nur in Bezug auf die Migräne. Im Wesentlichen geht es hier um die Hormone Progesteron und Estradiol. Diese beiden Hormone spielen im weiblichen Zyklus eine tragende Rolle.

Progesteron

- o Wird vermehrt in der zweiten Zyklushälfte produziert
- o Entsteht aus den Follikeln/Eibläschen

- o Wirkt entzündungshemmend
- o Wirkt ausgleichend auf das vegetative Nervensystem
- o Wirkt antikanzerogen
- o Wirkt schwangerschaftserhaltend
- o Wirkt entwässernd
- o Fördert das Immunsystem
- o Hemmt die Matrix-Metalloproteinasen, welche Zell-/Bindege-websabbau begünstigen können
- o Wirkt schlaffördernd

Östrogene

Es gibt verschiedene Arten von Östrogenen – Estradiol/Östradiol, Est-ron/Östron, Estriol/Östriol

Östradiol ist das wirksamste Östrogen und wird vor allem in den Eier-stöcken unter dem Einfluss von FSH (follikelstimulierendes Hormon) gebildet

Östron ist weniger wirksam als Östradiol. Es stammt aus den Eierstö-cken sowie indirekt aus der Umwandlung bestimmter Nebennierenrin-denhormone (Androstendion und DHEA) im Fettgewebe. Es gewinnt nach der Menopause an Bedeutung, wenn die Eierstöcke weniger Öst-radiol bilden.

Östriol oder auch Estriol hat nur noch geringe biologische Wirkung, da es ein Abbauprodukt der anderen Östrogene darstellt. Es wird haupt-sächlich in der Schwangerschaft produziert, ist aber auch für Nicht-schwangere ein wichtiges Hormon. Estriol spielt eine wichtige Rolle bei der Gesundheit der Schleimhäute im Körper, einschließlich der Schleimhäute in der Vagina, im Harntrakt, im Magen-Darm-Bereich und in den Atemwegen. Es unterstützt die Hydration und Integrität dieser Schleimhäute und hat eine immunmodulatorische Wirkung, die das Immunsystem beeinflusst.

- o Östrogene werden den kompletten Zyklus über produziert und ausgeschüttet
- o In den Wechseljahren wird immer weniger Östrogen produziert und ausgeschüttet
- o Regen den Schleimhautaufbau in der Gebärmutter an
- o Sind wichtig für die Knochen, für die Gefäße und das Herz
- o Regeneration, Durchblutung und Elastizität der Haut
- o Verbessert Libido und Stimmungslage
- o Kann aus Bauchfett gebildet werden
- o Kann aus Entzündungen gebildet werden
- o Kann von der Darmflora gebildet werden
- o Kann als Xenoöstrogene aus der Nahrung oder aus Verpackungsmaterial, Kosmetik aufgenommen werden
- o Kann krebsfördernd wirken, wenn kein Ausgleich durch Progesteron vorhanden ist

Hormone sind, das kann man anhand der Auflistung unschwer erkennen, mehr als nur Kinderwunsch und Schwangerschaft.

Östradiol und Progesteron regulieren und beeinflussen auch unseren Wasserhaushalt. Östradiol hemmt die Freisetzung von Renin. Es hat einen hemmenden Effekt auf die Renin-Ausschüttung, was eine Abnahme der Aktivität des gesamten Renin-Angiotensin-Aldosteron-Systems zur Folge hat. Die Expression von Angiotensinogen, dem Vorläufer von Angiotensin wird gesenkt, was zu einer Verringerung des Angiotensin-II-Spiegels führt. Östradiol wirkt aber auch direkt auf die Blutgefäße, indem es die Stickoxidproduktion erhöht und so eine gefäßerweiternde Wirkung hat, die den Blutdruck senken kann.
Progesteron kann die Renin-Aktivität beeinflussen, wobei die Wirkung abhängig von der Dosierung ist, sofern Progesteron supplementiert wird. Auch Progesteron kann die Aktivität des RAAS beeinflussen und

hat eine antagonistische Wirkung auf die Aldosteronrezeptoren und so den Effekt des Aldosterons abschwächen. Dies kann zu einer vermehrten Ausscheidung von Natrium und Wasser führen, was den Blutdruck senkt. Die Abschweifung vom eigentlichen Thema war jetzt doch ziemlich ungeplant und sollte dazu animieren, den Migränepfad wieder aufzunehmen.

Während des Menstruationszyklus kommt es zu erheblichen Schwankungen des Östradiolspiegels. Vor der Menstruation fällt der Östradiolspiegel stark ab, was häufig mit dem Auftreten von Migräneanfällen in Verbindung gebracht wird. Während der Schwangerschaft steigt der Östradiolspiegel stark an, was bei vielen Frauen zu einer Verringerung der Migräneanfälle führt. In den Wechseljahren sinkt der Östradiolspiegel dauerhaft, was zu einer Verschlechterung oder aber auch zu einer Verbesserung der Migräne führen kann. Einige Frauen erleben eine Zunahme der Migräneanfälle – vor allem dann, wenn das Progesteron schneller absinkt als das Östradiol. Bei den meisten Frauen sinkt das Progesteron deutlich vor dem Östradiol ab. Im Verlauf des weiblichen Lebenszyklus kommt es häufig vor, dass der Eisprung nicht mehr jeden Zyklus stattfindet. Dies ist besonders im Alter zwischen 35 und 50 Jahren häufiger. Während dieser anovulatorischen Zyklen bleibt die Produktion von Progesteron aus, da dieses Hormon hauptsächlich vom Gelbkörper nach dem Eisprung produziert wird. Östradiol hingegen wird weiterhin von den Eierstöcken freigesetzt, auch wenn kein Eisprung stattfindet. Dieses Ungleichgewicht führt dazu, dass Östradiol im Verhältnis zum Progesteron länger im Körper erhalten bleibt. Die kontinuierliche Freisetzung von Östradiol ohne die ausgleichende Wirkung von Progesteron führt zu einer sogenannten Östrogendominanz. Diese Hormonveränderung kann eine Vielzahl von Symptomen hervorrufen, darunter auch Migräne, da Östradiol bekanntermaßen die Migräneanfälligkeit beeinflusst.

Östradiol und andere Östrogene können nicht nur im Körper selbst produziert werden, sondern auch aus verschiedenen externen Quellen und durch Stoffwechselprozesse freigesetzt werden. Bestimmte

Lebensmittel enthalten Phytoöstrogene, die im Körper eine östrogen-ähnliche Wirkung haben können. Diese Substanzen können die Östro-genspiegel im Körper beeinflussen und zu einer erhöhten Östrogenlast beitragen.

Der Darm beherbergt Mikroorganismen, die als Östrobiom bezeichnet werden. Diese Mikroben können Östrogene freisetzen oder umwan-deln, was die Gesamtmenge an Östrogenen im Körper beeinflusst.

Die Leber spielt eine wichtige Rolle beim Abbau und der Entgiftung von Östrogenen. Wenn die Leber überlastet ist oder in ihrer Funktion be-einträchtigt ist, kann dies zu einer Akkumulation von Östrogenen im Körper führen.

Fettgewebe, insbesondere Bauchfett, produziert und speichert Östro-gene. Adipozyten (Fettzellen) können das Enzym Aromatase enthal-ten, das Androgene in Östrogene umwandelt. Dies kann insbesondere bei übergewichtigen Menschen zu einer erhöhten Östrogenproduk-tion führen.

Natürlich spielen bei der Migräne aber nicht nur unsere Hormone eine tragende Rolle. Es gibt noch viel mehr mögliche Ursachen für die Mig-räne und auch hier ist es oft so, dass nicht nur ein Verursacher am Werk ist, sondern mehrere.

Histamin, ein biogenes Armin, spielt ebenfalls eine große Rolle bei der Entstehung und Verstärkung von Migräne.

Histamin wirkt als starker Vasodilatator – Vasodilatation bedeutet Weitstellung der Gefäße. Histamin stellt also die Gefäße weit. Diese Erweiterung kann zu einer erhöhten Durchblutung im Gehirn führen, was ein bekannter Faktor bei der Entstehung von Migräne ist. Die Er-weiterung der Blutgefäße im Gehirn kann den Druck auf das umlie-gende Hirngewebe erhöhen. Dies kann zu Schmerzempfindungen füh-ren. Auch die Freisetzung von Schmerzmediatoren, wie zum Beispiel Substanz P und Calcitonin Gene-Related Peptid (CGRP) kann gefördert werden. Diese Substanzen verstärken die Schmerzempfindung. Die Vasodilatation kann den Trigeminusnerv direkt oder indirekt aktivieren. Der Trigeminusnerv ist für Schmerzempfindungen im Gesicht und Kopf verantwortlich. Die Erweiterung der Blutgefäße kann auch zu einer erhöhten Durchlässigkeit (Permeabilität) der Gefäßwände führen, was die Bildung von Schwellungen (Ödemen) im Gehirn fördern kann. Histamin fördert entzündliche Reaktionen im Körper. Bei Migräne sind entzündliche Prozesse im Nervensystem beteiligt, und eine erhöhte Histaminfreisetzung kann diese Prozesse verstärken, was zu stärkeren und häufigeren Migräneanfällen führen kann. Manche Menschen haben eine verminderte Aktivität des Enzyms Diaminoxidase (DAO), was für den Abbau von Histamin im Körper verantwortlich ist. Diese Histaminintoleranz kann zu einer erhöhten Histaminkonzentration im Blut führen. Bestimmte Nahrungsmittel, wie gereifter Käse, Wein, fermentierte Lebensmittel, enthalten hohe Mengen an Histamin oder können die Freisetzung von Histamin im Körper fördern. Wenn dann das Enzym Diaminoxidase reduziert ist, kann Histamin aus der Nahrung nicht ausreichend abgebaut werden. Der Körper sucht sich dann einen neuen Weg, wie er Histamin entladen kann.

Es gibt zudem eine Reihe an Medikamenten und Lebensmitteln, die als Histaminliberator und DAO-Blocker gelten. Sie verhindern den Abbau von Histamin. Nicht-steroidale Antirheumatika (NSAR) wie Ibuprofen, Aspirin und Dic-lofenac können die Aktivität der Diaminoxidase hemmen.

Einige Antidepressiva wie Amitriptylin und Venlafaxin können die DAO-Aktivität beeinträchtigen.

Auch Antihistaminika, insbesondere die der ersten Generation, können die DAO-Aktivität reduzieren.

Stress/Milchsäure

Histamin und Hormone sind aber nicht die einzigen Trigger der Migräne. Auch Stress und Anspannung fördern die Entstehung von

Migräneanfällen. Stress kann biochemische Veränderungen im Gehirn auslösen, welche Migräneanfälle begünstigen. Stress kann die Freisetzung von Neurotransmittern und anderen chemischen Botenstoffen erhöhen, die die Schmerzbahnen im Gehirn aktivieren. Außerdem kann Stress Muskelverspannungen verursachen. Angespannte Muskulatur kann zu einer vermehrten Produktion von Milchsäure (Laktat) führen. Dies passiert insbesondere bei intensiver oder anhaltender Muskelarbeit, wenn die Sauerstoffversorgung der Muskeln nicht ausreicht, um den Energiebedarf vollständig durch aerobe (sauerstoffabhängige) Prozesse zu decken. Unter diesen Bedingungen wechselt der Körper zu anaeroben (sauerstoffunabhängigen) Stoffwechselwegen, bei denen Glukose zu Milchsäure abgebaut wird. Die entstehende Milchsäure wird zunächst in die Muskulatur freigesetzt und kann in den Blutkreislauf übergehen. Ein Überschuss an Milchsäure kann zu einem Ungleichgewicht im Säure-Basen-Haushalt führen und wird oft mit Muskelermüdung und Muskelschmerzen in Verbindung gebracht. Die Milchsäure selbst führt nicht zu Schmerzen, kann aber ein brennendes Gefühl in den Muskeln verursachen. Bei anhaltender Anspannung und fehlender Entspannung kann dies zu chronischen Muskelbeschwerden und auch zu Migräne führen. Das Darmmikrobiom spielt eine bedeutende Rolle bei verschiedenen metabolischen Prozessen, einschließlich des Abbaus und der Neutralisation von Milchsäure (Laktat). Bestimmte Bakterien im Darmmikrobiom, wie zum Beispiel Lactobacilli, produzieren und verwerten Milchsäure. Diese Bakterien können Milchsäure als Energiequelle nutzen und sie weiter in andere Verbindungen umwandeln, wie zum Beispiel Propionat und Butyrat, die für den Wirt nützlich sind. Das Darmmikrobiom hilft, den Säure-Basen-Haushalt im Darm zu regulieren. Durch den Abbau von Milchsäure und die Produktion von kurzkettigen Fettsäuren wie Butyrat, Acetat und Propionat tragen sie zur Aufrechterhaltung eines gesunden pH-Werts im Darm bei. Die von Darmbakterien produzierten kurzkettigen Fettsäuren haben mehrere positive Effekte auf die Gesundheit, darunter die Förderung der Darmbarriere, die Modulation des

Immunsystems und die Bereitstellung von Energie für die Zellen des Dickdarms. Die Einnahme von Probiotika und Präbiotika kann helfen, ein gesundes Darmmikrobiom zu unterstützen und die Effizienz beim Abbau von Milchsäure zu verbessern. Lactobacillus- und Bifidobacterium-Stämme sind Beispiele für probiotische Bakterien, die bei der Verwertung von Milchsäure eine Rolle spielen.

Wie kann man der Migräne entgegenwirken?

Die Kontrolle der Hormone, vor allem bei Frauen mit zyklusabhängiger Migräne, ist elementar wichtig. Kontrolliert werden sollten die Hormone LH, FSH, SHBG (Sexualhormonbindendes Globulin), freies Testosteron, Progesteron, Östradiol, DHEA-s. Die Messung sollte an Zyklustag 19, 20 oder 21 stattfinden.

Bei Frauen, die keinen Zyklus mehr haben, aber dennoch unter Migräne leiden, kann jederzeit die Hormonlage kontrolliert werden. Zwischen 8 und 10 Uhr morgens ist ein sehr guter Zeitpunkt dafür. Auch bei Frauen ohne Zyklus können die Hormone verantwortlich für Migräne sein. Durch das natürliche Absinken des Progesterons (aufgrund mangelnder Eisprünge) kann es zu einer Östrogendominanz kommen, welche dann ursächlich sein kann.

Frauen, die permanent unter Stress stehen, haben einen deutlich höheren Cortisolverbrauch. Da unsere Nebennieren das Cortisol nicht unerschöpflich produzieren können, begehen sie irgendwann Raubbau am Progesteron. Es kommt zum Pregnenolonstealing-Syndrom. Je weniger Progesteron zur Verfügung steht, umso weniger Cortisol kann daraus synthetisiert werden. Das ist auch einer der Gründe, warum manche Frauen mehr von Wechseljahresbeschwerden betroffen sind und andere weniger. Progesteron und Cortisol muss man als wertvolle Ressource sehen. Viele gehen davon aus, dass diese Hormone unerschöpflich sind und automatisch immer nachproduziert werden. Ist aber der Verbrauch höher als das, was der Körper über die

Nebennieren und den Eisprung freisetzen kann, kommt es zwangsläufig zu einem Mangel. Der Prozess zur Herstellung von Cortisol aus Progesteron umfasst mehrere Schritte und Enzyme.

Der Syntheseweg beginnt mit Cholesterin, das in die Nebennieren transportiert wird. Cholesterin wird durch das Enzym Cholesterin-Desmolase in Pregnenolon umgewandelt. Durch das Enzym 3ß-Hydroxysteroid-Dehydrogenase wird Pregnenolon zu Progesteron konvertiert. Progesteron wird durch das Enzym 17a-Hydroxylase in 17a-Hydroxyprogesteron und anschließend zu 11-Desoxycortisol umgewandelt, um daraus dann Cortisol herzustellen. Diese einzelnen Schritte sind für die meisten von Ihnen sicherlich unwichtig, zeigen aber dennoch, wie wichtig Enzyme sind und dass Progesteron und Cortisol nicht einfach automatisch immer zur Verfügung stehen.

An dieser Stelle darf man auch mal darüber nachdenken, ob es immer sinnvoll ist, Statine einzunehmen. Da Cholesterin Ausgangsstoff für die Synthese von Progesteron und Cortisol ist, kann eine Verringerung des Cholesterinspiegels die Verfügbarkeit des Ausgangsmaterials für die Hormonsynthese beeinflussen. Der Körper verfügt über Regulationsmechanismen, um die Synthese von Steroidhormonen auch bei Schwankungen der Cholesterinverfügbarkeit aufrechtzuerhalten. Wird der Cholesterinspiegel allerdings zu tief abgesenkt, können auch diese Regulationsmechanismen nicht mehr greifen.

Stress verändert nicht nur unsere Hormonachse, sondern auch den Darm und sein Mikrobiom. Je gestresster wir sind, umso mehr verändert sich das Mikrobiom. Die Verdauung stagniert, die Darmschleimhäute werden nicht gut durchblutet, so dass die guten Darmbakterien nicht mehr optimal versorgt sind. Das Wachstum schädlicher Bakterien hingegen wird gefördert und die Population nützlicher Bakterien reduziert. Dies kann den Histaminabbau negativ beeinflussen, da die Bakterien, die normalerweise Histamin abbauen, in ihrer Anzahl reduziert sein können.

Leaky Gut Syndrom

Auch kann die Darmbarriere geschwächt werden, was zu einer erhöhten Durchlässigkeit (Leaky Gut) führt. Dies ermöglicht es Toxinen und unverdauten Nahrungsbestandteilen, in den Blutkreislauf zu gelangen, was wiederum Entzündungen und immunologische Reaktionen auslösen kann. Die Darmgesundheit und der Histaminabbau hängen eng mit der Balance der Darmmikrobiota zusammen. Bakterien wie Lactobacillus reuteri, Lactobacillus casei und Bifidobacterium longum spielen eine wichtige Rolle beim Abbau von Histamin. Stress hingegen kann dieses empfindliche Gleichgewicht stören, indem er die Zusammensetzung der Darmflora verändert, die Darmbarriere schwächt, die Darmmotilität beeinflusst und Entzündungen verstärkt. Daher ist es wichtig, Stress zu managen und eine gesunde Darmflora zu fördern, um den Histaminabbau im Darm zu unterstützen und das allgemeine Wohlbefinden zu verbessern.

Das erwähnte Leaky Gut Syndrom (erhöhte Darmpermeabilität) wird in der medizinischen Forschung zunehmend mit verschiedenen gesundheitlichen Problemen in Verbindung gebracht, darunter auch Migräne.

Beim Leaky Gut Syndrom wird die Darmbarriere durchlässiger, was es ermöglicht, dass unverdauter Nahrungsbestandteile, Toxine und Mikroben in den Blutkreislauf gelangen. Diese fremden Substanzen können das Immunsystem aktivieren und eine systemische Entzündungsreaktion auslösen. Chronische Entzündungen sind bekanntermaßen ein Auslöser für Migräneanfälle. Entzündungsmediatoren wie Zytokine können die Blut-Hirn-Schranke beeinflussen und neuroinflammatorische Prozesse im Gehirn fördern, die Migräne verursachen oder verstärken können. Das Leaky Gut Syndrom kann zur Bildung von Antikörpern gegen normalerweise harmlose Nahrungsbestandteile führen. Diese immunologische Überreaktion kann chronische Entzündungen und Autoimmunreaktionen auslösen. Ein überaktives Immunsystem kann die Schwere und Häufigkeit von Migräneanfällen erhöhen. Auto-immunerkrankungen und Migräne haben gemeinsame Entzündungs-wege, die durch ein Leaky Gut Syndrom verschärft werden können. Ein durchlässiger Darm kann zu einer Dysbiose führen, einem Ungleichge-wicht der Darmflora, das den Histaminabbau beeinträchtigt. Histamin ist ein biogenes Amin, das, wie bereits erwähnt, bei vielen Migränepa-tienten eine Rolle spielt. Toxine und Bakterienprodukte wie Lipopoly-saccharide (LPS), die bei einem Leaky Gut in den Blutkreislauf gelan-gen, können die Blut-Hirn-Schranke überwinden und neuroinflamma-torische Prozesse auslösen. Diese Neurotoxine können die Funktion von Neurotransmittern stören und die neuronale Erregbarkeit erhö-hen, was Migräneanfälle begünstigen kann.

Ein durchlässiger Darm kann zu einer verminderten Nährstoffauf-nahme führen, was Mängel an essenziellen Vitaminen und Mineral-stoffen verursachen kann. Mangelzustände, insbesondere von Magne-sium, Vitamin B2 (Riboflavin) und Coenzym Q10, sind mit einer erhöh-ten Migräneanfälligkeit verbunden. Ein unzureichender Nährstoffsta-tus kann die Migränefrequenz und -intensität erhöhen.

Blutzuckerschwankungen

können ebenfalls Migräne auslösen, und das Verständnis dieses Zu-sammenhangs ist entscheidend für die Prävention und Behandlung. Unser Körper benötigt einen konstanten Blutzuckerspiegel, um opti-mal zu funktionieren, denn Zucker im Blut liefert die notwendige Energie, besonders für das Gehirn. Wenn der Blutzuckerspiegel stark schwankt, kann dies zu erheblichen Problemen führen.

Zu niedriger Blutzucker, auch Hypoglykämie genannt, tritt auf, wenn man zu wenig isst oder über einen längeren Zeitraum nichts zu sich nimmt. In diesem Zustand fällt der Blutzuckerspiegel ab und das Ge-hirn erhält nicht mehr genügend Energie. Dieser Energiemangel verur-sacht Stress im Körper und kann Kopfschmerzen oder Migräne auslösen. Das Gehirn reagiert empfindlich auf diese Energieknappheit, da es konstant Glukose benötigt, um seine Funktionen aufrechtzuerhalten. Auf der anderen Seite kann ein zu hoher Blutzucker, bekannt als Hyperglykämie, ebenfalls problematisch sein. Dies geschieht, wenn man große Mengen Zucker oder kohlenhydratreiche Lebensmittel konsumiert. Der Blutzuckerspiegel steigt stark an. Der Körper produziert daraufhin viel Insulin, um den Zucker abzubauen. Dies führt oft zu einem schnellen Abfall des Blutzuckerspiegels nach dem initialen Anstieg. Diese Achterbahnfahrt des Blutzuckers belastet das Nervensystem und kann Migräne auslösen. Das ständige Auf und Ab im Blutzuckerspiegel kann das Nervensystem reizen und Migräneanfälle begünstigen.

Um diese Blutzuckerschwankungen zu vermeiden, ist es wichtig, regelmäßig zu essen. Regelmäßige Mahlzeiten helfen dabei, den Blutzuckerspiegel stabil zu halten und verhindern extreme Schwankungen. Eine ausgewogene Ernährung spielt ebenfalls eine entscheidende Rolle. Indem man Kohlenhydrate mit Proteinen und gesunden Fetten kombiniert, fördert man eine gleichmäßige Freisetzung von Energie und verhindert plötzliche Blutzuckerspitzen. Es ist auch ratsam, zuckerreiche Lebensmittel zu vermeiden, da diese schnelle Blutzuckerspitzen und anschließende Abfälle verursachen können. Durch die Stabilisierung des Blutzuckerspiegels lässt sich das Risiko von Migräne deutlich reduzieren. Indem man auf eine ausgewogene Ernährung achtet und regelmäßige Mahlzeiten einhält, kann man einen stabilen Blutzuckerspiegel aufrechterhalten und damit Migräneanfällen vorbeugen.

Naturheilkundliche Maßnahmen zur unterstützenden Behandlung bei Migräne

Riboflavin (Vitamin B2)
Wirkung: Energieproduktion in den Zellen und Migräneprophylaxe.
Dosierung: 400 mg pro Tag.

Coenzym Q10
Wirkung: Antioxidativ und unterstützend für die Zellenergieproduktion.
Dosierung: 100 - 300 mg pro Tag.

Magnesium
Wirkung: Unterstützt die Nervenfunktion und Muskelfunktion.
Dosierung: 400 - 600 mg pro Tag.

Omega3-Fettsäuren
Wirkung: Entzündungshemmend.
Quellen: Fischöl oder pflanzliche Quellen wie Leinsamenöl.

Vitamin D
Wirkung: Immunmodulierend und entzündungshemmend.
Dosierung: 2000 - 4000 IU pro Tag, je nach Blutspiegel.

Fieberfew (Mutterkraut):
Kann die Häufigkeit und Intensität von Migräneanfällen reduzieren.
Standardisierte Präparate (z.B. 250 mg täglich) sind empfehlenswert.

Trinkmenge
Wirkung: Verhindert Dehydrierung, einen bekannten Migräneauslöser.
Empfehlung: Täglich ausreichend Wasser trinken.

Regelmäßige Bewegung
Wirkung: Reduziert Stress und verbessert die Durchblutung.
Empfehlung: Moderate körperliche Aktivität wie Spaziergänge, Kraftsport, Yoga oder Schwimmen.

Ernährungsumstellung
Wirkung: Reduziert Trigger-Lebensmittel wie Alkohol, Koffein, Schokolade und gereiften Käse.
Empfehlung: Eine ausgewogene Ernährung mit frischem Obst, Gemüse und Vollkornprodukten.

Schlafhygiene
Wirkung: Verbessert die allgemeine Gesundheit und reduziert Stress.
Empfehlung: Regelmäßige Schlafzeiten und eine ruhige Schlafumgebung.

Probiotika können eine positive Wirkung auf Migräne haben, indem sie das Gleichgewicht der Darmflora verbessern und Entzündungen reduzieren. Hier sind einige Probiotika-Stämme, die sich als besonders vorteilhaft bei Migräne erwiesen haben:

Lactobacillus rhamnosus

Vorteile: Kann die Darmgesundheit unterstützen, Entzündungen reduzieren und das Immunsystem stärken. Dieser Stamm kann auch helfen, Stress zu reduzieren, was wiederum Migräneanfälle verringern kann.

Lactobacillus reuteri

Vorteile: Hilft bei der Regulation des Histaminspiegels im Darm, was bei histaminbedingten Migräneanfällen nützlich sein kann. L. reuteri kann auch entzündungshemmende Eigenschaften haben.

Bifidobacterium longum

Vorteile: Unterstützt die Darmbarrierefunktion und hat entzündungshemmende Effekte. B. longum kann auch helfen, die Darm-Hirn-Achse zu stabilisieren, was Migräneanfälle reduzieren kann.

Lactobacillus acidophilus

Vorteile: Fördert die allgemeine Darmgesundheit und hilft, das Gleichgewicht der Darmflora wiederherzustellen. L. acidophilus kann auch bei der Reduktion von Entzündungen hilfreich sein.

Bifidobacterium bifidum

Vorteile: Stärkt die Darmbarriere und unterstützt die Immunfunktion. B. bifidum kann auch entzündungshemmend wirken und zur Verringerung von Migräne beitragen.

Tipps zur Einnahme von Probiotika

Kombination von Stämmen: Oft ist eine Kombination verschiedener Probiotika-Stämme effektiver als die Einnahme eines einzelnen Stammes. Ein breites Spektrum an Probiotika kann die Darmflora auf vielfältige Weise unterstützen.

Qualität der Probiotika: Achte auf hochwertige Probiotika-Präparate, die klinisch getestete Stämme enthalten und eine ausreichende Menge an lebensfähigen Bakterien bieten.

Regelmäßige Einnahme: Für optimale Ergebnisse sollten Probiotika regelmäßig eingenommen werden. Kontinuität ist der Schlüssel, um die Darmflora dauerhaft zu verbessern.

Begleitende Ernährung: Eine ballaststoffreiche Ernährung kann die Wirkung von Probiotika unterstützen, da Ballaststoffe als Präbiotika dienen und das Wachstum nützlicher Bakterien fördern.

Zusammenfassend lässt sich sagen, dass Migräne durch eine Vielzahl von Faktoren ausgelöst werden kann, wobei hormonelle Schwankungen, insbesondere im Zusammenhang mit Östrogen und Progesteron, eine zentrale Rolle spielen. Stress, Histamin und das Mikrobiom des Darms beeinflussen ebenfalls das Auftreten von Migräneanfällen. Ein Ungleichgewicht zwischen Östrogen und Progesteron, wie es in der zweiten Zyklushälfte oder während der Wechseljahre auftreten kann, fördert die Migräneanfälligkeit. Ebenso führen hormonelle Veränderungen während der Menstruation, Schwangerschaft oder Wechseljahre zu Migräneauslösern. Histamin, das die Gefäße erweitert und Entzündungen verstärkt, ist ein weiterer wichtiger Faktor. Zudem beeinflussen Stress, die Produktion von Milchsäure und ein gestörtes Mikrobiom im Darm die Migräneentstehung. Um Migräne zu vermeiden, ist es wichtig, die Hormone zu kontrollieren, Stress zu reduzieren und das Mikrobiom sowie den Histaminabbau zu unterstützen.

Arthrose

Ca. 20% (bzw. 12 Millionen) der Männer und Frauen in Deutschland leiden unter Arthrose, Tendenz jährlich steigend. Mindestens 2 Millionen davon haben, aufgrund der Arthrose, täglich Schmerzen. Damit ist Arthrose eine der häufigsten Gelenkerkrankungen.

Frauen sind von Arthrose häufiger betroffen als Männer. Insgesamt ist die Zahl der Arthrose-Betroffenen in den letzten Jahren massiv angestiegen.

Ursachen für Arthrose

- o Bewegungsmangel
- o Übergewicht
- o Nährstoffmängel
- o Hormonelle Veränderungen
- o Anspannung
- o Unfälle
- o Überlastung
- o Falsche Ernährung
- o Niedrige Trinkmenge
- o Medikamenteneinnahme
- o Darmdysbiose

Durch **Bewegungsmangel** kommt es zu einer Minderdurchblutung der Muskulatur. Auch der Knorpel, die Bänder, Sehnen, Bandscheiben werden dadurch weniger mit Nährstoffen versorgt. Knorpel haben keine eigene Blutzufuhr, sie sind auf das vorbeifließende Blut angewiesen und dass dieses dann ausreichend Nährstoffe an Bord hat.

Die meisten Ursachen bedienen sich gegenseitig – das eine entsteht aus dem anderen. Ein Bewegungsmangel sorgt für eine Minderdurchblutung. Eine Minderdurchblutung sorgt dafür, dass keine Nährstoffe an die Zellen kommen, um sie zu ernähren. Ein Bewegungsmangel kann aus zu viel Stress entstehen, wenn ich nicht die Zeit für Sport habe. Ein Mangel an Bewegung kann Übergewicht verursachen und eine mögliche Ursache für Darmdysbiosen sein.

Eine Darmdysbiose ist eine bakterielle Fehlbesiedlung des Darms. Diese kann, wie erwähnt, aus dem Bewegungsmangel kommen, denn dann werden nicht nur die Muskeln und Gelenke nicht mehr ausreichend durchblutet, sondern auch die inneren Organe – Magen, Darm etc ... Werden Magen und Darm nicht ausreichend durchblutet, fehlt den dort angesiedelten Bakterien die Lebensgrundlage. Rollrasen kann auch nicht auf Fliesenboden gedeihen und wachsen. Die Schleimhäute müssen durchblutet sein, damit Bakterien auf ihnen leben können. Darmbakterien haben verschiedene Aufgaben – Aufnahme, Verwertung und Aktivierung von Nährstoffen und Neurotransmittern, Verdauung von Kohlenhydraten und Eiweiß, Regulation des pH-Werts ... Der Vagusnerv, der zehnte unserer zwölf Hirnnerven, ist für Ruhe, Entspannung, Erholung und Verdauung zuständig. Es ist der längste Hirnnerv – sein Verlauf ist vom Hirnstamm, über den Hals, die Brust, bis in den Bauchraum. Auf diesem Weg tangiert er das Herz und die Bauchspeicheldrüse, liegt wie ein Netz über dem Magen. Ein geschwächter Vagusnerv gibt keine eindeutigen und ausreichenden Signale mehr an die Organe, für die er zuständig ist. Es ist, als würde jemand im Garten auf dem Schlauch stehen und das Wasser kommt mal nur tropfenweise an, dann wieder als Strahl, dann wieder nur als schwaches Geplätscher. Schwache Signale, unzureichende Informationen hindern den Magen daran, sich ausreichend zu bewegen und Magensäure auszuschütten. Ein Darm kann nur so gut funktionieren, wie der Magen, der ihm vorgeschaltet ist. Wird zu wenig Magensäure ausgeschüttet, liegt der Magen quasi trocken. Aufgenommene Nahrung kann nicht zersetzt und verdaut werden. Wichtige Nährstoffe können nicht aufgenommen werden, so zum Bespiel Magnesium, Eiweiß, Vitamin B12. Zudem rutscht die Nahrung unverdaut in den Darm und stört dort die bakterielle Besiedlung, das Mikrobiom, den pH-Wert. Auch der pH-Wert im Magen verändert sich. Der Magen muss sauer sein. Übersteigt er den pH-Wert von 1,6, schließt der Mageneingang nicht mehr richtig und es kann zu einem vermehrten Aufsteigen von Gasen kommen. Diese Gase sind säuerlich und reizen die Schleimhäute der Speiseröhre, können das Gefühl von Sodbrennen, Völlegefühl und einen Reizhusten verursachen.

Die unverdaute Nahrung, die portionsweise in den Darm abgegeben wird, verursacht dort Fäulnis und Gärung, was das Mikrobiom enorm stört, den pH-Wert verändert, die Durchlässigkeit der Darmschleimhäute und die Bildung von Histamin fördert.

Auch eine Schilddrüsenunterfunktion (Hypothyreose) verlangsamt den Stoffwechsel und damit auch die Verdauungsleistung. Bei einer Hashimoto Thyreoiditis kann es auch zu einem Angriff auf die Belegzellen des Magens kommen und so die Säureproduktion beeinflussen. Arthrose kann also auch über Umwege entstehen. Kein funktionaler Magen – kein funktionaler Darm. Arbeiten die Verdauungsorgane nicht ausreichend, gehen uns täglich lebenswichtige Nährstoffe verloren, selbst wenn wir uns gesundheitsbewusst ernähren, stehen nicht ausreichend Nährstoffe zur Verfügung, um den Knorpel, die Bänder, Sehnen und Knochen zu versorgen. Ohne Nährstoffe und Wasser verkümmert der Knorpel, die Sehne kann porös werden, die Gelenkflüssigkeit ist nicht mehr geschmeidig genug, so dass es zu Reibung und Entzündungen kommen kann.

Nährstoffmängel kommen wesentlich häufiger in der Bevölkerung vor, als wir uns vorstellen und denken. Unsere Lebensmittel sind leider nicht mehr so nährstoffdicht, wie noch vor 30 oder mehr Jahren. Die Böden sind überdüngt, werden zu oft bewirtschaftet, haben keine Ruhe- und Erholungsphasen mehr. Zudem ist unsere Ernährung viel kohlenhydratlastiger geworden. Tütengewürzmischungen, Dosenfutter, Geschmacksverstärker, Zucker, hektisches Essen – all das gehört bei vielen zum Alltag.

Wenn man sich mal überlegt, wie viele Menschen einen Eisenmangel haben, ist die Entstehung der Arthrose auch darüber erklärbar. Ein

Eisenmangel sorgt dafür, dass weniger Blutkörperchen gebildet werden. Es entsteht eine Blutarmut. Zu wenig Eisen und zu wenig Blutkörperchen lassen den Organismus übersäuern. Es kommt weniger Sauerstoff in den Körper rein und weniger Kohlendioxid raus. Wer die Serie "Es war einmal das Leben" schon mal gesehen hat, der wird vor Augen haben, wie die roten Blutkörperchen, die Erythrozyten, den Sauerstoff und das Kohlendioxid huckepack durch den Organismus transportieren. Fehlt es an Transportern, kann der eingeatmete Sauerstoff nicht ins Gewebe und zu den Organen gebracht werden. Das Gewebe übersäuert nach und nach, so dass infolgedessen Muskel- und Gelenkschmerzen entstehen. Wer Schmerzen hat, neigt dazu zu verspannen.

Neben der Ernährung, dem Magen und Darm, nimmt auch eben diese Anspannung einen großen Anteil ein, wenn es um die Entstehung von Arthrose geht. Wer ständig seine Schultern nach oben zieht, ständig den Kopf wie eine Schildkröte vorschiebt, viel sitzt, der sollte sich bewusst darüber sein, dass die muskuläre Anspannung ebenfalls Arthrose fördern kann.

Muskeln haben immer einen Ursprung und einen Ansatz. In der Regel befinden sich Ursprung und Ansatz an einem Knochen oder einem Gelenk. Dauerhafte Anspannung verkürzt den Muskel und sorgt so für übermäßigen Zug am Knochen oder am Gelenk. Bedingt durch den erhöhten Zug am Knochen oder am Gelenk, kommt es zu Fehlstellungen des Gelenks. Diese Fehlstellung provoziert Reibung an falscher Stelle. Der Knorpel nutzt sich ungleichmäßig ab, die Knochenhaut und der Knochen können Schaden nehmen und es kommt zu Arthrose und Entzündungen.

Wenn man sich mal überlegt, wie oft bzw. wie viele Stunden man am Tag sitzend verbringt, ist es kein Wunder, dass die Arthrose zu einer Volkskrankheit geworden ist und so viele Menschen davon betroffen sind.

Schlafen in der Seitenlage: 6 - 8 Stunden täglich

Frühstück im Sitzen: 30 - 60 Minuten

Mittagessen im Sitzen: 30 - 60 Minuten
Abendessen im Sitzen: 30 - 60 Minuten
Bürojob: bis zu 8 Stunden sitzend
Autofahren: bis zu 1 Stunde täglich (gegebenenfalls sogar mehr)
Fernsehgucken: 2 - 3 Stunden täglich
Die Zahlen variieren natürlich von Mensch zu Mensch noch mal etwas. Aber im Wesentlichen passt es bei den meisten. Wenn man dann das tägliche Sportpensum dagegenhält, ist das ein Tropfen auf dem heißen Stein. Bewegung ist elementar wichtig. Auch hier entsteht recht schnell eine Art Hamsterrad. Wenig Bewegung sorgt für eine schlechtere Durchblutung, was wiederum für Schmerzen sorgt. Der so entstehende Schmerz hindert uns am Sport, an der Bewegung, die aber eigentlich wichtig wäre, um eben dies zu verhindern.

Hormonelle Veränderungen
Auch durch hormonelle Veränderungen kann Arthrose begünstigt werden – bei Männern wie bei Frauen. Hormone sind nicht nur eine Frage des Geschlechts. Auch Männer können in ein hormonelles Ungleichgewicht geraten und so den Knochenstoffwechsel, die Gelenke und Bänder negativ beeinflussen.
Östrogene haben eine sehr wichtige Funktion im Körper auch in Bezug auf die Knochen und Gelenke. Sie sorgen dafür, dass sogenannte Osteoblasten produziert werden. Osteoblasten sind für den Knochenaufbau zuständig. Sinkt die Östrogenproduktion, sinken auch die Osteoblasten und die knochenabbauenden Zellen, die Osteoklasten, werden dominanter.
Osteoblasten und Osteoklasten, sprich Knochenaufbau und Knochenabbau, sollten immer im Gleichgewicht sein. Östrogene sind auch am Aufbau der Gelenkflüssigkeit, der Durchblutung und an der Bildung von Kollagen beteiligt. Kollagen sorgt für Elastizität und Stabilität im Bindegewebe und der Haut.
Das Schleimhauthormon Estriol ist maßgeblich für die Gelenkflüssigkeit verantwortlich. Fehlt Estriol, werden die Schleimhäute dröge,

trocken und rissig. Gelenke gleiten dann nicht mehr so schön übereinander. Knorpel und Knochen bauen sich vermehrt ab. Neben den Knochen, dem Knorpel, den Gelenken und den Schleimhäuten leidet auch der Magen sehr unter einem Estriolmangel. Auch die Magenschleimhäute werden trocken und produzieren nicht mehr ausreichend Magensäure. Ein Mangel an Magensäure entsteht.

Aber nicht nur Östrogene haben Einfluss auf die Knochen, sondern auch das Testosteron. Sinkt der Testosteronspiegel, begünstigt dies die Entstehung der Arthrose und auch die Entstehung von Osteoporose.
Unsere Hormone sind ein wenig tricky. Zu wenig ist nicht gut, zu viel aber auch nicht. Neben dem Östrogenmangel kann auch eine Östrogendominanz ein Störfaktor sein. Eine Östrogendominanz kann entstehen, wenn zu wenig Progesteron vorhanden ist, sie kann aber auch entstehen, wenn mengenmäßig tatsächlich zu viel Östrogen oder besser gesagt zu viel Östradiol im Körper vorhanden ist.
Progesteron niedrig – Östradiol normal
Progesteron niedrig – Östradiol erhöht
Progesteron normal – Östradiol erhöht

Fehlt dem Östradiol der Ausgleich durch das Progesteron, kommt es zu eben besagter Östrogendominanz. Diese regt den Histaminmetabolismus stark an, so dass es zu einer vermehrten Freisetzung von Histamin aus der Mastzelle kommen kann.
Histamin wiederum kann die Bildung von Östrogenen triggern.
Histamin, ein Gewebshormon und Botenstoff, welches vom Körper selbst produziert werden kann, aber auch über die Nahrung aufgenommen wird. Gebildet wird Histamin aus der Aminosäure Histidin und in den Mastzellen des Körpers gespeichert. Histamin ist unverzichtbar und hat wichtige Aufgaben im Organismus, wie zum Beispiel der Regulation des Schlaf-Wach-Rhythmus, der Produktion der Magensäure, Darmbeweglichkeit, Unterstützung des Immunsystems,

Blutdruckregulation. Wann immer uns eine Mücke sticht, wird vermehrt Histamin freigesetzt, was dann zu Schwellung und Juckreiz führt. Auch bei allergischen Reaktionen wird Histamin aus den Mastzellen freigesetzt, was ebenfalls zu Juckreiz führen kann oder auch zu Schwellungen, vermehrter Schleimbildung, laufender oder verstopfter Nase, Hustenreiz, Gelenkschmerzen, Muskelschmerzen. Histamin stellt die Gefäße weit, so dass vermehrt Flüssigkeit austreten und zu einer lokalen Entzündung führen kann.

Kommt es nach einem Unfall **zu einer Fehlstellung im Gelenk**, ist es meist nur eine Frage der Zeit, wann daraus eine Arthrose entsteht. Es muss aber nicht immer gleich ein schwerer Unfall verantwortlich für Arthrose sein, auch einfaches Umknicken mit dem Fuß kann den Stein ins Rollen bringen. Wenn ich überlege, wie oft ich als Kind und Jugendliche im Schulsport mit dem Fuß umgeknickt bin … Durch den instabilen Bandapparat am Sprunggelenk müssen andere Gelenke diese Instabilität ausgleichen. Manche bekommen Arthrose in den Zehen oder Fußknöchelchen, andere im Knie oder in der Hüfte.
Die Füße müssen sich ordentlich bewegen und abrollen können, sonst kommt es langfristig zu Schäden an den Gelenken, die mit den Füßen verbunden sind. Aber nicht nur Schäden am Bandapparat sind Störfaktoren, sondern auch Plattfüße, Senkfüße, Knickfüße bzw. Knick-Senk-Spreizfüße. Stellen wir uns doch nur mal vor, dass die Reifen am Auto unterschiedlichen Luftdruck haben oder unterschiedliche Größen. Wenn die Räder unrund laufen, kommt es über kurz oder lang zu Schäden an den Achsen und an der Karosserie. Die Schäden kommen nicht morgen oder übermorgen, sie kommen im Laufe der Jahre.
Neben der zuvor erwähnten Fußstellung kann auch die Muskulatur des Oberschenkels und auch ein Beckenschiefstand für Arthrose im Kniegelenk oder den Facettengelenken verantwortlich sein. Hat der Oberschenkelmuskel (Musculus rectus femoris) zu viel Spannung, überträgt sich diese auf die Patellasehne. Erhöhter Zug auf der Patellasehne sorgt dafür, dass die Kniescheibe quasi hochgezogen wird und nicht

mehr entspannt fallen und bei Bewegung gleiten kann. Kommt es zu einem Beckenschiefstand, kann dies ebenfalls eine Ursache für Arthrose im Bereich der Hüfte, der Knie oder der Facettengelenke sein. Steht das Becken schief, fallen die Beine meist unterschiedlich lang aus. Das tun sie nicht, weil sie unterschiedlich gewachsen sind, sondern weil sich das Becken auf einer Seite nach oben verschoben hat oder weil sich das Becken nach vorne oder hinten gedreht hat. Wenn etwas schief steht, kann das, was darüber oder darunter liegt, nicht gerade sein. Daher ist es nicht verwunderlich, dass es unter einem Beckenschiefstand zu Problemen mit den Beinen, den Füßen und auch zu Blockaden und Schmerzen im Rücken kommen kann.

Was man dagegen tun kann

Wer seinen Gelenken und seinen Füßen etwas Gutes tun möchte, der sollte seine Füße regelmäßig trainieren. Es gibt viele gute Übungsvideos bei YouTube, TikTok oder Instagram, die man ohne große Hilfsmittel schnell und unkompliziert umsetzen kann. Das tägliche Training auf dem Balancepad ist ebenfalls sehr gut für die Füße. Das Balancepad ist eine weiche Schaumstoffplatte, in die der Fuß leicht einsinkt und mit Hilfe dessen die Gelenke und die Koordination gestärkt werden. Der Musculus tibialis anterior (vorderer Schienbeinmuskel), der entlang des Schienbeins zum Sprunggelenk verläuft, der Musculus peroneus brevis, M. peroneus longus und der M. gastrocnemius (die Muskeln, die von der Ferse über die Wade zum Knie aufsteigen) haben eine Verbindung vom Fuß zum Knie und werden auch über das Pad trainiert.

Neben dem Training auf dem Balancepad gibt es noch eine Reihe anderer Dinge, die man regelmäßig machen kann, um den Verlauf der Arthrose positiv zu beeinflussen. Eine Umkehrung der Arthrose ist nicht möglich, ist der Knorpel einmal weg, kommt er nicht zurück. Aber man kann das Fortschreiten beeinflussen und bremsen.

Die wohl bekannteste Maßnahme ist sicherlich das Spritzen von Hyaluron. Hyaluronsäure ein Mehrfachzucker/Polysaccharid, kann vom Körper selbst produziert werden und hat die Fähigkeit, Wasser zu binden. Ein Gramm Hyaluron kann bis zu 6 Liter Wasser binden. Hyaluronsäure findet sich im Körper nicht nur in den Gelenken und im Bindegewebe, sondern auch im Auge, genauer gesagt im Glaskörper des Auges. Die Behandlung mit dem Polysaccharid hat nur wenig Nebenwirkungen. Personen, die bereits Krebs hatten, sollten allerdings eher zurückhaltend sein, was die Behandlung mit Hyaluronsäure angeht. Laut diverser Studien (16) und Berichte, soll Hyaluron angeblich die Beweglichkeit von Krebszellen fördern und so die Bildung von Metastasen begünstigen. Noch gibt es allerdings nicht genügend Zahlen und Daten, um das gesichert zu behaupten.

Auch die knorpeligen Anteile unseres Körpers wollen mit Nährstoffen versorgt werden und benötigen Zink, Selen, Mangan, Kalzium, Vitamin D, Magnesium, Kupfer. Reicht eine ausgewogene Ernährung nicht aus, um den Nährstoffhaushalt aufrecht zu halten, sollten diese Nährstoffe in Kapselform zugeführt und ergänzt werden. Wer auf Nummer sicher gehen möchte, sollte ein- bis zweimal im Jahr die Werte kontrollieren lassen. Gerade ein Vitamin D-Mangel kann nicht nur den Knorpelabbau begünstigen, sondern auch den Knochenabbau und die Entstehung von Osteoporose. Bedingt durch einen Mangel an Vitamin D wird vermehrt Kalzium aus dem Knochen gelöst und ins Blut überführt. Das macht Knochen und Knorpel porös und brüchig. Ein anzustrebender Vitamin D3-Wert liegt bei 120nmol/l bzw. 60ng/ml.
Auch ein Östrogenmangel kann eine vermehrte Freisetzung von Kalzium aus den Knochen verursachen. Östrogene fördern die Aufnahme von Kalzium aus dem Darm. Fehlt Östrogen, hat der Stoffwechsel einen erhöhten Kalziumbedarf. Dieser geht zu Lasten der Knorpel und Knochen. Gerade Frauen mit starken und/oder schmerzhaften Regelblutungen, Frauen mit schmerzenden Brüsten, Hitzewallungen und anderen klassischen Wechseljahresbeschwerden sollten auf jeden Fall

ihren Hormonhaushalt kontrollieren lassen und die Behandlung mit bioidenten Hormonen in Erwägung ziehen.
Hochdosierte, bioaktive B-Vitamine fördern die Bildung von Neurotransmittern, bauen Stoffwechselendprodukte, die entzündungsfördernd wirken, ab und regen die Zellneubildung an. Die regelmäßige Einnahme von B-Vitaminen kann die Wirkung von Schmerzmedikamenten verbessern.

Glucosamin ist Bestandteil von Knorpel, Bindegewebe und der Gelenkflüssigkeit. Glucosamin ist eine Verbindung aus Glukose und einer Aminogruppe und wird gerne in Kombination mit Chondroitin eingesetzt. Chondroitin ist ebenfalls ein natürlicher Bestandteil des Knorpels, wird von den Chondroblasten gebildet und wird zum Zwecke der Einnahme entweder synthetisch hergestellt oder aus Rinderknorpel oder Haifischknorpel extrahiert.

Chondroitin verbessert die Wasserbindung und bildet eine gallertartige Substanz, so dass sich darüber eine Pufferfunktion für das Gelenk ergibt. Empfohlen werden 800mg Chondroitin täglich, sowie 1500mg Glucosamin. (17) Die Grünlippmuschel hat einen hohen Gehalt an Omega3-Fettsäuren und Glucosaminen. Diese sind wichtig für die Nährstoffversorgung der Gelenkschmiere.

Ich persönlich arbeite gerne mit **Vitalpilzen** bei Arthrose oder rheumatischen Erkrankungen.
Sind Autoimmunprozesse im Gange, kann der ABM dort eine gute Arbeit leisten. Um entzündliche Prozesse zu lindern, eignet sich der Reishi sehr gut. Um die Sehnen, Muskeln und Bänder zu stärken, wird der Pleurotus gerne eingesetzt, zur Knochenstärkung der Maitake, da er Ergosterol enthält, eine Vorstufe des Vitamin D. Vitalpilze wie zum Beispiel der Reishi enthalten entzündungshemmende Substanzen. Zudem hemmen sie die Ausschüttung von Histamin. Der Shiitake enthält

Mineralien und Vitamine, hat einen positiven Einfluss auf übersäuertes Gewebe.

Einen stärkenden Bezug auf Knorpel, Bändern, Muskeln und Sehen hat der Pleurotus. Durch ihn kann das Gelenk mehr Stabilität erfahren.

Auch die bereits Jahrhunderte alte **Blutegeltherapie** lässt sich bei rheumatischen und arthrotischen Beschwerden sehr gut einsetzen. Dafür wird, je nach Lokalisation, eine entsprechende Anzahl an Blutegeln aufgesetzt. Das Sekret der Blutegel hat eine schmerzlindernde, entgiftende Wirkung, die sogar recht schnell einsetzt. Leider hat die Behandlung mit Blutegeln durch Therapeuten stark nachgelassen und wird nicht mehr so häufig angewendet.

Blutegel haben eine beachtliche Anzahl an Zähnen, mit denen sie sich in die Haut hineinbeißen. Die im Speichel enthaltenden Substanzen wirken entzündungshemmend, gefäßerweiternd, entkrampfend und gerinnungshemmend. Um eine Kniegelenksarthrose zu behandeln, werden ca. 6 Blutegel um das Kniegelenk herum aufgesetzt. In den meisten Fällen verblieben die Blutegel bis zu 1,5 Stunden hier und nehmen in der Zeit ca. 10ml Blut auf. Bedingt durch die gerinnungshemmende Wirkung, bluten die Bissstellen bis zu 24 Stunden nach. Nicht selten entsteht um die Bissstellen herum auch ein Bluterguss. Dieser Bluterguss ist in gewisser Weise gewünscht. Da die Bissstellen nach dem Abfallen der Blutegel nicht mit einem Kompressionsverband versehen werden, kommt es zur Einblutung in das Gewebe. Durch das Einsetzen der Blutgerinnung verfärbt sich der Bluterguss dunkelrot bis blau. Verschiedene Zellen des Immunsystems geben in das Hämatom unter anderem Heparin und Histamin ab. Die Anregung der Bildung der Osteoblasten, Fibroblasten und der Chondroblasten sorgt für Knochen-, Kollagen- und Knorpelaufbau.

MSM – Methylsulfonylmethan – ist eine organische Schwefelsäure, welche Bestandteil von vielen Proteinen ist und für die Bildung von Kollagen und Keratin benötigt wird. Alle regenerationsfähigen

Strukturen des Körpers brauchen Schwefel, um regenerieren zu können. Auch Vitamin B1 und Biotin sind schwefelhaltig, ebenso die Aminosäuren Cystein und Methionin. In kleineren Studien haben sich Dosierungen zwischen drei und sechs Gramm MSM täglich als am effektivsten erwiesen. Die wenigsten wissen wahrscheinlich, dass Schwefel mit zu den wichtigsten Mineralstoffen des Körpers gehört. MSM ist nicht nur wichtig für die Gelenke, sondern auch für die körpereigene Entgiftungsfunktion, für die Aktivierung der Antioxidantien, für die Regenerationsfähigkeit. Ein Mangel an Schwefel kann Durchblutungsstörungen verursachen, sprödes Haar und brüchige Nägel, Müdigkeit, schwaches Bindegewebe. Wenn ich MSM in der Praxis einsetze, dann lasse ich es langsam aufdosieren. Die ersten Tage lasse ich täglich nur ein Gramm einnehmen, ein paar Tage später dann zwei Gramm für einige Tage, danach dann drei Gramm. Die meisten meiner Patienten kommen mit drei Gramm sehr gut aus.

Omega3-Fettsäuren – nach wie vor sind Omega3-Fettsäuren absolut unterschätzt. Vermutlich liegt es mit daran, dass man nach der Einnahme nicht sofort eine Veränderung oder Verbesserung feststellt. Wenn ich das Öl am Auto austausche, merke ich auch nicht, dass das Auto besser fährt. Was man aber sehr wohl feststellen kann ist, dass das Auto mit Öl, welches immer ausgetauscht und aufgefrischt wird, langlebiger ist.

Über die Nahrung nehmen wir in der Regel 20x mehr Omega6 als Omega3-Fettsäuren auf. Beide Fettsäuren sind wichtig für den Organismus, sollten aber in einem ausgewogenen Verhältnis zueinanderstehen. Omega6-Fettsäuren sind Bestandteil des Energiestoffwechsels, der Zellmembran, sind für Wachstums- und Regenerationsprozesse wichtig. Allerdings verengen sie auch die Gefäße, verschlechtern die Fließeigenschaft des Blutes und wirken entzündungsfördernd.

Omega3-Fettsäuren bewirken genau das Gegenteil, sie wirken entzündungshemmend, verbessern die Fließeigenschaft des Blutes und erweitern die Gefäße. Beide Fettsäuren konkurrieren regelrecht

miteinander. Befinden sich zu viele Omega6-Fettsäuren im Stoffwechsel, können Omega3-Fettsäuren nicht wirken.
Zu den Omega6-Fettsäuren zählen die Arachidonsäure, Linolsäure, Gamma-Linolensäure und Dihomo-Gamma-Linolensäure. Diese Fettsäuren befinden sich vor allem in Distelöl, Sonnenblumenöl, Sojaöl.
Leinöl, Walnussöl, Hanföl sind eine hervorragende Quelle für Alpha-Linolensäure (ALA), einer pflanzlichen Omega3-Fettsäure. ALA kann im Körper in die wichtigen langkettigen Omega3-Fettsäuren Eicosapentaensäure (EPA) und Docosahexaensäure (DHA) umgewandelt werden. Diese beiden Fettsäuren sind entscheidend für die Gesundheit des Herz-Kreislaufsystems, des Gehirns und der Augen. Jedoch gibt es ein wesentliches Problem: Die Umwandlungsrate von ALA zu EPA und DHA ist im menschlichen Körper äußerst ineffizient.
Studien haben gezeigt, dass nur etwa 5 - 10% der aufgenommenen ALA zu EPA und sogar weniger als 1 - 5% zu DHA umgewandelt werden. Diese niedrige Konversionsrate bedeutet, dass selbst, wenn du täglich eine beträchtliche Menge Leinöl konsumierst, möglicherweise nicht genügend EPA und DHA gebildet werden, um alle gesundheitlichen Vorteile zu erzielen, die mit diesen Fettsäuren verbunden sind. EPA und DHA spielen eine wichtige Rolle bei der Verringerung von Entzündungen, der Unterstützung der Herzgesundheit und der Förderung der kognitiven Funktionen.
Um den Bedarf an EPA und DHA zu decken, ist es daher ratsam, zusätzlich zu Leinöl auch direkte Quellen dieser langkettigen Omega3-Fettsäuren in deine Ernährung einzubeziehen. Fischöl und Algenöl sind hervorragende Optionen, da sie reich an EPA und DHA sind und keine Umwandlung erfordern. Fischölkapseln sind weit verbreitet und leicht erhältlich, während Algenöl eine pflanzliche Alternative bietet, die besonders für Vegetarier und Veganer geeignet ist.

Die tägliche Menge an Omega3 Öl sollte, zu therapeutischen Zwecken, 1,5 - 3 Gramm DHA und EPA beinhalten.

Die schulmedizinische Behandlung mit **Kortisonspritzen** sollte nach Möglichkeit vermieden werden. Studien haben gezeigt, dass die Kortisonspritzen die Arthrose begünstigen und beschleunigen, statt sie zu bessern. (18) Zudem sind die Nebenwirkungen, die eine Behandlung mit Kortison mit sich bringt, nicht zu verachten – Blutzucker-erhöhungen, Störungen der Nebennierenfunktion, Immunsuppression, erhöhtes Osteoporoserisiko, erhöhter Nährstoffbedarf, Funktionsstörungen der Nebennieren ...

Zusammenfassung: Arthrose wird durch den Abbau von Gelenkknorpel verursacht, der mit dem Alter, übermäßiger Belastung, Verletzungen, hormonellen Einflüssen und genetischen Faktoren zusammenhängen kann. Übergewicht, Nährstoffmängel und Fehlstellungen der Gelenke erhöhen ebenfalls das Risiko für die Entwicklung von Arthrose.

Rheuma

In der Welt der Medizin wird der Begriff "Rheuma" häufig verwendet, um eine Vielzahl von Erkrankungen zu beschreiben, die das Muskel-Skelett-System und das Bindegewebe betreffen. Rheuma ist ein Oberbegriff, der über 100 verschiedene Erkrankungen umfasst. Diese können grob in vier Hauptkategorien eingeteilt werden: entzündlich-rheumatische Erkrankungen, degenerative Erkrankungen, Weichteilrheumatismus und Stoffwechselstörungen, die mit rheumatischen Beschwerden einhergehen.

Entzündlich-rheumatische Erkrankungen sind solche, bei denen das Immunsystem fälschlicherweise körpereigenes Gewebe angreift. Zu diesen Erkrankungen gehören unter anderem die rheumatoide Arthritis, Spondyloarthritiden, Kollagenosen und Vaskulitiden. Diese Krankheiten zeichnen sich durch anhaltende Entzündungen, Schmerzen und mögliche Schäden an Gelenken und anderen Organen aus.

Degenerative Erkrankungen umfassen hauptsächlich Arthrose, die durch den Verschleiß von Gelenken gekennzeichnet ist. Diese Form des Rheumas ist meist das Ergebnis von verschiedenen Prozessen (siehe Kapitel Arthrose) und äußert sich durch Gelenkschmerzen und Bewegungseinschränkungen.

Weichteilrheumatismus betrifft Muskeln, Sehnen und Bänder. Ein bekanntes Beispiel ist die Fibromyalgie, die sich durch weitverbreitete Schmerzen und eine erhöhte Schmerzempfindlichkeit äußert. Schließlich gibt es Stoffwechselstörungen wie die Gicht, bei der es zu Ablagerungen von Harnsäurekristallen in den Gelenken kommt, was zu schmerzhaften Entzündungen führt.

Die **rheumatoide Arthritis** ist eine der bekanntesten Formen der entzündlich-rheumatischen Erkrankungen und zeichnet sich durch ihre Autoimmunreaktion aus. Hierbei greift das Immunsystem irrtümlich die Synovialmembran (Gelenkinnenhaut) an, was zu chronischen Entzündungen führt. Ein charakteristisches Merkmal der rheumatoiden Arthritis ist der symmetrische Verlauf, bei dem oft dieselben Gelenke auf beiden Körperseiten betroffen sind. Die häufigsten Symptome sind Schmerzen, Schwellungen und Morgensteifigkeit, die oft länger als 30 Minuten anhält. Unbehandelt kann die rheumatoide Arthritis zu dauerhaften Gelenkschäden und Verformungen führen und möglicherweise auch andere Organsysteme wie Herz, Lunge und Augen in Mitleidenschaft ziehen.

Rheuma und rheumatoide Arthritis unterscheiden sich in mehreren Aspekten. Während Rheuma als Sammelbegriff für verschiedene Erkrankungen dient, ist die rheumatoide Arthritis eine spezifische Form, die durch eine Autoimmunreaktion gekennzeichnet ist. Bei Rheuma können verschiedenste Körperteile betroffen sein, darunter Gelenke, Muskeln und Weichteile, während die rheumatoide Arthritis hauptsächlich die Gelenke betrifft und systemische Auswirkungen haben kann. Die Symptome von Rheuma sind vielfältig und reichen von Schmerzen und Stelfheit bis hin zu Entzündungen, während rheumatoide Arthritis typischerweise durch symmetrische Gelenkentzündungen und chronische Entzündungen gekennzeichnet ist.
Die Altersverteilung bei Rheumaerkrankten variiert je nach Art der rheumatischen Erkrankung. Während einige rheumatische Erkrankungen hauptsächlich ältere Menschen betreffen, können andere bereits im Kindes- oder Jugendalter auftreten.
Rheumatoide Arthritis tritt am häufigsten zwischen dem 40. und 60. Lebensjahr auf. Frauen sind etwa dreimal häufiger betroffen als Männer. Der Beginn der Krankheit ist jedoch nicht auf diese Altersgruppe beschränkt und kann auch in jüngeren oder älteren Jahren auftreten. Eine spezielle Form der rheumatoiden Arthritis, die juvenile idiopa-

thische Arthritis, betrifft Kinder und Jugendliche unter 16 Jahren. Sie ist die häufigste Form von Rheuma bei Kindern. Morbus Bechterew tritt meist im jungen Erwachsenenalter auf, oft zwischen dem 20. und 30. Lebensjahr. Männer sind häufiger betroffen als Frauen. Schätzungen zufolge sind etwa 10 - 15% der Menschen unter 55 Jahren von einer Form von Rheuma betroffen, wobei der größte Teil von degenerativen und entzündlichen Formen wie Arthrose und rheumatoider Arthritis betroffen ist.

Die Zahl der Rheumaerkrankten ist bundesweit von 2009 bis 2019 um 36% (19) gestiegen. In Baden-Württemberg sogar um 59% und in Sachsen um 54%.

Viele rheumatische Erkrankungen, wie die rheumatoide Arthritis und systemischer Lupus erythematodes, sind Autoimmunerkrankungen. Das bedeutet, dass das Immunsystem fälschlicherweise körpereigenes Gewebe angreift und Entzündungen verursacht. Diese Fehlregulation des Immunsystems kann genetisch bedingt sein, aber auch durch Umweltfaktoren, Ernährung, hormonelle Einflüsse, Nährstoffmängel und Stoffwechselstörungen ausgelöst werden.

Rheuma aktiv beeinflussen

Frauen sind häufiger von rheumatischen Erkrankungen betroffen als Männer, was auf die genannten hormonellen Einflüsse hindeutet. Östrogene und andere weibliche Hormone könnten die Immunantwort modulieren und somit das Risiko für Autoimmunerkrankungen beeinflussen. Östrogen kann die Immunantwort modulieren und beeinflussen, wie das Immunsystem auf entzündliche Prozesse reagiert. Es kann sowohl pro- als auch anti-inflammatorische Effekte haben, abhängig von der Dosis, dem Hormonstatus und der Gewebsart. Östrogen wirkt über spezifische Rezeptoren (ERα und ERβ), die auf verschiedenen Immunzellen exprimiert werden. Diese Rezeptoren beeinflussen die Funktion von T-Zellen, B-Zellen, Makrophagen und dendritischen

Zellen, die alle eine Rolle bei der Entwicklung von Autoimmunerkrankungen spielen. Bei Frauen treten Schübe rheumatoider Arthritis häufig in Zeiten hormoneller Veränderungen auf, wie während der Schwangerschaft, nach der Geburt oder in den Wechseljahren. Schwankungen im Östrogenspiegel können Entzündungen beeinflussen und das Risiko für Autoimmunreaktionen erhöhen.

Östrogen hat auch schützende Effekte auf den Knorpel und kann den Abbau von Knorpelgewebe verlangsamen. Dies ist besonders relevant für Erkrankungen wie Arthrose, bei der der Knorpelabbau eine zentrale Rolle spielt. Östrogen ist wichtig für den Knochenstoffwechsel und hilft, die Knochendichte zu erhalten. Ein Mangel an Östrogen, wie er in der Menopause auftritt, kann das Risiko für Osteoporose erhöhen und die Gelenkgesundheit negativ beeinflussen. Während der Schwangerschaft kommt es oft zu einer Besserung der Symptome von rheumatoider Arthritis, was auf die hohen Östrogenspiegel zurückzuführen sein könnte. Nach der Geburt, wenn die Östrogenspiegel wieder absinken, kann es jedoch zu einem Schub der Erkrankung kommen. Obwohl Schwangerschaft kurzfristige Verbesserungen bringen kann, können langfristige hormonelle Veränderungen nach der Geburt das Risiko für Rheumaschübe erhöhen, insbesondere wenn eine Östrogendominanz vorliegt. Eine Östrogendominanz entsteht, wenn das Verhältnis von Östrogen zu Progesteron gestört ist.

Auch die **Ernährung** spielt eine wesentliche Rolle beim Voranschreiten von Rheuma, rheumatoider Arthritis und Weichteilrheumatismus. Eine tendenziell entzündungsfördernde Ernährung, die sehr kohlenhydrat- und zuckerhaltig ist, viel Schweinefleisch und frittierte Lebensmittel beinhaltet, feuert diese Erkrankungen regelrecht an.

Arachidonsäure ist eine Omega-6-Fettsäure, die in tierischen Produkten wie Fleisch, Eiern und Milchprodukten vorkommt. Sie spielt eine zentrale Rolle bei der Entstehung von Entzündungen, da sie im Körper zu entzündungsfördernden Substanzen, den sogenannten Eicosanoiden, umgewandelt wird. Eine Ernährung, die reich an Arachidonsäure ist, kann daher Entzündungen verstärken und die Symptome von Rheuma verschlimmern. Aus diesem Grund wird häufig empfohlen, den Konsum von Lebensmitteln, die viel Arachidonsäure enthalten, zu reduzieren.

Kohlenhydrate können ebenfalls auf Rheuma einwirken, vor allem durch ihren Einfluss auf das Körpergewicht und die Entstehung einer Insulinresistenz. Eine Ernährung mit hohem Anteil an raffinierten Kohlenhydraten und Zucker kann zu Übergewicht führen, was die Gelenke zusätzlich belastet und Entzündungen fördern kann.
Zudem können stark **schwankende Blutzuckerspiegel**, die durch den Konsum von schnell verdaulichen Kohlenhydraten verursacht werden, entzündliche Prozesse im Körper begünstigen. Daher kann es hilfreich sein, komplexe Kohlenhydrate wie Vollkornprodukte, Gemüse und Hülsenfrüchte zu bevorzugen, die den Blutzucker stabilisieren und Entzündungen weniger fördern.

Histamin ist ein biogenes Amin, das in bestimmten Lebensmitteln wie gereiftem Käse, Rotwein, eingelegtem Gemüse und Wurstwaren vorkommt. Bei Menschen mit Rheuma kann eine hohe Histaminzufuhr, sowie die Bildung von Histamin im Darm und über die Hormonachse, die Entzündungssymptome verschlimmern, insbesondere wenn sie eine Histaminintoleranz haben. Histamin kann in empfindlichen Personen entzündliche Reaktionen verstärken, was die Gelenkschmerzen und Schwellungen, die bei Rheuma auftreten, verschlimmern kann. Das Meiden von histaminreichen Lebensmitteln kann daher für manche Rheumapatienten hilfreich sein.

Im Gegensatz zu Arachidonsäure wirken **Omega3-Fettsäuren** entzündungshemmend. Diese Fettsäuren, die in fettem Fisch (wie Lachs, Makrele und Sardinen), Leinsamen und Walnüssen enthalten sind, können die Produktion entzündungsfördernder Substanzen im Körper verringern und dadurch die Symptome von Rheuma lindern. Studien haben gezeigt, dass eine erhöhte Zufuhr von Omega3-Fettsäuren die Schmerzen und die Steifheit bei Rheumapatienten reduzieren kann.

Antioxidantien, die in Obst, Gemüse, Nüssen und Samen vorkommen, können eine positive Wirkung auf Rheuma haben. Sie bekämpfen oxidative Stressreaktionen, die zu Gewebeschäden und Entzündungen beitragen können. Eine Ernährung reich an Antioxidantien kann somit helfen, die Entzündung und den Gelenkschaden bei Rheuma zu verringern.

Einige Menschen mit Rheuma berichten von einer Verschlechterung ihrer Symptome nach dem Verzehr von glutenhaltigen Lebensmitteln (wie Weizen, Gerste und Roggen). Auch, wenn nicht alle Rheumapatienten auf Gluten reagieren, könnte bei einigen eine Glutenempfindlichkeit oder Zöliakie vorliegen, die Entzündungen fördern und die Symptome verstärken kann. Das Ausschließen von **Gluten** (versuchsweise auch erst einmal für 12 Wochen) aus der Ernährung könnte für diese Personen eine Verbesserung bringen.

Kadaverin ist ein biogenes Amin, das in Lebensmitteln, insbesondere in proteinreichen Lebensmitteln wie Fleisch, durch bakterielle Zersetzung von Aminosäuren entsteht. Es ist eines der Verbindungen, die bei der mikrobiellen Zersetzung von Fleischproteinen, wie dem im Schweinefleisch enthaltenen Lysin, produziert werden. Während Kadaverin nicht direkt als Ursache für Rheuma gilt, könnte es indirekt eine Rolle spielen, insbesondere bei Menschen mit rheumatischen Erkrankungen, die empfindlich auf biogene Amine reagieren.
Biogene Amine wie Kadaverin können bei empfindlichen Personen verschiedene Reaktionen im Körper auslösen. Sie werden oft mit der Histaminintoleranz in Verbindung gebracht, da sie die Wirkung von Histamin im Körper verstärken können. Histamin ist ein Entzündungs-

mediator, der in hohen Konzentrationen Entzündungsreaktionen und allergische Symptome fördern kann. Wenn Kadaverin und andere biogene Amine verzehrt werden, können sie die Histaminwirkung potenzieren und somit zu einer verstärkten Entzündungsreaktion führen. Bei der Verdauung von Fleisch, insbesondere Schweinefleisch, kann der Darm belastet werden, was bei Personen mit bereits bestehender Dysbiose oder einem geschwächten Verdauungssystem zu weiteren Problemen führen kann. Eine gestörte Darmflora, die durch den Verzehr von biogenen Aminen belastet wird, kann ebenfalls zur Produktion von entzündungsfördernden Zytokinen führen, was rheumatische Erkrankungen negativ beeinflussen könnte.

Es ist wichtig, zu beachten, dass nicht jeder Mensch gleichermaßen auf Kadaverin oder biogene Amine reagiert. Personen mit einer Histaminintoleranz oder anderen Formen der Amin-Empfindlichkeit könnten stärker betroffen sein. Diese Menschen könnten nach dem Verzehr von Schweinefleisch oder anderen proteinreichen Lebensmitteln mit hohem Gehalt an biogenen Aminen verstärkte Symptome erleben.

Zucker und Vitamin C – das sind zwei Substanzen, die in unserem täglichen Leben eine wichtige Rolle spielen. Beide stehen in einer komplexen Beziehung zueinander, die weitreichende Auswirkungen auf unsere Gesundheit haben kann. Auf den ersten Blick scheint Zucker harmlos, aber in Wirklichkeit kann ein hoher Zuckerkonsum die Aufnahme und Wirkung von Vitamin C im Köper erheblich beeinträchtigen. Zucker, genauer gesagt Glukose, und Vitamin C (Ascorbinsäure) haben eine ähnlich chemische Struktur. Diese Ähnlichkeit führt dazu, dass sie im Körper um dieselben Transportwege konkurrieren. Beide nutzen die sogenannten GLUT-Transporter, um in die Zellen zu gelangen. Der GLUT-Transporter (20) (Glukose Transporter) ist eine Gruppe von Proteinen, die für den Transport von Glukose in die Zellen verantwortlich sind. Glukose ist die Hauptenergiequelle für die Zellen, und die GLUT-Transporter ermöglichen es, dass Glukose aus dem Blutkreislauf in die Zellen gelangt, wo sie zur Energiegewinnung genutzt werden kann. Bei einem hohen Blutzuckerspiegel, etwa nach dem Konsum einer zuckerreichen Mahlzeit, werden die GLUT-Transporter vorrangig damit beschäftigt sein, Glukose in die Zellen zu transportieren. Das bedeutet, dass weniger Vitamin C in die Zellen gelangt, selbst wenn ausreichend davon im Blut vorhanden ist. Dies kann dazu führen, dass der Vitamin C-Spiegel in den Zellen sinkt und das Vitamin seine wichtige Funktion nicht mehr voll erfüllen kann. Ein Mangel an Vitamin C auf zellulärer Ebene hat weitreichende Folgen. Vitamin C ist nicht nur ein starkes Antioxidans, das hilft, freie Radikale zu neutralisieren und Zellschäden zu verhindern, sondern es spielt auch eine entscheidende Rolle bei der Kollagenbildung. Kollagen ist ein Hauptbestandteil des Bindegewebes, das Haut, Knochen, Blutgefäße und andere Gewebe stützt. Ein unzureichender Kollagenaufbau kann zu schwachem Bindegewebe, langsamer Wundheilung und einem erhöhten Risiko für Hautalterung und Gelenkproblemen führen. Darüber hinaus ist Vitamin C essenziell für das Immunsystem. Es unterstützt die Produktion und Funktion von weißen Blutkörperchen, die für die Bekämpfung von Infektionen verantwortlich sind. Ein Mangel an Vitamin C kann die Immunabwehr schwächen und den Körper anfällig für Infektionen machen und dazu führen, dass Entzündungen schwerer zu kontrollieren sind, was die Symptome von Rheuma und auch Fibromyalgie verschlimmern kann. Auch der Einfluss von Vitamin C auf Hormone sollte nicht unterschätzt werden. Es ist an der Synthese von Hormonen wie Adrenalin, Noradrenalin und Serotonin beteiligt und wirkt sich auf die Regulation von Stresshormonen aus. Ein Mangel kann also nicht nur das Immunsystem schwächen, sondern auch das hormonelle Gleichgewicht stören, was sich negativ auf die Stressbewältigung und die allgemeine Stimmung auswirken kann. Zusätzlich kann ein hoher Zuckerkonsum zu erhöhtem oxidativem Stress führen, da Zucker die Produktion von freien Radikalen fördert. Diese instabilen Moleküle können Zellen schädigen und tragen zu Entstehung chronischer Krankheiten, chronischen Entzündungen und Schmerzen bei. Oxidativer Stress ist ein bedeutender Faktor bei entzündlichen Erkrankungen wie Rheuma und spielt auch bei der Schmerzentstehung und -verstärkung bei Fibromyalgie eine Rolle. Vitamin C hilft normalerweise, diesen oxidativen Stress zu bekämpfen, aber wenn seine Aufnahme durch Zucker blockiert wird, steht dem Körper weniger Schutz zur Verfügung, was die Anfälligkeit für Krankheiten wie Herz-Kreislauf-Erkrankungen und sogar Krebs erhöhen kann. Zucker ist also nicht nur ein leeres Kohlenhydrat, sondern durch die Beeinträchtigung der Vitamin C-Aufnahme hat Zucker tiefgreifende negative Auswirkungen auf die Gesundheit. Eine Ernährung, die reich an Zucker ist, kann viele körperliche Prozesse beeinträchtigen und das Risiko für eine Vielzahl von Gesundheitsproblemen erhöhen.

Zur Optimierung der GLUT-Transporter (20) ist Bewegung sehr wichtig – Ausdauersport und/oder auch Kraftsport. Durch Bewegung wird GLUT-4 in den Muskelzellen vermehrt an die Zelloberfläche gebracht, unabhängig vom Insulin. Dies ermöglicht eine erhöhte Glukoseaufnahme in die Muskeln, selbst bei Menschen mit Insulinresistenz. Auch eine ausgewogene Ernährung kann die Funktion der GLUT-Transporter unterstützen. Komplexe Kohlenhydrate werden langsamer verdaut und führen zu einem gleichmäßigen Anstieg des Blutzuckerspiegels, was die GLUT-Transporter nicht überlastet. Bestimmte Nährstoffe wie Magnesium und Chrom können die Insulinsensitivität verbessern und so die Funktion der GLUT-Transporter unterstützen. Magnesium ist in grünem Blattgemüse, Nüssen und Samen enthalten, während Chrom in Vollkornprodukten, Brokkoli und Nüssen vorkommt. Übergewicht, vor allem das viszerale Fett (Fett um die inneren Organe) kann die Insulinresistenz fördern und damit die Funktion der GLUT-4-Transporter beeinträchtigen. Gewichtsreduktion durch eine Kombination aus gesunder Ernährung und Bewegung kann die GLUT-4-Aktivität verbessern. Intervallfasten, bei dem Essenszeiten auf bestimmte Zeitfenster begrenzt werden, kann die Insulinsensitivität erhöhen. Eine bessere Insulinsensitivität bedeutet, dass die GLUT-4-Transporter effektiv arbeiten können, um Glukose in die Zellen zu bringen. Stress erhöht die Cortisolspiegel, was zu einer Insulinresistenz führen kann. Dies beeinträchtigt die Funktion von GLUT-4. Entspannungstechniken wie Meditation, Yoga, ausreichend Schlaf, Atemübungen können helfen, den Stresspegel zu senken und somit die GLUT-4-Funktion zu unterstützen. Bestimmte Nahrungsergänzungsmittel wie Alpha-Liponsäure können die Insulinsensitivität und die Funktion der GLUT-Transporter ebenfalls unterstützen.

Alpha-Liponsäure ist ein starkes Antioxidans, das die Insulinsensitivität verbessern kann.

Berberin ist ein pflanzlicher Wirkstoff, der nachweislich die Glukoseaufnahme in die Zellen fördert und die Insulinsensitivität verbessert.

Zimt kann ebenfalls die Insulinsensitivität der Zellen verbessern und so die GLUT-4-Aktivität unterstützen.

Der **Darm** spielt eine zentrale Rolle im Immunsystem und damit auch bei der Entstehung und dem Verlauf von rheumatischen Erkrankungen wie rheumatoider Arthritis. Die Zusammensetzung der Darmflora, also der in unserem Darm lebenden Bakterien, kann das Risiko für rheumatische Erkrankungen beeinflussen und die Symptome entweder verschlimmern oder lindern.

Der Darm ist nicht nur für die Verdauung verantwortlich, sondern auch ein wichtiger Akteur im Immunsystem. Etwa 70 - 80% der Immunzellen befinden sich im Darm, und die Darmflora (Mikrobiom) spielt eine entscheidende Rolle bei der Regulierung der Immunantwort. Eine gestörte Darmflora, auch Dysbiose genannt, kann zu einer überaktiven Immunantwort führen, was das Risiko für Autoimmunerkrankungen wie die rheumatoide Arthritis erhöht.

Bei einer Dysbiose kann das Gleichgewicht zwischen pro- und antientzündlichen Signalen im Darm gestört werden. Dies kann zu einer systemischen Entzündung führen, die auch die Gelenke betrifft und rheumatische Erkrankungen verschlimmert.

Bestimmte Bakterienarten im Darm sind mit einer Verschlechterung von rheumatischen Erkrankungen in Verbindung gebracht worden:

Prevotella copri: Diese Bakterienart wurde in höheren Mengen im Darm von Patienten mit neu diagnostizierter rheumatoider Arthritis gefunden. Prevotella copri kann Entzündungen fördern und die Barrierefunktion des Darms schwächen, was zu einer erhöhten Immunreaktion und somit zu einer Verschlimmerung der rheumatoiden Arthritis-Symptome führen kann.

Proteobacteria: Diese Gruppe von Bakterien umfasst verschiedene Arten, die entzündungsfördernde Eigenschaften haben und bei einer Dysbiose oft vermehrt im Darm vorkommen. Ein Übermaß dieser Bakterien kann zu einer chronischen Entzündung führen, was rheumatische Erkrankungen verschlimmern kann.

Es gibt aber auch Bakterien, die eine schützende und entzündungshemmende Wirkung haben und somit rheumatische Beschwerden lindern können:

Lactobacillus und Bifidobacterium: Diese Probiotika gehören zu den "guten" Bakterien, die eine entzündungshemmende Wirkung haben. Sie fördern eine gesunde Darmflora und können die Barrierefunktion des Darms stärken, was die Immunantwort reguliert und die Entzündung reduziert. Studien haben gezeigt, dass diese Bakterien das Potenzial haben, die Symptome von rheumatoider Arthritis zu lindern.

Faecalibacterium prausnitzii: Diese Bakterienart produziert Butyrat, eine kurzkettige Fettsäure, die entzündungshemmende Eigenschaften hat. Butyrat stärkt die Darmschleimhaut und wirkt sich positiv auf das Immunsystem aus, was die Entzündungen bei rheumatoider Arthritis reduzieren kann.

Mangel an Magensäure und Rheuma

Ein Mangel an Magensäure, auch Hypochlorhydrie genannt, kann die Verdauung und die Aufnahme von Nährstoffen beeinträchtigen, was rheumatische Erkrankungen beeinflussen kann. Magensäure ist wichtig für die Verdauung von Proteinen und die Aufnahme von Vitaminen und Mineralstoffen wie Vitamin B12, Eisen und Kalzium. Ein Mangel an diesen Nährstoffen kann die Immunfunktion beeinträchtigen und die Gesundheit der Knochen und Gelenke schwächen, was bei Rheumapatienten zu einer Verschlechterung der Symptome führen kann.

Ein Mangel an Magensäure kann zu einer Überwucherung von Bakterien im Dünndarm führen (SIBO). Diese Bakterien können Toxine produzieren und die Darmbarriere schädigen, was das Immunsystem aktiviert und Entzündungen verstärkt. Dies kann wiederum die Symptome von Rheuma verschlimmern.

Der Darm und seine Bakterien spielen eine entscheidende Rolle bei der Entstehung und dem Verlauf von rheumatischen Erkrankungen. Eine gestörte Darmflora kann die Entzündung im Körper verstärken und die Symptome verschlimmern, während eine gesunde Darmflora mit einer Vielzahl nützlicher Bakterien wie Lactobacillus und Bifidobacterium die Entzündung lindern kann. Ein Mangel an Magensäure kann ebenfalls die Darmgesundheit und damit auch rheumatische Erkrankungen negativ beeinflussen. Daher ist es wichtig, auf eine ausgewogene Ernährung und eine gesunde Darmflora zu achten, um die Symptome von Rheuma zu kontrollieren. Bedacht werden muss vor allem auch, dass unsere Darmbakterien regelmäßig gefüttert werden müssen. Unser Mikrobiom ist wie ein Tamagotchi – es möchte regelmäßig gefüttert und bewässert und auch gut behandelt werden. Nur dann können die Bakterienstämme, die für die Verdauung, den Schleimhautaufbau/Schleimhautschutz, Nährstoffaufnahme, Förderung des Immunsystems etc. zuständig sind, erhalten werden.

Im Darm können entzündungsfördernde Interleukine und Zytokine produziert werden, die rheumatische Erkrankungen verstärken können. Diese entzündlichen Botenstoffe spielen eine zentrale Rolle in der

Kommunikation des Immunsystems und können sowohl lokal im Darm als auch systemisch, also im gesamten Körper, entzündliche Prozesse fördern.

Wenn das Gleichgewicht der Darmflora gestört ist (Dysbiose), können bestimmte schädliche Bakterienarten überhandnehmen. Diese Bakterien können die Darmschleimhaut reizen und die Integrität der Darmbarriere beeinträchtigen. Dies führt dazu, dass Bakterienbestandteile wie Lipopolysaccharide (LPS) und andere Entzündungsauslöser in die Blutbahn gelangen. Diese Substanzen aktivieren das Immunsystem und können zur Produktion von entzündungsfördernden Zytokinen und Interleukinen führen. Eine gestörte Darmbarriere, auch als "Leaky Gut" (durchlässiger Darm) bekannt, kann dazu führen, dass unverdaute Nahrungspartikel, Toxine und pathogene Mikroorganismen in den Blutkreislauf gelangen. Dies kann eine Immunreaktion auslösen und die Produktion von entzündlichen Zytokinen wie Tumornekrosefaktor-alpha (TNF-α), Interleukin-6 (IL-6) und Interleukin-1β (IL-1β) fördern. Diese Zytokine sind bekannte Verstärker von Entzündungsprozessen, die auch die Gelenke betreffen. Einmal produziert, können diese Zytokine und Interleukine vom Darm aus in den Blutkreislauf gelangen und systemische Entzündungen auslösen. Diese systemische Entzündung betrifft dann nicht nur den Darm, sondern auch andere Gewebe und Organe, einschließlich der Gelenke. Bei Menschen mit Rheuma können diese Entzündungsmediatoren zu einer Verschlimmerung der Gelenkschmerzen, Schwellungen und Zerstörung des Gelenkgewebes führen. Die rheumatoide Arthritis ist eine Autoimmunerkrankung, bei der das Immunsystem irrtümlich die eigenen Gelenke angreift. Entzündungsfördernde Zytokine aus dem Darm können diese Autoimmunreaktion anheizen, indem sie Immunzellen aktivieren, die gegen das eigene Gewebe gerichtet sind. Dies führt zu einer verstärkten Gelenkentzündung und kann den Krankheitsverlauf beschleunigen. Daher ist die Gesundheit des Darms von großer Bedeutung für die Kontrolle von rheumatischen Erkrankungen. Eine gezielte Pflege der

Darmflora könnte helfen, entzündliche Prozesse zu reduzieren und die Symptome zu lindern.

Ob ein Mangel an Magensäure vorliegt, kann recht einfach und unkompliziert getestet werden. Man braucht dafür lediglich ein kleines Glas stilles Wasser (zimmerwarm) sowie einen Teelöffel Natriumbicarbonat (Kaisernatron). Natriumbicarbonat ins Wasser geben, verrühren und das Gemisch dann morgens, unmittelbar nach dem Aufstehen, auf ex trinken. Kommt innerhalb von 2 - 5 Minuten ein Aufstoßen zustande, ist davon auszugehen, dass ausreichend Magensäure vorhanden ist. Kommt kein Aufstoßen innerhalb von 2 - 5 Minuten, scheint der Magen trocken zu liegen und es wird nicht genügend Magensäure produziert.

Natriumbicarbonat ($NaHCO_3$) reagiert mit der Salzsäure (HCL) im Magen zu Natriumchlorid, Wasser und Kohlendioxid. Die Bildung von Kohlendioxid im Magen führt zu einer Gasbildung, die sich als Aufstoßen äußert. Die Zeit, die benötigt wird, um aufzustoßen, gibt Hinweise auf die Menge an Magensäure. Neben dem Natrontest gibt es noch den HCL-Test bzw. Betain-Test. Bei diesem Test nimmt man Kapsel mit Betain-HCL während einer Mahlzeit ein. Wenn keine Beschwerden auftreten, kann dies auf einen Mangel an Magensäure hinweisen. Eine negative Reaktion, wie zum Beispiel Sodbrennen, deutet darauf hin, dass möglicherweise bereits genügend Magensäure vorhanden war.

Beim Gastrin-Test, einem Bluttest, wird die Konzentration des Hormons Gastrin gemessen. Dieses Hormon stimuliert die Produktion von Magensäure. Hohe Gastrinwerte können auf eine Überproduktion von Magensäure hinweisen, während niedrige Werte auf eine Unterproduktion hinweisen.

Beim Schwedenbitter-Test wird ein Trunk aus Sauerkrautsaft oder Kohlsaft eingenommen. Die Reaktion des Körpers auf diesen Trunk gibt Hinweise auf die Magensäureproduktion. Durchgeführt wird der Test auf nüchternen Magen. Eine bestimmte Menge an Sauerkraut-/ oder Kohlsaft wird dafür betrunken. Diese Säfte enthalten natürliche

Säuren und Enzyme, die den Verdauungsprozess simulieren können. Nach dem Konsum der Flüssigkeit wird beobachtet, wie der Körper reagiert. Es wird insbesondere auf Symptome wie Blähungen, Aufstoßen und Unwohlsein geachtet. Die Zeit, die benötigt wird, um Symptome wie Blähungen oder Aufstoßen zu entwickeln, kann Hinweise auf die Magensäureproduktion geben.

Normalerweise sollte eine gesunde Menge Magensäure vorhanden sein, um die in den Säften enthaltenen Säuren zu neutralisieren. Führt der Konsum des Saftes zu schnellen Blähungen oder häufigem Aufstoßen, deutet dies auf eine ausreichende Magensäureproduktion hin. Die Säure im Saft wird neutralisiert und es kommt zu einer schnellen Reaktion im Magen-Darm-Trakt. Kommt es nach dem Trinken des Safts zu keiner nennenswerten Reaktion, kann dies auf eine reduzierte Magensäureproduktion hinweisen. Der Magen bzw. die Magensäure ist nicht in der Lage, die Säuren effizient zu neutralisieren.

Da kaum jemand Blähungen haben mag, lasse ich diesen Test in der Praxis nie machen. Ich erwähne ihn hier nur der Vollständigkeit halber. Ich lasse mittels Natrontest testen, ob ausreichend Magensäure vorhanden ist. Der Test geht schnell, ist unkompliziert und meiner Meinung nach sehr aussagefähig. Kommt bei dem Test heraus, dass der Magen nicht ausreichend Magensäure produziert, sollte man versuchen, herauszufinden, warum das so ist, welche Ursache sich dahinter verbirgt.

Ein Mangel an Vitamin B6 kann zum Beispiel die Gastrinproduktion und damit die Produktion der Magensäure beeinträchtigen. Auch Stress kann dazu führen, dass weniger oder auch gar keine Magensäure produziert wird. Patienten, die regelmäßig Pantoprazol oder Omeprazol einnehmen, haben ebenfalls keine Magensäure, da das Medikament die Bildung verhindert. Ein gewünschter Effekt bei Magenschleimhautentzündungen (Gastritis), um die Schleimhäute in Ruhe ausheilen lassen zu können. Für den langfristigen Einsatz ist das Medikament allerdings überhaupt nicht geeignet. In einer Studie mit 6 Millionen US-Veteranen wurde über 5 Jahre zwei unterschiedliche

Säureblocker dokumentiert. Darunter waren 275.000 Patienten, denen die Ärzte PPI verschrieben hatten, sowie fast 75.000 Patienten, die H2-Blocker erhalten hatten, die die Magensäureproduktion weniger stark als PPI vermindern.
Die PPI-Nutzer hatten ein um 25 Prozent erhöhtes Sterberisiko gegenüber Nutzern von H2-Blockern. (Zitat Ärzteblatt)
Neben der erhöhten Sterblichkeit kommt es auch zu einem deutlich erhöhten Risiko für Demenz, Magenkrebs, Darmkrebs, Osteoporose, Depressionen etc. Die Zahlen sprechen auch hier für sich.
Nimmt man die sogenannten PPIs über einen längeren Zeitraum, ist das Absetzen oft schier unmöglich, da es zum Rebound Effekt kommt, also zur verstärkten Freisetzung von Magensäure. Die bis dahin verschlossenen Zellen des Magens öffnen alle gleichzeitig. Ein stufenweises Absetzen ist empfehlenswert, am besten auch mit Hilfe eines erfahrenen Heilpraktikers oder ganzheitlich arbeitenden Arztes.

Die dauerhafte Einnahme von Omeprazol/Pantoprazol blockiert nicht nur die Bildung von Magensäure, sondern blockiert auch die Verdauung und das Zersetzen der aufgenommenen Lebensmittel, sowie die Aufnahme von Magnesium, Eisen, Vitamin B12 und Proteinen/Aminosäuren im Magen.
Wird die Nahrung nicht zersetzt und in ihre Bestandteile zerlegt, können Nährstoffe nicht aus dem Lebensmittel geholt und aufgenommen werden. Egal, wie gesund ich mich ernähre, wertvolle Nährstoffe gehen verloren. Ab dem 30. Lebensjahr verlieren wir ca. 1% Kollagen jährlich. Kommen dann noch Nährstoffmängel dazu, kann der Knorpel nicht ausreichend versorgt werden. Es kommt zum vermehrten Abbau von Knochensubstanz, Knorpel und Kollagen.
Nicht nur Magensäureblocker begünstigen die Entstehung und Entwicklung von Arthrose, sondern auch sogenannte Gyrasehemmer – Antibiotika wie Ciprofloxacin, Ofloxacin. Sie stehen in Verdacht, den Korpelabbau zu begünstigen und die Chondrozyten an der Regeneration und Reparatur zu hindern.

Wer täglich Pantoprazol/Omeprazol/Esomeprazol einnimmt, sollte regelmäßig sein Gesamteiweiß, Vitamin B6 (Cystathionin – gemessen im Urin), Holotranscobalamin, Homocystein, Magnesium, Calcium, Ferritin, Vitamin D und Aminosäuren kontrollieren lassen.

Östrogen und Progesteron, die beiden Hauptgeschlechtshormone bei Frauen, haben einen bedeutenden Einfluss auf das Immunsystem und damit auch auf rheumatische Erkrankungen. Ihr Einfluss auf Rheuma ist komplex und kann sowohl schützende als auch verschlechternde Wirkungen haben, abhängig von Faktoren wie Alter, Hormonspiegeln und Lebensphase (z. B. Menstruationszyklus, Schwangerschaft, Menopause).

Östrogen hat eine modulierende Wirkung auf das Immunsystem. Es kann sowohl entzündungshemmend als auch entzündungsfördernd wirken, je nach Konzentration und Kontext. In moderaten Mengen hat Östrogen eine schützende und entzündungshemmende Wirkung. Es fördert die Produktion von antientzündlichen Zytokinen und unterstützt die Immunabwehr, was dazu beitragen kann, Autoimmunerkrankungen wie rheumatoide Arthritis in Schach zu halten. Dies könnte ein Grund dafür sein, dass Frauen vor der Menopause, wenn die Östrogenspiegel normal hoch sind, tendenziell weniger schwere Symptome haben. Während des Menstruationszyklus schwankt der Östrogenspiegel, was auch Auswirkungen auf die rheumatischen Symptome haben kann. Einige Frauen berichten von einer Verschlechterung ihrer Symptome in der Zeit vor der Menstruation, wenn die Östrogenspiegel niedriger sind. Während der Schwangerschaft steigen die Östrogenspiegel stark an, was oft zu einer Verbesserung der Symptome führt. Nach der Geburt, wenn die Hormonspiegel wieder absinken, können sich die Symptome jedoch häufig verschlimmern. Nach der Menopause sinken die Östrogenspiegel deutlich ab, was mit einem erhöhten Risiko für die Entwicklung oder Verschlechterung von Rheuma einhergehen kann. Der Rückgang des Östrogens kann die entzündungshemmende Schutzwirkung verringern, was dazu führt, dass die Erkrankung nach der Menopause oft schwerer verläuft. Während moderate Mengen an Östrogen entzündungshemmend wirken, kann eine übermäßige Menge an Östrogen paradoxerweise die Entzündungsprozesse fördern. Diese erhöhte Entzündungsaktivität kann die Symptome verstärken.

Progesteron hat ebenfalls immunmodulierende Eigenschaften, die das Immunsystem beeinflussen können. Ähnlich wie Östrogen hat Progesteron tendenziell eine entzündungshemmende Wirkung. Es hilft, die Immunantwort zu regulieren und kann dazu beitragen, übermäßige Entzündungsreaktionen zu dämpfen. Dies kann insbesondere während der Schwangerschaft relevant sein, wenn die Progesteronspiegel erhöht sind. Progesteronspiegel steigen in der zweiten Hälfte des Menstruationszyklus an (Lutealphase) und können in dieser Phase eine gewisse entzündungshemmende Wirkung entfalten. Einige Frauen bemerken eine leichte Linderung der Symptome in dieser Phase. Während der Schwangerschaft sind Progesteronspiegel ebenfalls erhöht, was zusätzlich zur Verbesserung der Symptome beitragen kann.

Progesterondominanz ist weniger häufig, kann aber ebenfalls Einfluss auf rheumatische Erkrankungen haben. Eine übermäßige Menge an Progesteron kann die Immunantwort zu stark unterdrücken. Dies könnte theoretisch zu einer Verringerung der Symptome führen, birgt jedoch das Risiko, dass der Körper weniger effektiv gegen Infektionen vorgeht, die bei Rheuma-Patienten häufiger auftreten können.

Viren und Bakterien

Im Laufe unseres Lebens nehmen wir alle zahlreiche Viren und Bakterien auf. Diese Erreger können mehr oder auch weniger aktiv sein, je nachdem, wie gut unser Immunsystem arbeitet. Wird das Immunsystem stark unterdrückt (supprimiert), können aufgenommene Erreger aktiv werden und sich vermehren. Supprimiert wird das Immunsystem zum Beispiel durch starken Stress, durch übermäßige sportliche Belastung, durch Medikamente wie Kortison oder auch immunsupprimierende Medikamente. Viele sind sich der Tragweite von Bakterien und Viren überhaupt nicht bewusst und haben auch nicht auf dem Schirm, dass Erreger latent aktiv sein können. Das Beispiel des Herpes Virus macht es wohl am besten klar. Die meisten tragen das Herpesvirus in sich, aber nicht bei allen ist es immer sichtbar. Einige bekommen den typischen Herpesausschlag nur dann, wenn ihr Immunsystem mit anderen Dingen beschäftigt oder unterdrückt ist. Zum Beispiel bei Fieber, bei Ekelgefühl, Sonneneinstrahlung. Der Erreger ist immer da und nutzt Lücken im System, um sich vermehren und präsentieren zu können. Auf diese Weise arbeitet nicht nur das Herpesvirus, sondern alle Erreger. Ziel sollte es hier sein, das Immunsystem zu stabilisieren, damit es Erreger dauerhaft gut im Griff hat.

Streptococcus pyogenes: Diese Bakterien sind für die akute rheumatische Fiebererkrankung verantwortlich, die durch eine unbehandelte Streptokokken-Infektion im Hals (z.B. Scharlach oder Mandelentzündung) ausgelöst werden kann. Diese Erkrankung kann zu rheumatischen Herzerkrankungen führen.

Borrelia burgdorferi: Diese Bakterien sind die Erreger der Lyme-Borreliose. In fortgeschrittenen Stadien kann die Erkrankung zu Arthritis führen, insbesondere in den großen Gelenken wie den Knien.

Chlamydia trachomatis: Diese Bakterien sind häufig mit reaktiver Arthritis (einer Form der Spondyloarthritis) verbunden, die nach einer Infektion der Harnwege oder des Genitaltrakts auftreten kann.

Yersinia, Salmonella, Shigella, und Campylobacter: Diese Erreger können nach Darminfektionen eine reaktive Arthritis auslösen.

Epstein-Barr-Virus (EBV): Dieses Virus wird mit dem Auftreten von systemischem Lupus erythematodes (SLE) in Verbindung gebracht. EBV kann das Immunsystem beeinflussen und die Entstehung von Autoimmunerkrankungen begünstigen.

Das **Sjögren-Syndrom** ist eine Autoimmunerkrankung, die primär die Speicheldrüsen und Tränendrüsen betrifft, was zu Trockenheit von Mund und Augen führt.
Auch hier gibt es Hinweise, dass EBV eine Rolle spielen könnte: EBV hat eine Vorliebe für Epithelzellen in den Speicheldrüsen, und das Virus kann in diesen Zellen persistieren. Die chronische Infektion dieser Zellen könnte das Immunsystem dazu anregen, die Drüsen anzugreifen, was ein charakteristisches Merkmal des Sjögren-Syndroms ist. Wie bei der rheumatoiden Arthritis könnte die anhaltende Aktivierung von B-Zellen durch EBV zu einer übermäßigen Autoimmunreaktion führen. Es wurde gezeigt, dass bei Patienten mit Sjögren-Syndrom erhöhte EBV-Antikörper vorhanden sind, was auf eine Beteiligung des Virus an der Erkrankung hindeutet. Epstein-Barr Viren können die Bildung von Autoantikörpern wie Anti-Ro/SSA und Anti-La/SSB fördern, die oft bei Patienten mit Sjögren-Syndrom zu finden sind.

Hepatitis-B- und Hepatitis-C-Viren: Diese Viren können chronische Entzündungen hervorrufen und stehen in Zusammenhang mit verschiedenen Formen der Vaskulitis, einer Entzündung der Blutgefäße, die bei einigen rheumatischen Erkrankungen auftritt.

Parvovirus B19: Dieser Erreger wird mit der Entwicklung von chronischer Polyarthritis in Verbindung gebracht, die rheumatoider Arthritis ähnlich ist.

HIV: Das menschliche Immunschwächevirus kann eine Vielzahl von rheumatischen Manifestationen hervorrufen, einschließlich reaktiver Arthritis und Psoriasis-Arthritis.

Auch nach einer **COVID-19-Infektion** kann es zu rheumatischen Erkrankungen oder Symptomen kommen. Dies ist ein Phänomen, das zunehmend dokumentiert wird, insbesondere im Zusammenhang mit dem sogenannten "Post-COVID-Syndrom" oder "Long COVID". COVID-19 kann bei einigen Patienten eine übermäßige Immunreaktion auslösen, die als "Zytokinsturm" bekannt ist. Diese systemische Entzündungsreaktion kann auch nach Abklingen der akuten Infektion anhalten und zu chronischen Entzündungen führen. In einigen Fällen kann das Immunsystem nach einer COVID-19-Infektion fehlgeleitet werden und körpereigenes Gewebe angreifen. Dies kann zu Autoimmunerkrankungen führen, darunter rheumatoide Arthritis, systemischer Lupus erythematodes oder Vaskulitis. Viele Patienten, die an Long COVID leiden, berichten von anhaltenden Gelenkschmerzen, Muskelbeschwerden und Müdigkeit. Diese Symptome können rheumatischen Erkrankungen ähneln und teilweise schwerwiegend sein. Es gibt mittlerweile einige Berichte über das Auftreten neuer rheumatischer Erkrankungen nach einer COVID-19-Infektion, wie z.B. reaktive Arthritis oder Polymyalgia rheumatica. Diese Erkrankungen treten manchmal Wochen bis Monate nach der Infektion auf und werden daher oft nicht mit der zuvor abgelaufenen Infektion in Verbindung gebracht.

Gerade die reaktive Arthritis kann nach Infektionen, einschließlich COVID-19, auftreten. Sie ist durch Gelenkentzündungen gekennzeichnet, die typischerweise mehrere Wochen nach der Infektion beginnen. COVID-19 kann entzündliche Prozesse in den Blutgefäßen auslösen, was zu Vaskulitis führen kann. Dies ist eine entzündliche Erkrankung der Blutgefäße, die ebenfalls mit rheumatischen Symptomen einhergeht. Es gibt Berichte, dass COVID-19 als Trigger für systemischer Lupus erythematodes wirken kann, insbesondere bei Personen, die genetisch prädisponiert sind. Leider kennen die wenigsten ihre genetische Prädisposition. Beim systemischen Lupus erythematodes spielen die Gene HLA-DRB1 (Human Leukocyte Antigen) eine Rolle, sowie TREX1 (Three Prime Repair Exonuclease 1), IRF5 (Interferon Regulatory Factor 5), STAT4 (Signal Transducer and Activator of Transcription 4),

PTPN22 (Protein Tyrosine Phosphatase, Non-Receptor Type 22), C1q (Komplementkomponente 1q – das wohl am meisten bekannte Gen in Bezug auf Lupus), BLK (B-Lymphoid Tyrosine Kinase). Die meisten Gene werden Ihnen nicht viel sagen. Aber es kommt tatsächlich schon mal vor, dass Ärzte genetische Analysen veranlassen, diese aber nicht ausreichend interpretieren oder mit den Patienten besprechen. In meiner Praxis kommt es recht häufig vor, dass Patienten mit Genanalysen zu mir kommen und ihnen gesagt wird, dass da alles in Ordnung ist und es keinerlei Auffälligkeiten gibt. Wenn ich mir dann die Auswertungen anschaue, sehe ich auf den ersten Blick, dass es bei dem ein oder anderen genetische Dispositionen und Auffälligkeiten gibt.

Ähnlich wie bei **Impfungen** kann das Virus selbst Proteine enthalten, die den körpereigenen ähneln, was das Immunsystem verwirren und Autoimmunreaktionen auslösen kann. In einigen Fällen könnten virale Partikel oder Antigene im Körper verbleiben und das Immunsystem weiterhin stimulieren, was zu chronischen Entzündungen führt. Es ist wichtig, rheumatische Symptome nach einer COVID-19-Infektion früh zu erkennen und zu behandeln, um Langzeitschäden zu vermeiden. Patienten mit postinfektiösen rheumatischen Beschwerden können von entzündungshemmenden Nahrungsergänzungsmitteln und Medikamenten profitieren. In besonders schwereren Fällen können auch immunmodulierende Therapien notwendig sein.

Es kann aber nicht nur nach Infektion mit COVID-19 zu rheumatischen Beschwerden kommen, sondern auch nach einer COVID-19-Impfung. Impfstoffe, einschließlich der COVID-19-Impfstoffe, stimulieren das Immunsystem, um eine Immunantwort gegen das Virus zu erzeugen. Diese Immunstimulation kann eine überschießende Reaktion auslösen, die zur Aktivierung von Autoimmunprozessen führt. Dies kann zur Entstehung oder Verschlechterung von Autoimmunerkrankungen wie rheumatoider Arthritis, systemischem Lupus erythematodes oder anderen entzündlichen Erkrankungen führen. Eine Theorie ist, dass die Proteine des Impfstoffs Ähnlichkeiten mit körpereigenen Proteinen aufweisen könnten, was zu einer Fehlreaktion des Immunsystems führen kann. Dies wird als molekulare Mimikry bezeichnet und ist eine mögliche Erklärung für die Auslösung autoimmuner Reaktionen nach einer Impfung. Es gibt einige Berichte über Fälle (siehe NDR Mediathek (21)), in denen Menschen nach der COVID-19-Impfung neu an rheumatischen Erkrankungen erkrankt sind. Dies betrifft vor allem Erkrankungen wie Polymyalgia rheumatica, rheumatoide Arthritis und Vaskulitis. Bei Patienten, die bereits an einer rheumatischen Erkrankung litten, wurde in einigen Fällen eine Verschlechterung der Symptome nach der Impfung berichtet.

Schwermetalle

Schwermetallbelastungen können Auslöser für rheumatische Erkrankungen oder Autoimmunerkrankungen sein. Verschiedene Schwermetalle können toxische Wirkungen auf das Immunsystem haben und Entzündungen oder Autoimmunreaktionen fördern. Hier sind einige der wichtigsten Schwermetalle, die damit in Verbindung gebracht werden, sowie die häufigsten Wege, wie sie in den Körper gelangen:
Quecksilber (Hg): Quecksilber kann das Immunsystem beeinträchtigen und Autoimmunreaktionen verstärken. Es wird mit Erkrankungen wie rheumatoider Arthritis und systemischem Lupus erythematodes in Verbindung gebracht.

Expositionsquellen: Amalgamfüllungen: Zahnfüllungen aus Amalgam enthalten Quecksilber, das über die Zeit freigesetzt und über den Mundschleim aufgenommen werden kann.

Fischkonsum: Einige Fischarten, insbesondere große Raubfische wie Thunfisch und Schwertfisch, enthalten hohe Quecksilberkonzentrationen.

Industrielle Emissionen: Quecksilber kann über Luftverschmutzung freigesetzt und durch die Nahrung oder Atmung aufgenommen werden.

Blei (Pb): Blei kann das Immunsystem schädigen und Autoimmunerkrankungen fördern. Es steht im Verdacht, die Entwicklung von rheumatoider Arthritis zu begünstigen.

Expositionsquellen: Alte Farben: In älteren Gebäuden verwendete bleihaltige Farben können durch Staub oder Abblättern aufgenommen werden.

Wasserleitungen: Alte Bleirohre können Blei ins Trinkwasser abgeben.

Umweltverschmutzung: Industrielle Verschmutzung kann Böden und Wasser mit Blei belasten.

Cadmium (Cd): Cadmium kann Entzündungen verstärken und das Risiko für Autoimmunerkrankungen erhöhen.

Expositionsquellen: Zigarettenrauch: Rauchen ist eine der Hauptquellen für Cadmiumexposition.

Lebensmittel: Cadmium kann in Nahrungsmitteln wie Getreide, Gemüse und Reis enthalten sein, wenn diese auf belasteten Böden angebaut werden.

Industrie: Arbeiter in der Metallverarbeitung oder in der Batterieherstellung können Cadmium ausgesetzt sein.

Arsen (As): Arsen kann das Immunsystem stören und Autoimmunreaktionen fördern.

Expositionsquellen: Trinkwasser: In einigen Gebieten kann Arsen im Trinkwasser vorkommen, entweder durch natürliche Vorkommen oder durch industrielle Verschmutzung.

Nahrung: Reis und Meeresfrüchte können hohe Arsenkonzentrationen aufweisen.

Industrielle Exposition: Arsen kann in bestimmten Arbeitsbereichen wie Bergbau oder Holzschutzmittelverarbeitung auftreten.

Orale Aufnahme: Über die Nahrung, Wasser oder verschluckten Staubpartikel.

Inhalation: Über die Atemwege durch kontaminierte Luft, insbesondere in industriellen Umgebungen oder beim Rauchen.

Dermale Aufnahme: Durch die Haut, besonders bei direktem Kontakt mit kontaminierten Materialien oder Böden.

Mechanismen der Schädigung:
Schwermetalle können im Körper oxidativen Stress erzeugen, der Zellen schädigt und Entzündungen fördert. Diese Metalle können direkt auf das Immunsystem wirken und Autoimmunreaktionen auslösen, indem sie die normale Funktion von Immunzellen stören.

Naturheilkundliche Behandlung von Rheuma

Die naturheilkundliche Behandlung zielt anfangs vorrangig auf die Linderung der Symptome.

Omega3: Eine Ernährung, die reich an Omega3-Fettsäuren (z.B. aus fettem Fisch wie Lachs, Chiasamen und Leinsamen), Antioxidantien (z.B. aus Beeren, grünem Blattgemüse) und entzündungshemmenden Gewürzen (z.B. Kurkuma, Ingwer) ist, kann helfen, Entzündungen zu reduzieren. Fischöl oder Algenöl erzielen mit etwa 1 - 3 Gramm pro Tag einen positiven, antientzündlichen Effekt. Auch höhere Dosierungen können sinnvoll sein. Ich selbst nehme täglich 5 Gramm Omega3 ein. Ich habe kein Rheuma, aber einen sehr stressigen Alltag und trage das ApoE4 Gen in mir, welches bekanntermaßen Alzheimer auslösen kann.

Reduktion von Zucker, gesättigten Fetten und verarbeiteten Lebensmitteln, die Entzündungen fördern können.

Phytotherapie (Kräuterheilkunde)

Kurkuma: Enthält Curcumin, das entzündungshemmende Eigenschaften hat.
Kapseln: 500 - 2.000 mg pro Tag, aufgeteilt in 2 - 3 Dosen. Wählen Sie Präparate, die Kurkumaextrakt mit hoher Bioverfügbarkeit enthalten (mit Piperin zur Verbesserung der Bioverfügbarkeit).

Ingwer: Wirkt entzündungshemmend und schmerzlindernd.
Kapseln oder Pulver: 500 - 1.000 mg pro Tag, aufgeteilt in 2 - 3 Dosen. Alternativ kann frisch geriebener Ingwer in die tägliche Ernährung integriert werden.

Weidenrinde: Enthält Salicylate, die schmerzlindernd wirken können.
Extrakt: 120 - 240 mg pro Tag. Weidenrinde enthält Salicylate, die schmerzlindernde Eigenschaften haben.

Teufelskralle: Wird traditionell zur Linderung von Gelenkschmerzen eingesetzt.
Extrakt: 600 - 1.200 mg pro Tag, aufgeteilt in 2 - 3 Dosen.

Boswellia (Weihrauch): Wirkt entzündungshemmend bei rheumatischen Erkrankungen.
Extrakt: 300 - 500 mg standardisierter Boswellia-Extrakt, 2 - 3x täglich.

Akupunktur kann Schmerzen lindern und die Funktion der betroffenen Gelenke verbessern. Die Behandlung erfolgt durch das Setzen von Nadeln an spezifischen Punkten des Körpers, um das Gleichgewicht der Energie (Qi) zu fördern und Entzündungen zu reduzieren.

Kältetherapie: Durch das Auftragen von Kältepackungen können akute Entzündungen und Schmerzen gelindert werden. Ich persönlich bin großer Fan von Kältekammern oder auch vom Eisbaden und würde meine Empfehlung dahingehend aussprechen, es zumindest mal zu versuchen. Am besten aber in Begleitung einer Kältekammer-/Eisbaden-erfahrenen Person.

Wärmetherapie: Wärmebehandlungen wie Wärmepackungen oder Bäder können Muskelverspannungen lösen und die Gelenkbeweglichkeit verbessern.

Bewegungstherapie
Sanfte Bewegung: Regelmäßige, schonende Bewegung wie Schwimmen, Yoga oder Tai Chi kann die Gelenkbeweglichkeit verbessern und Schmerzen reduzieren, ohne die Gelenke zu überlasten.

Physiotherapie und Osteopathie: Individuelle Übungen zur Stärkung der Muskulatur und Verbesserung der Gelenkfunktion können hilfreich sein.

Nahrungsergänzungsmittel
Glucosamin und Chondroitin: Diese können bei Gelenkbeschwerden unterstützend wirken.

Glucosamin: 1.500 mg pro Tag.
Chondroitin: 1.200 mg pro Tag.

Oft werden diese zusammen in Kombinationspräparaten angeboten.

Kollagen: Kann zur Unterstützung des Gelenkgewebes beitragen.
Hydrolysiertes Kollagen: 10 - 15 Gramm pro Tag.

Vitamin D: Unterstützt die Knochengesundheit und das Immunsystem. Vitamin D sollte immer zuvor über das Blut gemessen und entsprechend angepasst dosiert werden.

Entspannungstechniken
Meditation und Atemübungen: Helfen, Stress abzubauen, der Entzündungen und Schmerzen verschärfen kann.

Autogenes Training: Kann zur Schmerzlinderung und zur Verbesserung des Wohlbefindens beitragen.

Detox-Methoden
Entgiftungskuren: Unterstützung des Körpers bei der Ausscheidung von Toxinen kann hilfreich sein. Dies sollte jedoch mit Vorsicht und In Absprache mit einem Fachmann/Fachfrau erfolgen.

Ätherische Öle: Öle wie Rosmarin, Pfefferminze oder Lavendel können durch Massagen oder Inhalationen schmerzlindernd wirken.

Homöopathie
Homöopathische Mittel: Es gibt spezifische homöopathische Mittel, die bei rheumatischen Beschwerden eingesetzt werden. Die Wahl des Mittels erfolgt individuell und sollte von einem erfahrenen Homöopathen getroffen werden.

Darmtherapeutika

Probiotika: 1 - 10 Milliarden koloniebildende Einheiten (KBE) pro Tag. Die Dosierung hängt von der spezifischen Formulierung ab und sollte den Empfehlungen des Heilpraktikers oder ganzheitlichen Arztes folgen.

L-Glutamin: 5 – 10 Gramm pro Tag zur Unterstützung der Darmgesundheit und zur Förderung der Heilung der Darmschleimhaut.

B-Vitamine
Vitamin B6 (Pyridoxin): 10 – 100 mg pro Tag, abhängig von individuellen Bedürfnissen und Empfehlungen. Gut ist eine bioaktive Form des Vitamin B6, da der Körper diese Form direkt nutzen kann. Im Gegensatz dazu müssen die nicht aktiven Formen von Vitamin B6, wie Pyridoxin-Hydrochlorid zuerst in der Leber in P5P (Pyridoxal-5-Phosphat) umgewandelt werden, bevor sie vom Körper verwendet werden können. Diese Umwandlung ist nicht bei jedem Menschen gleich effizient, was dazu führen kann, dass manche Personen nicht genügend aktives Vitamin B6 aus den üblichen Formen erhalten.

Vitamin B12 (Cobalamin):
Oral: 500 – 1.000 µg pro Tag oder wöchentliche Injektionen (je nach Bedarf und ärztlicher Empfehlung).

Folsäure: 400 – 800 µg pro Tag.

Wichtiger Hinweis:
Es ist wichtig, naturheilkundliche Ansätze als Ergänzung zur konventionellen medizinischen Behandlung zu betrachten und immer in Absprache mit einem ganzheitlichen Arzt oder Heilpraktiker anzuwenden. Die Wirksamkeit und Sicherheit naturheilkundlicher Methoden

können variieren, und eine individuelle Anpassung der Behandlung ist oft erforderlich.

Zusammengefasst: Rheumatische Erkrankungen, wie rheumatoide Arthritis, sind meist autoimmuner Natur, bei der das Immunsystem das eigene Gewebe angreift. Umweltfaktoren, genetische Veranlagung und Infektionen können das Risiko für die Entwicklung von Rheuma erhöhen.

Das Immunsystem

Das Immunsystem ist eines der komplexesten und faszinierendsten Systeme unseres Körpers. Es schützt uns tagtäglich vor schädlichen Eindringlingen wie Viren, Bakterien, Pilzen und Parasiten, die überall in unserer Umgebung lauern. Doch das Immunsystem kann noch mehr: Es erkennt und zerstört auch entartete Körperzellen, die sich zu Krebs entwickeln könnten, und hält so unseren Körper gesund und funktionsfähig.

Das angeborene Immunsystem

Die erste Verteidigungslinie

Das angeborene Immunsystem ist die erste Schutzbarriere unseres Körpers. Es ist von Geburt an aktiv und reagiert sofort auf Eindringlinge, ohne dass es eine spezifische „Erinnerung" an diese braucht. Diese schnelle Reaktion ist jedoch eher unspezifisch und richtet sich gegen eine breite Palette von Erregern.

Die Zellen des angeborenen Immunsystems:

Makrophagen: Makrophagen sind große, bewegliche Zellen, die schädliche Mikroorganismen wie Bakterien, abgestorbene Zellen und andere Fremdstoffe "fressen" und verdauen. Sie spielen eine Schlüsselrolle bei der Reinigung unseres Gewebes und der Aktivierung des erworbenen Immunsystems. Makrophagen patrouillieren ständig durch das Gewebe und sorgen dafür, dass potenziell gefährliche Eindringlinge schnell beseitigt werden.

Neutrophile: Neutrophile sind die häufigsten weißen Blutkörperchen und die "Frontsoldaten" des Immunsystems. Sobald sie eine Infektion erkennen, strömen sie in großer Zahl zum Infektionsort, wo sie die Eindringlinge durch Phagozytose (das "Auffressen" der Mikroorganismen) bekämpfen und verdauen. Ihre Lebensdauer ist relativ kurz, aber ihre Effektivität ist hoch, besonders bei der Bekämpfung von bakteriellen Infektionen.

Dendritische Zellen: Diese Zellen sind wie die Späher des Immunsystems. Sie befinden sich an den Grenzflächen unseres Körpers, wie der Haut und den Schleimhäuten, und sind ständig auf der Suche nach fremden Eindringlingen. Sobald sie einen Erreger entdecken, nehmen sie ihn auf, verarbeiten ihn und präsentieren Fragmente des Erregers (Antigene) den Zellen des erworbenen Immunsystems. Diese Präsentation ist entscheidend für die Auslösung einer spezifischen Immunantwort.

Natürliche Killerzellen (NK-Zellen): NK-Zellen sind darauf spezialisiert, infizierte oder entartete Zellen zu erkennen und zu zerstören. Sie spielen eine wichtige Rolle bei der Abwehr von Virusinfektionen und der Bekämpfung von Tumoren. NK-Zellen agieren schnell und benötigen keine spezifische Antigenerkennung, um ihre Zielzellen zu eliminieren.

Das erworbene Immunsystem

Die spezialisierte Verteidigung
Während das angeborene Immunsystem eine schnelle und allgemeine Abwehrreaktion bietet, ist das erworbene Immunsystem spezialisierter und anpassungsfähiger. Es entwickelt sich im Laufe unseres Lebens und "lernt" aus den Begegnungen mit spezifischen Krankheitserregern. Eine der herausragendsten Eigenschaften des erworbenen Immunsystems ist seine Fähigkeit, sich an bestimmte Erreger zu erinnern und bei einem erneuten Kontakt schneller und stärker zu reagieren – dies wird als immunologisches Gedächtnis bezeichnet.

Die Zellen des erworbenen Immunsystems

T-Zellen: T-Zellen sind eine zentrale Komponente des erworbenen Immunsystems und erfüllen verschiedene Aufgaben. Sie entstehen im Knochenmark und reifen im Thymus, einem kleinen Organ im Brustkorb.

T-Helferzellen: T-Helferzellen unterstützen andere Immunzellen, indem sie Botenstoffe (Zytokine) freisetzen, die die Immunantwort koordinieren. Sie "dirigieren" die Immunabwehr, indem sie den Angriff gegen Erreger verstärken und die Produktion von Antikörpern durch B-Zellen anregen.

Zytotoxische T-Zellen: Diese T-Zellen sind darauf spezialisiert, infizierte oder entartete Körperzellen zu erkennen und direkt zu zerstören. Sie sind besonders effektiv bei der Bekämpfung von Virusinfektionen und der Abwehr von Tumorzellen.

Regulatorische T-Zellen: Regulatorische T-Zellen (Tregs) haben die Aufgabe, das Immunsystem im Gleichgewicht zu halten und überschießende Immunreaktionen zu verhindern. Sie sind wichtig, um Autoimmunerkrankungen zu vermeiden, bei denen das Immunsystem fälschlicherweise körpereigenes Gewebe angreift.

B-Zellen: B-Zellen sind die "Waffenfabrik" des Immunsystems. Sie produzieren Antikörper, spezielle Proteine, die spezifisch an fremde Substanzen (Antigene) binden und sie neutralisieren oder markieren, damit andere Immunzellen sie leichter erkennen und zerstören können. Einige B-Zellen speichern Informationen über frühere Erreger und ermöglichen dem Körper eine schnellere und effektivere Reaktion bei erneutem Kontakt – dies ist die Grundlage für die Wirksamkeit von Impfungen.

Andere wichtige Komponenten des Immunsystems

Antikörper: Antikörper sind Y-förmige Proteine, die von B-Zellen produziert werden. Sie binden sich spezifisch an Antigene, wie Teile von Viren oder Bakterien, und neutralisieren diese direkt oder markieren sie zur Zerstörung durch andere Immunzellen. Antikörper spielen auch eine Rolle bei der Aktivierung des Komplementsystems, einer Gruppe von Proteinen, die die Immunabwehr unterstützen.

Zytokine: Zytokine sind Botenstoffe, die von Immunzellen ausgeschüttet werden, um andere Immunzellen zu aktivieren und die Immunantwort zu steuern. Sie können Entzündungsreaktionen verstärken oder dämpfen und sind entscheidend für die Kommunikation zwischen den verschiedenen Zellen des Immunsystems.

Das Zusammenspiel des angeborenen und des erworbenen Immunsystems ist entscheidend für eine effektive Immunabwehr. Wenn beispielsweise ein Virus in den Körper eindringt, reagieren zunächst die Zellen des angeborenen Immunsystems. Makrophagen und dendritische Zellen erkennen den Eindringling, nehmen ihn auf und beginnen, ihn zu verdauen. Gleichzeitig aktivieren sie das erworbene Immunsystem, indem sie den T-Zellen die Antigene des Erregers präsentieren.
Die T-Helferzellen setzen daraufhin Zytokine frei, die andere Immunzellen anlocken und aktivieren. B-Zellen beginnen, spezifische Antikörper gegen den Erreger zu produzieren, während zytotoxische T-Zellen die infizierten Körperzellen angreifen und zerstören. Das immunologische Gedächtnis sorgt dafür, dass der Körper bei einem erneuten Kontakt mit dem Erreger schneller und stärker reagieren kann.

Angeborenes vs. Erworbenes Immunsystem

Das angeborene Immunsystem ist schnell und reagiert auf eine breite Palette von Bedrohungen, ist jedoch unspezifisch und erkennt keine speziellen Krankheitserreger. Es ist sozusagen die "erste Verteidigungslinie", die Eindringlinge schnell angreift, aber keine dauerhafte Immunität aufbaut.

Das erworbene Immunsystem hingegen ist langsamer, aber viel spezifischer. Es entwickelt gezielte Abwehrstrategien gegen spezifische Erreger und erinnert sich an diese, um bei zukünftigen Infektionen schneller reagieren zu können. Dieses System ist die Grundlage für langanhaltende Immunität, wie sie durch Impfungen oder frühere Infektionen erworben wird.

Das Immunsystem ist ein energieintensives System, das ständig im Hintergrund arbeitet, um unseren Körper zu schützen. Die genaue Menge an Energie, die das Immunsystem benötigt, variiert stark und hängt von mehreren Faktoren ab, darunter der allgemeine Gesundheitszustand, das Vorhandensein von Infektionen, Stress und andere körperliche Aktivitäten. Während es schwierig ist, den Energieverbrauch des Immunsystems in exakten Zahlen oder Watt auszudrücken, gibt es einige Ansätze, die uns eine Vorstellung davon geben können.

Unter normalen Bedingungen, wenn keine Infektion oder Entzündung vorliegt, verbraucht das Immunsystem etwa 10 – 15% des gesamten täglichen Energieumsatzes eines Menschen. Dieser Anteil kann jedoch erheblich steigen, wenn das Immunsystem aktiv gegen Infektionen oder Krankheiten kämpft. Bei einer schweren Infektion oder Entzündung kann der Energiebedarf des Immunsystems sogar bis zu 30 – 40% des gesamten Energieverbrauchs des Körpers ausmachen.

Der tägliche Energieverbrauch eines durchschnittlichen Erwachsenen liegt bei etwa 2.000 bis 2.500 Kilokalorien (kcal). 1 Kilokalorie entspricht etwa 1,162 Wattstunden (Wh), was bedeutet, dass ein Mensch täglich ungefähr 2.324 bis 2.905 Wattstunden Energie verbraucht. Wenn man davon ausgeht, dass das Immunsystem unter normalen Bedingungen etwa 10 – 15% dieser Energie benötigt, liegt der Energieverbrauch des Immunsystems bei etwa 232 bis 436 Wattstunden pro

Tag. In Watt ausgedrückt, entspricht dies einem kontinuierlichen Energieverbrauch von etwa 10 – 18 Watt.

Wenn das Immunsystem aktiviert wird, etwa durch eine Infektion, steigt der Energieverbrauch erheblich. Während eines solchen Aktivitätszustands, in dem das Immunsystem bis zu 40% des gesamten Energieumsatzes beanspruchen könnte, könnte der Verbrauch auf 929 – 1.162 Wattstunden pro Tag ansteigen, was einem kontinuierlichen Energieverbrauch von etwa 39 – 48 Watt entspricht.

Unverträgliche Nahrungsmittel

Wenn wir ständig etwas essen, das wir eigentlich nicht vertragen, kann das nicht nur Auswirkungen auf den Energieverbrauch, sondern verschiedene negative Auswirkungen auf den gesamten Körper haben. Diese können sowohl kurzfristig als auch langfristig auftreten und reichen von leichten Beschwerden bis hin zu ernsthaften gesundheitlichen Problemen.

Eine Nahrungsmittelunverträglichkeit kann zu einer ständigen Aktivierung des Immunsystems führen, da der Körper das unverträgliche Nahrungsmittel als „Eindringling" erkennt und versucht, es zu bekämpfen. Dies kann chronische Entzündungen im Körper auslösen, die sich auf verschiedene Organe und Gewebe auswirken. Langfristige Entzündungen stehen im Zusammenhang mit einer Vielzahl von Krankheiten, darunter Arthritis, Herzerkrankungen und sogar Krebs.

Das Essen von Nahrungsmitteln, die der Körper nicht verträgt, kann zu einer Reihe von Verdauungsbeschwerden führen, wie Blähungen, Durchfall, Verstopfung, Übelkeit und Magenschmerzen. Diese Symptome entstehen, weil der Körper Schwierigkeiten hat, das unverträgliche Nahrungsmittel zu verdauen und zu absorbieren, was zu einer gestörten Darmfunktion führt.

Die regelmäßige Einnahme von Nahrungsmitteln, die der Körper nicht verträgt, kann das Gleichgewicht der Darmflora stören. Eine gestörte Darmflora kann die Barrierefunktion des Darms beeinträchtigen und zu einem „Leaky Gut" (durchlässiger Darm) führen, bei dem Schadstoffe und unverdaute Nahrungspartikel in den Blutkreislauf gelangen und weitere Entzündungen und Autoimmunreaktionen auslösen.

Ein ständig aktiviertes Immunsystem, das immer wieder gegen unverträgliche Nahrungsmittel ankämpfen muss, kann mit der Zeit erschöpft werden. Dies kann das Immunsystem schwächen und die Anfälligkeit für Infektionen und andere Krankheiten erhöhen.

Durch die ständige Entzündung und die gestörte Verdauung kann es zu einer verminderten Aufnahme wichtiger Nährstoffe kommen. Dies kann zu Mangelerscheinungen führen, die sich auf verschiedene Aspekte der Gesundheit auswirken können, wie beispielsweise Hautprobleme, Haarausfall, Müdigkeit und ein geschwächtes Immunsystem.

Wenn jemand bereits an chronischen Krankheiten leidet, wie etwa chronisch entzündliche Erkrankungen, Autoimmunerkrankungen oder Allergien, kann der regelmäßige Verzehr von unverträglichen Nahrungsmitteln diese Erkrankungen verschlimmern. Chronische Entzündungen und ein gestresstes Immunsystem können die Symptome verstärken und die Krankheit schwieriger zu behandeln machen.

Ein gestörter Darm und chronische Entzündungen können auch hormonelle Ungleichgewichte fördern. Das Mikrobiom im Darm spielt eine wichtige Rolle bei der Regulation von Hormonen. Wenn das Gleichgewicht der Darmbakterien gestört ist, kann dies zu Problemen wie Insulinresistenz, Schilddrüsenproblemen und Störungen der Stresshormonregulation führen.

Neben den physischen Auswirkungen können auch psychische Symptome auftreten. Ein gestörter Darm kann die Produktion von Neurotransmittern wie Serotonin beeinträchtigen, was zu Stimmungsschwankungen, Angstzuständen und Depressionen führen kann.

Unser Immunsystem besteht aus einer Vielzahl von Zellen und Mechanismen, die, wie bereits erwähnt, gemeinsam daran arbeiten, den Körper vor Infektionen, Krankheiten und anderen Bedrohungen zu schützen.

T-Helferzellen

Eine weitere wichtige Komponente des Immunsystems sind die T-Helferzellen, die in zwei Haupttypen unterteilt werden: Th1 (T-Helferzellen Typ 1) und Th2 (T-Helferzellen Typ 2). Diese beiden Zelltypen spielen unterschiedliche Rollen im Immunsystem und müssen in einem gesunden Gleichgewicht zueinanderstehen, um eine optimale Immunantwort zu gewährleisten.

Th1-Zellen

Th1-Zellen sind hauptsächlich für die Abwehr von intrazellulären Pathogenen wie Viren und bestimmten Bakterien verantwortlich. Sie aktivieren Makrophagen und fördern die Produktion von entzündungsfördernden Zytokinen, wie Interferon-gamma (IFN-γ). Diese Zytokine helfen, infizierte Zellen zu eliminieren.

Wenn das Th1-System überaktiv ist, kann dies zu Autoimmunerkrankungen führen, bei denen das Immunsystem gesunde Zellen angreift.

Th2-Zellen

Th2-Zellen sind hauptsächlich für die Bekämpfung von extrazellulären Parasiten, wie Würmern, und für allergische Reaktionen verantwortlich. Sie fördern die Produktion von Antikörpern durch B-Zellen und die Ausschüttung von Zytokinen wie Interleukin-4 (IL-4).

Ein Übergewicht des Th2-Systems kann zu allergischen Reaktionen, Asthma und anderen atopischen Erkrankungen führen.

Th1/Th2-Balance

Die Balance zwischen Th1- und Th2-Zellen ist entscheidend für ein gut funktionierendes Immunsystem. Eine Verschiebung dieses Gleichgewichts in Richtung einer der beiden Seiten kann zu gesundheitlichen Problemen führen. Bei Autoimmunerkrankungen dominiert oft das Th1-System, während bei Allergien und Asthma das Th2-System überaktiv sein kann. Das Ziel ist es, diese beiden Arme des Immunsystems in einer gesunden Balance zu halten.

Um das Immunsystem auf natürliche Weise zu stärken und die Th1/Th2-Balance zu fördern, gibt es verschiedene Ansätze:

Antioxidantien: Lebensmittel, die reich an Antioxidantien sind (z. B. Beeren, grünes Blattgemüse, Nüsse), helfen, das Immunsystem zu unterstützen und Entzündungen zu reduzieren.

Omega3-Fettsäuren: Diese Fette, die in Fisch, Leinsamen und Walnüssen vorkommen, können Entzündungen verringern und eine gesunde Immunantwort fördern. Alternativ kann auch täglich Fisch- oder Algenöl eingenommen werden.

Probiotika und Präbiotika: Eine gesunde Darmflora ist entscheidend für ein starkes Immunsystem. Probiotische Lebensmittel wie Joghurt und fermentiertes Gemüse sowie präbiotische Ballaststoffe unterstützen die Darmgesundheit.

Vitamine und Mineralstoffe: Vitamin D, Vitamin C, Zink und Selen sind essenziell für die Immunfunktion. Eine ausgewogene Ernährung oder Nahrungsergänzungsmittel können sicherstellen, dass diese Nährstoffe in ausreichender Menge vorhanden sind.

Meditation und Achtsamkeit: Regelmäßige Meditation und Achtsamkeit können das Immunsystem stärken, indem sie Stress reduzieren und das hormonelle Gleichgewicht fördern.

Moderate Bewegung: Regelmäßige körperliche Aktivität verbessert die Immunfunktion und hilft, Stress abzubauen.

Echinacea: Diese Pflanze wird häufig verwendet, um das Immunsystem zu stärken und Infektionen abzuwehren. Sie kann insbesondere das Th1-System unterstützen.

Astragalus: Ein weiteres Kraut, das bekannt dafür ist, das Immunsystem zu stärken, indem es die Produktion von weißen Blutkörperchen anregt.

Kurkuma: Dank seines Wirkstoffs Curcumin hat Kurkuma starke entzündungshemmende Eigenschaften und kann helfen, das Immunsystem in Balance zu halten.

Pilze wie Reishi und Shiitake: Diese Heilpilze werden in der traditionellen Medizin verwendet, um das Immunsystem zu modulieren und die Th1/Th2-Balance zu unterstützen.

Schlaf

Ein gesunder Schlaf ist entscheidend für ein starkes Immunsystem. Während des Schlafs regeneriert sich das Immunsystem, und Hormone, die für die Immunfunktion wichtig sind, werden ausgeschüttet. Schlafmangel kann die Th1/Th2-Balance stören und das Immunsystem schwächen.

Quercetin: Ein Flavonoid, das in Obst und Gemüse vorkommt, unterstützt das Immunsystem und hilft, Entzündungen zu reduzieren.

Grüner Tee: Enthält Epigallocatechingallat (EGCG), das antioxidative Eigenschaften hat und das Immunsystem unterstützt.

Die **Balance zwischen Th1- und Th2-Zellen** ist entscheidend für die Gesundheit des Immunsystems. Eine gesunde Lebensweise mit einer ausgewogenen Ernährung, Stressreduktion, ausreichend Schlaf und der Einsatz pflanzlicher Heilmittel kann dazu beitragen, das Immunsystem zu unterstützen und die Th1/Th2-Balance zu fördern. Diese Maßnahmen helfen nicht nur, das Risiko für Infektionen zu reduzieren, sondern auch Autoimmunerkrankungen und Allergien vorzubeugen.

Zusätzlich zu den bereits besprochenen Aspekten gibt es einige weitere wichtige Punkte, die im Zusammenhang mit dem Immunsystem erwähnt werden sollten:

Das **Mikrobiom**, also die Gemeinschaft der Mikroorganismen in unserem Darm, spielt eine zentrale Rolle bei der Regulation des Immunsystems. Ein gesundes und vielfältiges Mikrobiom kann das Immunsystem stärken und Entzündungsprozesse im Körper regulieren. Ernährung, Antibiotika und Lebensstil haben einen erheblichen Einfluss auf das Mikrobiom. Eine ballaststoffreiche Ernährung, Probiotika und Präbiotika können helfen, das Mikrobiom gesund zu halten und damit auch das Immunsystem zu unterstützen.

Darmbakterien

Diverse **Darmbakterien** interagieren auf vielfältige Weise mit dem Immunsystem und beeinflussen seine Funktion und Reaktion auf verschiedene Herausforderungen. Hier sind einige der wichtigsten Darmbakterien, die das Immunsystem beeinflussen:

Bacteroides spp.: Bacteroides-Arten sind dominierende Bakterien im menschlichen Darm und spielen eine Schlüsselrolle bei der Verdauung von Ballaststoffen und der Produktion von kurzkettigen Fettsäuren (SCFAs) wie Butyrat. Diese SCFAs wirken entzündungshemmend und unterstützen die Barrierefunktion der Darmwand, wodurch sie das Immunsystem modulieren. Bacteroides spp. stimulieren die Produktion von regulatorischen T-Zellen (Tregs), die helfen, übermäßige Entzündungsreaktionen zu kontrollieren und Autoimmunität zu verhindern.

Firmicutes (z. B. Faecalibacterium prausnitzii): Faecalibacterium prausnitzii ist ein wichtiger Vertreter der Firmicutes und einer der Hauptproduzenten von Butyrat. Butyrat stärkt die Darmbarriere, hat entzündungshemmende Eigenschaften und fördert die Gesundheit der Darmzellen. Es unterstützt die Entwicklung von Tregs und unterdrückt entzündliche Zytokine wie TNF-α. Ein Mangel an Faecalibacterium prausnitzii wird mit entzündlichen Darmerkrankungen wie Morbus Crohn in Verbindung gebracht.

Lactobacillus spp.: Lactobacillen gehören zu den Milchsäurebakterien und sind häufig in fermentierten Lebensmitteln zu finden. Sie tragen zur Produktion von Milchsäure bei, die den pH-Wert im Darm senkt und das Wachstum von pathogenen Bakterien hemmt. Lactobacillen fördern die Produktion von Immunzellen wie Makrophagen und natürlichen Killerzellen (NK-Zellen) und unterstützen die Bildung von sekretorischem IgA, einem Antikörper, der das Darmlumen schützt. Sie modulieren auch die Zytokinproduktion und können entzündliche Reaktionen verringern.

Bifidobacterium spp.: Bifidobakterien sind vor allem im Dickdarm angesiedelt und spielen eine wichtige Rolle bei der Fermentation von Ballaststoffen und der Produktion von Vitaminen. Sie fördern die Produktion von SCFAs (kurzkettigen Fettsäuren - SCFA, „short chain fatty acids"), die die Darmbarriere stärken und die Immunantwort modulieren. Bifidobakterien unterstützen auch die Reifung des Immunsystems bei Neugeborenen und fördern eine ausgewogene Immunantwort, die Entzündungen reduziert und das Risiko für Allergien senkt.

Akkermansia muciniphila: Akkermansia muciniphila ist ein Schleimschicht-abbauendes Bakterium, das für die Aufrechterhaltung der Darmbarriere und die Gesundheit der Darmmukosa wichtig ist. Dieses Bakterium trägt zur Integrität der Darmbarriere bei und fördert die Produktion von Tregs. Es hat entzündungshemmende Eigenschaften und wird mit einem geringeren Risiko für Fettleibigkeit und metabolische Störungen in Verbindung gebracht.

Clostridium cluster XIVa und IV: Diese Clostridium-Gruppen gehören zu den Butyrat produzierenden Bakterien, die für die Gesundheit der

Darmbarriere und die Aufrechterhaltung eines gesunden Darmmilieus entscheidend sind. Sie fördern die Differenzierung von Tregs und tragen zur Aufrechterhaltung der Immuntoleranz bei. Ein Mangel an diesen Bakterien wird mit entzündlichen Darmerkrankungen und Allergien in Verbindung gebracht.

Escherichia coli (nützliche Stämme): Während einige Stämme von Escherichia coli pathogen (krankmachend) sein können, gibt es auch nützliche Stämme, die zur normalen Darmflora gehören und die Gesundheit unterstützen. Diese Stämme helfen bei der Abwehr von pathogenen Mikroorganismen, indem sie antimikrobielle Substanzen produzieren und das Immunsystem stimulieren, insbesondere die Aktivität von Makrophagen und neutrophilen Granulozyten.

Prevotella spp.: Prevotella-Arten sind an der Fermentation von Ballaststoffen beteiligt und beeinflussen den Stoffwechsel von Kohlenhydraten. Diese Bakterien können die Immunantwort modulieren, wobei ihre Rolle stark vom Darmmikrobiomprofil abhängt. Sie werden mit unterschiedlichen Immunantworten assoziiert, die sowohl entzündungsfördernd als auch entzündungshemmend sein können, je nach Kontext.

Das Darmmikrobiom und das Immunsystem stehen in einem dynamischen Austausch. Die oben genannten Bakterien tragen wesentlich zur Entwicklung, Modulation und Aufrechterhaltung eines gesunden Immunsystems bei. Ein ausgewogenes Mikrobiom hilft, das Immunsystem zu trainieren, schädliche Erreger abzuwehren und Entzündungen zu kontrollieren. Ein Ungleichgewicht im Mikrobiom, bekannt als Dysbiose, kann jedoch zu einer Fehlregulation des Immunsystems führen und das Risiko für verschiedene Krankheiten erhöhen, einschließlich entzündlicher Darmerkrankungen, Allergien und Autoimmunerkrankungen.

Chronische Entzündungen

entstehen, wenn das Immunsystem ständig in Alarmbereitschaft ist. Sie spielen eine Schlüsselrolle bei der Entstehung vieler chronischer Krankheiten wie Herz-Kreislauf-Erkrankungen, Diabetes und Krebs. Zu den Ursachen chronischer Entzündungen gehören ungesunde Ernährung, Bewegungsmangel, chronischer Stress und Umweltgifte. Eine entzündungshemmende Ernährung, Stressmanagement und die Vermeidung von Umweltgiften können helfen, chronische Entzündungen zu reduzieren.

Autoimmunerkrankungen

Bei Autoimmunerkrankungen greift das Immunsystem irrtümlicherweise körpereigenes Gewebe oder auch Neurotransmitter an, was zu Entzündungen und Gewebeschäden führt. Beispiele sind rheumatoide Arthritis, Lupus und Hashimoto-Thyreoiditis. Genetische Veranlagung, Umweltfaktoren, Infektionen, Nährstoffmängel, Störungen im Mikrobiom und hormonelle Einflüsse können das Risiko für Autoimmunerkrankungen erhöhen.

Normalerweise ist das Immunsystem darauf programmiert, zwischen körpereigenen Zellen und fremden Eindringlingen (wie Viren, Bakterien und Parasiten) zu unterscheiden. Dies geschieht durch eine komplexe Erkennung von Antigenen, spezifischen Molekülen, die auf der Oberfläche von Zellen präsent sind. Bei einer Autoimmunerkrankung kommt es jedoch zu einer Fehlregulation oder Fehlfunktion des Immunsystems, wodurch es körpereigene Antigene als fremd interpretiert und angreift.

Das Immunsystem entwickelt normalerweise eine Toleranz gegenüber körpereigenen Zellen während der Reifung der Immunzellen. Dieser Prozess wird als Selbsttoleranz bezeichnet. Wenn dieser Mechanismus versagt, können Autoantikörper und Autoimmun-T-Zellen entstehen, die körpereigene Gewebe angreifen.

Autoantikörper sind Antikörper, die gegen körpereigene Proteine gerichtet sind. Diese Autoantikörper können verschiedene Reaktionen im Körper auslösen, wie die Markierung von Zellen für die Zerstörung durch andere Immunzellen oder die Bildung von Immunkomplexen, die sich in Geweben ablagern und Entzündungen verursachen. T-Zellen, eine Art von weißen Blutkörperchen, die normalerweise infizierte Zellen zerstören, können in einer autoimmunen Reaktion körpereigene Zellen angreifen. Dies führt zu einer direkten Schädigung des Gewebes.

Autoimmunerkrankungen können eine Vielzahl von Geweben und Organen betreffen, darunter auch das Nervensystem.

Hier sind einige Beispiele, wie solche Angriffe ablaufen und welche Folgen sie haben:

Rheumatoide Arthritis: Das Immunsystem greift die Gelenke an, was zu Entzündungen, Schmerzen und letztlich zu Gelenkschäden und Deformationen führen kann.

Lupus erythematodes: Eine systemische Autoimmunerkrankung, bei der das Immunsystem viele Organe und Gewebe angreift, darunter Haut, Gelenke, Nieren und das Herz. Dies führt zu weitreichenden Entzündungen und Organschäden.

Multiple Sklerose (MS): Das Immunsystem greift die Myelinscheiden der Nervenzellen im Zentralnervensystem an, was zu Entzündungen, Narbenbildung (Sklerose) und einer gestörten Übertragung von Nervenimpulsen führt. Die Symptome umfassen Schwäche, Lähmungen, Koordinationsstörungen und kognitive Beeinträchtigungen.

Myasthenia gravis: Eine Autoimmunerkrankung, bei der Antikörper die Acetylcholinrezeptoren an den neuromuskulären Verbindungen blockieren oder zerstören. Dies führt zu Muskelschwäche und

Ermüdung, da die Signalübertragung zwischen Nerven und Muskeln gestört ist.

Autoimmune Enzephalitis: In dieser Erkrankung greift das Immunsystem Neurotransmitter-Rezeptoren im Gehirn an, was zu einer Vielzahl von neurologischen und psychiatrischen Symptomen führen kann, einschließlich Gedächtnisverlust, Krampfanfällen und Verhaltensänderungen. Ein zentraler Aspekt von Autoimmunerkrankungen ist die chronische Entzündung, die durch die ständige Aktivierung des Immunsystems gegen das eigene Gewebe verursacht wird. Diese Entzündung kann zu dauerhaften Gewebeschäden führen.

Da das Immunsystem kontinuierlich eigenes Gewebe angreift, kommt es zu einer fortschreitenden Zerstörung dieser Gewebe, was zu einem Funktionsverlust führt. Zum Beispiel kann die Zerstörung von Gelenkgewebe bei rheumatoider Arthritis zu schweren Bewegungseinschränkungen führen. Manche Autoimmunerkrankungen, wie systemischer Lupus erythematodes, betreffen mehrere Organe und Systeme gleichzeitig, was zu einer Vielzahl von Symptomen und Komplikationen führt. Dies kann eine erhebliche Beeinträchtigung der Lebensqualität und im schlimmsten Fall lebensbedrohliche Zustände verursachen.
Anti-muskarinische cholinerge Antikörper sind Autoantikörper, die sich gegen Rezeptoren des parasympathischen Nervensystems richten, insbesondere gegen die muskarinischen Acetylcholinrezeptoren (mAChR). Diese Antikörper können die normale Funktion dieser Rezeptoren beeinträchtigen, was zu einer Vielzahl von klinischen Symptomen führen kann.
Acetylcholin ist ein wichtiger Neurotransmitter, der an vielen Prozessen im Nervensystem beteiligt ist, einschließlich der Übertragung von Nervenimpulsen im parasympathischen Nervensystem.
Muskarinische Acetylcholinrezeptoren sind eine Untergruppe von Acetylcholinrezeptoren und befinden sich in vielen Geweben, einschließlich Herz, glatter Muskulatur, und im Zentralnervensystem. Im

Normalzustand binden Acetylcholinmoleküle an muskarinische Rezeptoren und lösen eine Vielzahl von Reaktionen aus, die z. B. die Herzfrequenz senken, die Sekretion von Drüsen erhöhen oder die Kontraktion der glatten Muskulatur beeinflussen. Anti-muskarinische cholinerge Antikörper können die Bindung von Acetylcholin an seine Rezeptoren blockieren oder die Rezeptoren zerstören, was zu einer Fehlregulation der entsprechenden Körperfunktionen führt.

Anti-muskarinische cholinerge Antikörper werden mit mehreren Krankheiten und Symptomen in Verbindung gebracht, unter anderem dem Sjögren-Syndrom. Diese Autoantikörper können die Speichel- und Tränendrüsen angreifen, was zu Mundtrockenheit (Xerostomie) und trockenen Augen (Keratokonjunktivitis sicca) führt.

Die Langzeiteinnahme (länger als 3 Monate) **anticholinerger Medikamente** wie Spasmex, Emselex, Scopolamin, Buscopan, Akineton, Allergosan, Tavegil, Promethazin, Amitriptylin, Elavil, Zyprexa und Flexeril kann zudem zu erheblichen gesundheitlichen Risiken führen. Die genannten Medikamente können kognitive Beeinträchtigungen und mitochondriale Störungen verursachen und das Risiko für neurodegenerative Erkrankungen wie Alzheimer, Demenz und Parkinson erhöhen. Anticholinerge Medikamente blockieren die Wirkung des Neurotransmitters Acetylcholin, der eine Schlüsselrolle im zentralen und peripheren Nervensystem spielt und unerlässlich für Gedächtnisbildung, Aufmerksamkeit und Lernfähigkeit ist. Durch die Blockade von Acetylcholin wird die Kommunikation zwischen Nervenzellen gestört, was zu Problemen bei der Informationsverarbeitung führen kann. Langfristig kann dies Gedächtnisverlust, Verwirrtheit und eine eingeschränkte Konzentrationsfähigkeit verursachen. Anticholinerge Medikamente können auch die Funktion der Mitochondrien beeinträchtigen, was zu einem Anstieg von oxidativem Stress führt, der Zellen schädigt und den Alterungsprozess beschleunigt. Besonders Kinder und ältere Menschen sind gefährdet, da ihr Gehirn empfindlicher auf diese Effekte reagiert.

Auch einige Medikamente zur Behandlung von ADHS können anticholinerge Wirkungen haben und ähnliche Risiken mit sich bringen. Während die am häufigsten verwendeten Stimulanzien wie Methylphenidat (z.B. Ritalin) und Amphetamine (z.b. Adderall) primär die Konzentration von Dopamin und Noradrenalin erhöhen und keine starken anticholinergen Effekte aufweisen, können andere Medikamente wie trizyklische Antidepressiva (z.b. Imipramin) und bestimmte Antipsychotika (z.b. Risperidon) anticholinerge Nebenwirkungen haben. Diese Medikamente können bei Langzeitanwendung ebenfalls zu kognitiven Problemen führen und das Risiko für neurodegenerative Erkrankungen erhöhen.

Immunalterung (Immunoseneszenz)

Mit zunehmendem Alter verändert sich das Immunsystem, was als Immunoseneszenz bezeichnet wird. Das führt dazu, dass ältere Menschen anfälliger für Infektionen, chronische Krankheiten und Krebs werden. Regelmäßige Bewegung, eine gesunde Ernährung, soziale Interaktion und ausreichender Schlaf können helfen, das Immunsystem im Alter zu unterstützen und die Immunoseneszenz zu verlangsamen.

Umweltfaktoren

Umweltgifte wie Schwermetalle, Pestizide und Luftverschmutzung können das Immunsystem schwächen und zu chronischen Entzündungen beitragen. Der Verzicht auf belastete Lebensmittel, der Einsatz von Luftreinigern und die Vermeidung von Schadstoffquellen können helfen, die Belastung des Immunsystems durch Umweltfaktoren zu reduzieren.

Psychoneuroimmunologie

Die Psychoneuroimmunologie untersucht, wie psychische Faktoren wie Stress, Angst und Depression das Immunsystem beeinflussen. Chronischer Stress kann das Immunsystem schwächen, sogar unterdrücken und die Anfälligkeit für Krankheiten erhöhen. Techniken wie Meditation, Yoga, Atemübungen, Bewegung und Achtsamkeit können helfen, Stress abzubauen und das Immunsystem zu unterstützen.
Ein Mangel an wichtigen Nährstoffen wie Vitamin D, Zink, Eisen und Selen kann das Immunsystem erheblich schwächen. Besonders in Zeiten erhöhten Bedarfs, wie bei Stress oder Infektionen, ist eine ausreichende Zufuhr essenziell. In Fällen von nachgewiesenen Mängeln kann die gezielte Einnahme von Nahrungsergänzungsmitteln notwendig sein, um das Immunsystem zu stärken.
Während des Schlafs regeneriert sich das Immunsystem, und wichtige Immunzellen werden produziert und freigesetzt. Schlafmangel kann die Immunfunktion beeinträchtigen und das Risiko für Infektionen erhöhen. Eine gute Schlafhygiene, wie das Vermeiden von elektronischen Geräten vor dem Schlafengehen und das Einhalten eines regelmäßigen Schlafrhythmus, kann die Schlafqualität verbessern und das Immunsystem stärken.

Abwehrmechanismen

Wenn unser Immunsystem mit Erregern wie Borrelien (den Bakterien, die Lyme-Borreliose verursachen), Epstein-Barr-Viren (EBV) oder Herpesviren (oder anderen Erregern) in Kontakt kommt, setzt es eine Reihe von Abwehrmechanismen in Gang. Dabei unterscheidet das Immunsystemzwischen dem angeborenen und dem erworbenen Immunsystem, die beide eine entscheidende Rolle spielen.
Das angeborene Immunsystem ist die erste Verteidigungslinie des Körpers. Es reagiert schnell und unspezifisch auf eine Vielzahl von

Erregern. Bei Kontakt mit Borrelien, EBV oder Herpesviren (oder ähnlichem) läuft der Prozess wie folgt ab:

Das angeborene Immunsystem verfügt über sogenannte Pattern-Recognition-Rezeptoren (PRRs), die typische Strukturen auf der Oberfläche von Bakterien und Viren erkennen. Diese PRRs befinden sich auf Zellen wie Makrophagen, neutrophilen Granulozyten und dendritischen Zellen. Sobald ein Erreger erkannt wird, löst das angeborene Immunsystem eine Entzündungsreaktion aus. Dabei werden Botenstoffe wie Zytokine freigesetzt, die Entzündungszellen an die Infektionsstelle locken, um die Eindringlinge zu bekämpfen.

Das erworbene Immunsystem arbeitet langsamer, ist aber dafür sehr spezifisch und langfristig wirkungsvoll. Es besteht aus T-Zellen und B-Zellen, die genau auf den Erreger abgestimmte Abwehrstrategien entwickeln.

Dendritische Zellen nehmen Teile des Erregers auf (Antigene) und präsentieren sie den T-Zellen in den Lymphknoten. Dies aktiviert spezifische T-Zellen, die dann infizierte Zellen zerstören oder die B-Zellen aktivieren. Aktivierte B-Zellen beginnen, Antikörper gegen den spezifischen Erreger zu produzieren Diese Antikörper binden an den Erreger und markieren ihn für die Zerstörung durch andere Immunzellen oder neutralisieren ihn direkt.

Einige Erreger haben die Fähigkeit, im Körper zu verbleiben, ohne sofort eine erneute Krankheit auszulösen. Dies wird als latente Infektion bezeichnet. Borrelien, Epstein-Barr-Viren und Herpesviren sind Beispiele für solche Erreger.

Diese Viren können ihr genetisches Material in die DNA der Wirtszelle integrieren oder als episomale DNA in den Zellkernen verbleiben. Sie befinden sich oft in B-Zellen (bei EBV) oder in Nervenzellen (bei Herpesviren). Solange das Immunsystem stark ist, bleiben diese Viren in einem inaktiven Zustand. Unter bestimmten Bedingungen, wie Stress, Immunschwäche oder durch andere Krankheiten, können sie reaktiviert werden. Bei Reaktivierung verursachen Herpesviren beispielsweise Fieberbläschen oder Gürtelrose.

Borrelien können sich in verschiedenen Geweben des Körpers verstecken und sich durch Schutzmechanismen wie Biofilme der Immunabwehr entziehen. Dies kann zu einer chronischen Infektion führen, bei der die Bakterien über lange Zeiträume im Körper verbleiben und immer wieder Symptome verursachen.

Latente Infektionen

Latente Infektionen können den Körper und das Immunsystem langfristig belasten, was zu verschiedenen Gesundheitsproblemen führen kann:
Ein anhaltender Kontakt mit latenten Erregern kann das Immunsystem in einem ständigen Alarmzustand halten. Dies führt zu chronischen Entzündungen, die sich als allgemeines Unwohlsein, Müdigkeit, Gelenkschmerzen oder neurologische Symptome manifestieren können. Bei manchen Menschen kann das Immunsystem im Laufe der Zeit beginnen, körpereigenes Gewebe anzugreifen, das dem Erreger ähnlich ist. Diese Fehlsteuerung kann zur Entwicklung von Autoimmunerkrankungen führen, wie z.b. Multiple Sklerose, die mit EBV in Verbindung gebracht wird.

Lebensmittel

Auch verschiedene Lebensmittel können körpereigenem Gewebe von der Struktur her ähneln. Das Phänomen, bei dem das Immunsystem körpereigenes Gewebe angreift, nachdem es mit bestimmten Lebensmitteln oder Lebensmittelbestandteilen in Kontakt gekommen ist, nennt man molekulare Mimikry. Hierbei ähneln bestimmte Proteine in Lebensmitteln den Proteinen in menschlichem Gewebe so sehr, dass das Immunsystem nicht zwischen den beiden unterscheiden kann. Dies kann zu Autoimmunreaktionen führen.

Gluten (Weizen, Roggen, Gerste): Gluten ist das Hauptprotein in Weizen, Roggen und Gerste und steht im Zusammenhang mit Zöliakie, einer Autoimmunerkrankung, bei der das Immunsystem das Dünndarmgewebe angreift. Bei Personen mit genetischer Prädisposition kann der Konsum von Gluten zur Produktion von Antikörpern führen, die nicht nur auf Gluten, sondern auch auf körpereigenes Gewebe wie das Enzym Transglutaminase abzielen. Betroffen sind in der Regel die Dünndarmschleimhaut und Haut (bei Dermatitis herpetiformis). Aber auch das Schilddrüsengewebe kann betroffen sein und vom Immunsystem angegriffen werden.

Milchproteine (Kasein und Molke): Einige Studien deuten darauf hin, dass Milchproteine wie Kasein und Molke bei manchen Menschen, insbesondere bei genetischer Prädisposition, eine Autoimmunreaktion auslösen können, die mit Typ-1-Diabetes in Verbindung gebracht wird. Die Ähnlichkeit zwischen bestimmten Milcheiweißen und den Beta-Zellen in der Bauchspeicheldrüse könnte zu einer Immunreaktion führen.

Nahrungsproteine und rheumatoide Arthritis: Es gibt Hinweise darauf, dass bestimmte Proteine in Lebensmitteln wie Fleisch, Fisch und Eiern bei genetisch prädisponierten Personen eine Kreuzreaktion mit körpereigenen Proteinen in den Gelenken hervorrufen können, was zu rheumatoider Arthritis führt.

Tomaten und Nachtschattengewächse: Einige Menschen mit Autoimmunerkrankungen wie rheumatoider Arthritis reagieren empfindlich auf Nachtschattengewächse (Tomaten, Kartoffeln, Paprika, Auberginen). Diese Pflanzen enthalten Alkaloide, die das Immunsystem stimulieren können und bei manchen Menschen Entzündungen verstärken können.

Hefe (Saccharomyces cerevisiae): Antikörper gegen Hefe können bei Patienten mit Morbus Crohn, einer entzündlichen Darmerkrankung, nachgewiesen werden. Diese Antikörper könnten aufgrund molekularer Mimikry auch körpereigenes Gewebe angreifen.

Sojaprotein: Soja enthält Proteine, die in einigen Studien mit Schilddrüsenerkrankungen in Verbindung gebracht wurden. Insbesondere bei Personen mit Hashimoto-Thyreoiditis kann Soja problematisch sein, da es die Immunantwort verstärken und zur Bildung von Antikörpern führen kann, die die Schilddrüse angreifen.

Maisproteine: Einige Studien deuten darauf hin, dass Maisproteine bei Menschen mit einer genetischen Prädisposition für Zöliakie eine Kreuzreaktion hervorrufen können, die die Darmschleimhaut angreift. Besonders unglücklich ist es, wenn man als Patient mit Zöliakie auf Maismehl umsteigt bzw. ausgewichen ist, was man früher (in den 80ern, 90er...) besonders gerne gemacht hat.

Mikrobielle Proteine in Nahrungsmitteln: Einige Nahrungsmittel können mit Mikroorganismen wie Viren oder Bakterien kontaminiert sein, deren Proteine eine Ähnlichkeit mit körpereigenem Gewebe aufweisen. Ein Beispiel ist das Epstein-Barr-Virus (EBV), das mit multipler Sklerose in Verbindung gebracht wird. Diese Infektion kann durch den Verzehr von kontaminierten Lebensmitteln begünstigt werden.

Eiweiß in Eiern (Ovalbumin): Ovalbumin ist das Hauptprotein im Eiweiß. Es gibt Hinweise darauf, dass eine Empfindlichkeit gegenüber Eiweiß bei einigen Menschen, insbesondere bei einer Prädisposition für Autoimmunerkrankungen, zu einer immunologischen Reaktion führen kann, die möglicherweise Gewebe wie die Gelenke oder Haut betrifft.

Wenn die latenten Erreger reaktiviert werden, können sie eine erneute Krankheitsepisode auslösen. Ein typisches Beispiel ist die

Reaktivierung des Varizella-Zoster-Virus (verursacht Windpocken), das später im Leben Gürtelrose verursachen kann. Eine dauerhafte Belastung durch latente Infektionen kann das Immunsystem schwächen. Dies macht den Körper anfälliger für neue Infektionen und kann die Entstehung von Krebserkrankungen begünstigen, da das Immunsystem weniger effizient gegen entartete Zellen vorgeht. Um eine latente oder chronische Infektion zu erkennen, gibt es bestimmte Blutwerte und Marker, die darauf hindeuten können, dass das Immunsystem aktiv ist, auch wenn die Infektion möglicherweise nicht akut symptomatisch ist.

Cortisol

Langanhaltender Stress und die damit verbundene kontinuierliche Ausschüttung von Cortisol haben tiefgreifende Auswirkungen auf das Immunsystem. Cortisol ist ein Glukokortikoid-Hormon, das von den Nebennieren als Reaktion auf Stress produziert wird. Es spielt eine zentrale Rolle bei der Regulation des Stoffwechsels, der Entzündungsreaktion und des Immunsystems. Während akuter Stress und die kurzfristige Ausschüttung von Cortisol dem Körper helfen, schnell auf Bedrohungen zu reagieren, kann chronischer Stress, der zu einer langanhaltenden Cortisolausschüttung führt, das Immunsystem schwächen und zu verschiedenen gesundheitlichen Problemen führen.
Eines der Hauptprobleme bei chronisch erhöhtem Cortisolspiegel ist die Unterdrückung des Immunsystems. Cortisol wirkt immunsuppressiv, indem es die Aktivität verschiedener Immunzellen, insbesondere T-Zellen und B-Zellen, reduziert. Diese Zellen sind für die Abwehr von Infektionen verantwortlich, und ihre reduzierte Funktion macht den Körper anfälliger für Infektionen durch Viren, Bakterien und andere Krankheitserreger.
Cortisol hemmt die Vermehrung von T-Zellen und verringert die Produktion von Zytokinen, die für die Kommunikation zwischen den Zellen des Immunsystems wichtig sind. Insbesondere die Aktivität von

zytotoxischen T-Zellen, die infizierte Zellen zerstören, wird reduziert, was die Fähigkeit des Körpers, Infektionen zu bekämpfen, beeinträchtigt. Cortisol kann auch die Antikörperproduktion durch B-Zellen verringern. Dadurch wird die humorale Immunantwort geschwächt, was bedeutet, dass der Körper weniger effektiv darin ist, Erreger zu neutralisieren und zu eliminieren. Obwohl Entzündungen ein wesentlicher Bestandteil der Immunabwehr sind, kann eine übermäßige oder unkontrollierte Entzündung schädlich sein. Cortisol wirkt entzündungshemmend, indem es die Produktion von proinflammatorischen Zytokinen hemmt und die Aktivität von Entzündungszellen, wie Makrophagen und Neutrophilen, reduziert. Während dies kurzfristig hilfreich sein kann, um Entzündungen zu kontrollieren, kann eine dauerhafte Hemmung der Entzündungsreaktion zu einer verminderten Fähigkeit führen, Infektionen zu bekämpfen und beschädigtes Gewebe zu reparieren.

Mit der Unterdrückung des Immunsystems durch chronisch erhöhtes Cortisol steigt die Anfälligkeit für Infektionen. Menschen unter chronischem Stress sind häufiger von Erkältungen, Grippe und anderen viralen oder bakteriellen Infektionen betroffen. Auch latente Erreger, wie Herpesviren (z. B. Herpes simplex oder Varizella-Zoster-Virus), die im Körper ruhen, können durch eine Schwächung des Immunsystems reaktiviert werden, was zu Ausbrüchen wie Fieberbläschen oder Gürtelrose führt. Cortisol beeinträchtigt auch die Wundheilung. Die Hemmung der Entzündungsreaktion bedeutet, dass weniger Immunzellen in das Wundgebiet einströmen, um beschädigtes Gewebe zu reparieren und Infektionen zu verhindern. Dies kann dazu führen, dass Wunden langsamer heilen und das Risiko für Infektionen erhöht ist. Während Cortisol in einigen Fällen dazu beitragen kann, Autoimmunreaktionen zu unterdrücken, kann chronischer Stress und die damit verbundene Dysregulation des Immunsystems das Gleichgewicht zwischen Immunaktivität und -toleranz stören. Dies kann in einigen Fällen zur Entwicklung oder Verschlimmerung von Autoimmunerkrankungen führen, bei denen das Immunsystem körpereigenes Gewebe angreift.

Die langfristige Schwächung des Immunsystems durch chronisch erhöhtes Cortisol kann zu einer Vielzahl von gesundheitlichen Problemen führen. Chronischer Stress und hohe Cortisolspiegel sind mit einem erhöhten Risiko für Bluthochdruck, Arteriosklerose und Herzinfarkt verbunden. Dies ist zum Teil auf die entzündungsfördernde Wirkung und die Beeinträchtigung der Blutgefäße durch ständige Entzündung zurückzuführen. Cortisol beeinflusst auch das zentrale Nervensystem und kann zu psychischen Erkrankungen wie Depressionen und
Angstzuständen beitragen. Diese psychischen Zustände können wiederum das Immunsystem weiter schwächen, was zu einem Teufelskreis führt.
Dauerhaft erhöhte Cortisolspiegel können sowohl die Magensäureproduktion als auch die Schilddrüsenfunktion beeinflussen. Diese Auswirkungen sind Teil der komplexen Wechselwirkungen, die Cortisol im
Körper hat, insbesondere unter Bedingungen von chronischem Stress.
Cortisol kann die Produktion von Magensäure erhöhen. Unter chronischem Stress werden die Nebennieren angeregt, mehr Cortisol freizusetzen. Dieses Hormon beeinflusst das autonome Nervensystem und
insbesondere den Sympathikus, der die Aktivität des Magens steigern
kann, einschließlich der Produktion von Magensäure. Dies kann zu einer Überproduktion von Magensäure führen, was verschiedene gesundheitliche Probleme nach sich ziehen kann, wie zum Beispiel Magengeschwüre und Reflux (GERD). Eine übermäßige Produktion von
Magensäure kann die Magenschleimhaut schädigen, was das Risiko für
die Entwicklung von Magengeschwüren (peptischen Ulzera) erhöht.
Magengeschwüre sind schmerzhafte Läsionen, die durch die Einwir-
kung von Säure auf die Magenschleimhaut entstehen. Überschüssige
Magensäure kann in die Speiseröhre zurückfließen und Sodbrennen
oder gastroösophageale Refluxkrankheit (GERD) verursachen. Dies
kann zu chronischen Entzündungen der Speiseröhre und weiteren
Komplikationen führen.
Zusätzlich zur Erhöhung der Magensäureproduktion kann Cortisol die
Produktion von schützenden Schleimen im Magen hemmen.

Normalerweise wird die Magenschleimhaut durch eine Schicht von Schleim geschützt, die die aggressive Wirkung der Magensäure abmildert. Cortisol kann jedoch die Sekretion dieser Schleime verringern, was den Magen anfälliger für Schäden durch Säure macht und das Risiko für Gastritis und Geschwüre weiter erhöht.

Paradoxerweise kann es aber auch zu einem Mangel an Magensäure kommen und die Verdauung negativ beeinflussen, was in der Folge zu einer Art "Lähmung" der Verdauungsprozesse führen kann. Dieser Effekt ist komplex und hängt von mehreren Faktoren ab. Obwohl Cortisol kurzfristig die Magensäureproduktion erhöhen kann, kann chronisch erhöhter Cortisolspiegel langfristig zu einer Reduktion der Magensäureproduktion führen.

Chronischer Stress kann zu einer Erschöpfung der Nebennieren führen, was wiederum zu einer verringerten Produktion von Cortisol und anderen wichtigen Hormonen führt. In einem solchen Zustand kann der Körper auch weniger Magensäure produzieren, was zu einem Magensäuremangel führt.

Cortisol hat Einfluss auf das autonome Nervensystem, insbesondere auf den Parasympathikus, der die "Rest-and-Digest"-Funktion (Ruhe und Verdauung) reguliert. Bei chronischem Stress wird der Parasympathikus gehemmt, während der Sympathikus (der "Fight-or-Flight"-Modus) aktiviert wird. Diese Verschiebung kann die Produktion von Verdauungssäften, einschließlich Magensäure, reduzieren, da der Körper in einem chronischen Stresszustand weniger Energie auf die Verdauung verwendet. Ein niedriger Magensäurespiegel kann zu einem höheren pH-Wert im Magen führen, was die Verdauung von Nahrungsmitteln, insbesondere von Proteinen, beeinträchtigt. Dies kann zu einer Vielzahl von Verdauungsbeschwerden führen, wie Blähungen, Völlegefühl, Aufstoßen und einem Gefühl von unvollständiger Verdauung.

Magensäuremangel (Hypochlorhydrie) kann schwerwiegende Auswirkungen auf die Verdauung und die allgemeine Gesundheit haben – Magensäure ist entscheidend für die Denaturierung und Verdauung von Proteinen. Ein Mangel an Magensäure kann die Fähigkeit des Magens, Proteine effektiv zu verdauen, stark beeinträchtigen. Dies kann zu unvollständig verdauten Nahrungsmitteln führen, die in den Darm gelangen und dort Beschwerden wie Blähungen, Durchfall oder Verstopfung verursachen.

Magensäure ist wichtig für die Aufnahme von Nährstoffen wie Vitamin B12, Eisen, Kalzium und Magnesium. Ein Mangel an Magensäure kann zu einem Mangel an diesen Nährstoffen führen, was langfristig zu gesundheitlichen Problemen wie Anämie, Osteoporose und neurologischen Störungen führen kann.

Magensäure wirkt als erste Verteidigungslinie gegen pathogene Mikroorganismen, die mit der Nahrung aufgenommen werden. Ein Mangel an Magensäure kann zu einer Überwucherung von Bakterien im Dünndarm (SIBO, Small Intestinal Bacterial Overgrowth) führen, was zu weiteren Verdauungsstörungen und Entzündungen führen kann.

Chronisch erhöhter Cortisolspiegel kann die Magen-Darm-Motilität, also die Beweglichkeit des Verdauungstraktes, beeinträchtigen. Diese Beweglichkeit ist notwendig, um die Nahrung durch das Verdauungssystem zu transportieren und eine effektive Verdauung und Absorption zu gewährleisten.

Cortisol kann über verschiedene Mechanismen zu einer "Lähmung" der Verdauung führen:

Cortisol kann die Peristaltik, die wellenförmige Muskelbewegung des Darms, die Nahrung und Abfallprodukte durch den Verdauungstrakt bewegt, verlangsamen. Dies kann zu einer verzögerten Magenentleerung und Darmmotilität führen, was sich als Völlegefühl, Blähungen und Verstopfung bemerkbar macht.

Cortisol kann zudem die Freisetzung von Verdauungsenzymen und Gallensäuren beeinträchtigen, die für die Fettverdauung und die Aufnahme von fettlöslichen Vitaminen notwendig sind. Dies kann zu einer schlechteren Fettverdauung und -absorption führen und Symptome wie fettige Stühle (Steatorrhoe) und Nährstoffmängel verursachen.

Viele Menschen erleben unter chronischem Stress Symptome eines Reizdarmsyndroms (IBS), das durch eine Dysregulation der Darmmotilität gekennzeichnet ist. Dies kann zu wechselnden Durchfällen und Verstopfung, Bauchschmerzen und Blähungen führen.

Ein dauerhaft erhöhter Cortisolspiegel kann nicht nur zu einer Überproduktion von Magensäure führen, sondern paradoxerweise auch zu einem Magensäuremangel. Durch die Hemmung der Magensäureproduktion und die Beeinträchtigung der Darmmotilität kann Cortisol die Verdauung erheblich stören, was zu einer Vielzahl von Beschwerden und gesundheitlichen Problemen führt. Es ist daher wichtig, chronischen Stress zu erkennen und zu behandeln, um die negativen Auswirkungen auf das Verdauungssystem zu minimieren und die Gesundheit zu erhalten.

Vitamine, Nährstoffe und Spurenelemente

Für ein starkes und gut funktionierendes Immunsystem sind verschiedene Vitamine, Nährstoffe und Spurenelemente essenziell. Hier ist eine Übersicht der wichtigsten:

Vitamin C: Stärkt das Immunsystem, unterstützt die Produktion von weißen Blutkörperchen, fördert die Kollagenbildung und wirkt als Antioxidans. 500 - 1000 mg täglich. Bei Infektionen oder starkem oxidativem Stress kann die Dosis auf 2000 mg pro Tag erhöht werden. Es ist am besten, Vitamin C in mehreren kleineren Dosen über den Tag verteilt einzunehmen, um eine bessere Aufnahme zu gewährleisten. Natürliche Quellen: Zitrusfrüchte, Paprika, Brokkoli, Erdbeeren, Kiwis.

Vitamin D: Regelt die Immunantwort, unterstützt die Funktion von T-Zellen und reduziert das Risiko von Infektionen. 1000 - 4000 IE (Internationale Einheiten) täglich. Die genaue Dosierung hängt vom Ausgangswert im Blut ab. Ein Bluttest kann helfen, den individuellen

Bedarf festzustellen. In den Wintermonaten oder bei mangelnder Sonnenexposition kann eine höhere Dosierung notwendig sein.
Natürliche Quellen: Sonneneinstrahlung, fetter Fisch (Lachs, Makrele), Eigelb, angereicherte Lebensmittel.

Vitamin A: Wichtig für die Haut- und Schleimhautintegrität, unterstützt die Bildung und Funktion von Immunzellen. 5000 - 10000 IE täglich. Es ist wichtig, die empfohlene Dosierung nicht zu überschreiten, da eine Überdosierung von Vitamin A toxisch sein kann. Pflanzliche Carotinoide (wie Beta-Carotin) sind eine sicherere Alternative, da sie nur nach Bedarf in Vitamin A umgewandelt werden.
Natürliche Quellen: Leber, Karotten, Süßkartoffeln, Spinat, Grünkohl.

Vitamin E: Wirkt als Antioxidans, schützt die Zellen vor oxidativem Stress und stärkt die Immunabwehr. 100 - 400 IE täglich. Am besten in natürlicher Form (d-Alpha-Tocopherol) einnehmen, da diese vom Körper besser aufgenommen wird als synthetische Formen.
Natürliche Quellen: Nüsse, Samen, Spinat, Brokkoli, Pflanzenöle.

Vitamin B6: Unterstützt die Produktion von Antikörpern, hilft bei der Bildung von Neurotransmittern und roten Blutkörperchen. Mindestens 2 mg täglich. Sinnvollerweise sollte Vitamin B6 als aktive Form (P-5-P) eingenommen werden. In speziellen Situationen, wie bei Schwangerschaft oder bestimmten Erkrankungen, kann eine höhere Dosierung (bis zu 10 mg) sinnvoll sein. Eine Überdosierung über lange Zeiträume sollte jedoch vermieden werden.
Natürliche Quellen: Geflügel, Fisch, Kartoffeln, Bananen, Kichererbsen.

Zink: Essenziell für die normale Funktion von Immunzellen, beschleunigt die Wundheilung, unterstützt die Funktion der Thymusdrüse. 15 - 30 mg täglich. Zinkpräparate sollten nicht auf nüchternen Magen eingenommen werden, da sie Übelkeit verursachen können. Bei Erkältungen kann eine kurzfristige Erhöhung auf 50 mg täglich sinnvoll sein. Natürliche Quellen: Fleisch, Meeresfrüchte, Hülsenfrüchte, Nüsse, Samen.

Eisen: Notwendig für die Produktion von Hämoglobin und die Funktion von Immunzellen, verhindert Anämie. 8 - 18 mg täglich (für Frauen in gebärfähigem Alter oft höher). Eisen sollte zusammen mit Vitamin C eingenommen werden, um die Aufnahme zu verbessern. Ein Bluttest kann helfen, den Bedarf genauer zu bestimmen, insbesondere bei Frauen oder Vegetariern. Natürliche Quellen: Fleisch, Hülsenfrüchte, Spinat, Tofu, angereicherte Getreideprodukte.

Selen: Antioxidans, schützt die Zellen vor Schäden durch freie Radikale, unterstützt die Immunfunktion. 50 - 200 µg täglich. Eine Überdosierung sollte vermieden werden, da Selen in hohen Dosen toxisch sein kann. Paranüsse sind eine hervorragende natürliche Quelle, aber auch hier ist Vorsicht geboten, um eine Überdosierung zu vermeiden. Natürliche Quellen: Paranüsse, Fisch, Eier, Sonnenblumenkerne, Vollkornprodukte.

Magnesium: Unterstützt die Immunantwort, beteiligt sich an über 300 enzymatischen Reaktionen, fördert die Muskelfunktion und die Nervenregulation. 300 - 400 mg täglich. Magnesium sollte abends eingenommen werden, da es eine entspannende Wirkung haben kann. Magnesiumcitrat, Magnesiumtaurat oder Magnesiumglycinat sind gut bioverfügbare Formen.
Natürliche Quellen: Blattgemüse, Nüsse, Samen, Vollkornprodukte, Avocados.
Kupfer: Unterstützt die Produktion und Funktion von weißen Blutkörperchen, wirkt als Antioxidans. 1 - 2 mg täglich. Kupfer sollte in Balance mit Zink eingenommen werden, da ein Zinküberschuss einen Kupfermangel verursachen kann.

Natürliche Quellen: Innereien, Nüsse, Samen, Vollkornprodukte, Hülsenfrüchte.

Omega3-Fettsäuren: Wirken entzündungshemmend, fördern die Gesundheit der Zellmembranen und unterstützen das Immunsystem. 1500mg mg EPA und DHA (kombiniert) täglich. Höhere Dosen können bei entzündlichen Erkrankungen sinnvoll sein. Fischöl oder Algenöl sind übliche Quellen, wobei Algenöl besonders für Vegetarier und Veganer geeignet ist.
Natürliche Quellen: Fetter Fisch (Lachs, Makrele), Leinsamen, Chiasamen, Walnüsse, Algenöl.

Probiotika: Unterstützen eine gesunde Darmflora, die für ein starkes Immunsystem unerlässlich ist, fördern die Produktion von Immunzellen. 10 Milliarden koloniebildende Einheiten (KBE) täglich.
Natürliche Quellen: Fermentierte Lebensmittel (Joghurt, Sauerkraut, Kimchi, Kefir), Probiotika-Präparate.

Säuremangel im Magen

Ein unterschätztes Problem

Wenn es um den Magen geht, denken viele Menschen zuerst an eine Übersäuerung – ein Zustand, bei dem der Magen zu viel Säure produziert. Doch es gibt auch das gegenteilige Problem: den Magensäuremangel (Hypochlorhydrie). Dieses Phänomen ist weniger bekannt, kann jedoch erhebliche Auswirkungen auf den gesamten Organismus haben.

Ursachen für Magensäuremangel

Natürlicher Alterungsprozess: Mit zunehmendem Alter nimmt die Produktion von Magensäure oft ab. Dies ist ein natürlicher Prozess, der bei älteren Menschen häufiger zu finden ist. Die Magenschleimhaut enthält die sogenannten Belegzellen (Parietalzellen), die für die Produktion von Magensäure verantwortlich sind. Im Laufe der Jahre kann die Funktion dieser Zellen abnehmen, was zu einer verringerten Produktion von Magensäure führt. Dies geschieht oft durch eine natürliche Degeneration der Zellen, die Teil des Alterungsprozesses ist. Gastrin ist ein Hormon, das die Magensäureproduktion anregt. Mit dem Alter kann die Produktion und Freisetzung von Gastrin abnehmen. Ein Grund dafür kann die Verringerung der Empfindlichkeit der Magenschleimhaut gegenüber Reizen sein, die normalerweise die Gastrinfreisetzung auslösen. Auch hormonelle Veränderungen, die mit dem Alter einhergehen, können die Gastrinproduktion beeinträchtigen. Die Magensäureproduktion wird auch durch das Nervensystem, insbesondere den Vagusnerv gesteuert.
Mit zunehmendem Alter kann die Nervenaktivität abnehmen, was zu einer verringerten Stimulation der Magensäureproduktion führt. Ältere Menschen leiden häufiger unter chronischen Krankheiten wie

Diabetes, Niereninsuffizienz oder Lebererkrankungen, die die Magensäureproduktion negativ beeinflussen können. Zudem nehmen viele ältere Menschen Medikamente ein, die die Magensäureproduktion hemmen, wie Protonenpumpeninhibitoren oder H2-Rezeptorblocker, die zur Behandlung von Sodbrennen und Reflux eingesetzt werden. Langfristige Einnahmen dieser Medikamente führen zu einer anhaltend niedrigen Magensäure.

Die Alterung führt zu einer generellen Verlangsamung der Stoffwechselprozesse und einer verminderten Regenerationsfähigkeit der Zellen in den Verdauungsorganen, einschließlich des Magens. Dies kann die Effizienz und Funktion der Belegzellen beeinträchtigen.

Zink ist ein essentielles Spurenelement, das für die Magensäureproduktion benötigt wird. Ältere Menschen neigen eher zu einem Zinkmangel, entweder durch unzureichende Aufnahme mit der Nahrung oder durch eine verminderte Absorption im Darm. Ein Zinkmangel kann somit direkt zu einer verringerten Produktion von Magensäure beitragen.

Die atrophische Gastritis ist eine chronische Entzündung der Magenschleimhaut, die häufig bei älteren Menschen auftritt. Diese Erkrankung führt zu einer Ausdünnung der Magenschleimhaut und einer Reduktion der Anzahl der Belegzellen, was ebenfalls zu einer verringerten Säureproduktion führt.

Säureblocker (Protonenpumpenhemmer und H2-Rezeptorblocker), die zur Behandlung von Sodbrennen und Magengeschwüren verschrieben werden, führen zu einer Unterdrückung der Magensäure. Bei akuten Magenschleimhautentzündungen ist das auch eine sehr gute Maßnahme. Nach längerer Einnahme von PPIs (Protonenpumpeninhibitoren) kann der Körper eine erhöhte Produktion von Gastrin entwickeln, einem Hormon, das die Magensäureproduktion anregt. Wenn die PPI-Einnahme plötzlich gestoppt wird, kann es zu einem sogenannten Rebound-Effekt kommen, bei dem der Magensäurespiegel stark ansteigt, was die ursprünglichen Symptome wie Sodbrennen oder Magenschmerzen verschlimmern kann. Die Reduktion der Magensäure durch PPIs kann die Aufnahme wichtiger Nährstoffe beeinträchtigen. Dazu gehören insbesondere Vitamin B12, Magnesium, Kalzium und Eisen. Ein längerer Mangel an diesen Nährstoffen kann zu schwerwiegenden Gesundheitsproblemen führen wie Osteoporose (ausgelöst durch den Kalziummangel), Anämie (durch Eisen- und Vitamin B12-Mangel), Muskelkrämpfe, Schmerzen oder Herzrhythmusstörungen (durch Magnesiummangel).

Die langfristige Nutzung der Magensäureblocker wurde mit einer erhöhten Wahrscheinlichkeit von chronischen Nierenerkrankungen und akutem Nierenversagen in Verbindung gebracht. Der genaue Mechanismus ist nicht vollständig geklärt, aber es wird angenommen, dass die ständige Unterdrückung der Magensäureproduktion zu schädlichen Auswirkungen auf die Nierenfunktion führen kann.

Da Magensäure eine natürliche Barriere gegen schädliche Bakterien und Viren, die über die Nahrung in den Körper gelangen, darstellt, kann eine langfristige Senkung des Magensäurespiegels durch PPIs das Risiko für Magen-Darm-Infektionen, einschließlich Clostridium-difficile Infektionen und Lungenentzündung erhöhen. Des Weiteren gibt es Hinweise darauf, dass die langfristige Verwendung von PPIs das Risiko für die Entwicklung von Magenkrebs erhöhen kann, insbesondere bei Menschen, die an einer chronischen Infektion mit Helicobacter-pylori leiden. Die Verminderung der Magensäure kann die Bedingungen im Magen verändern, die das Wachstum von Krebszellen fördern.

Säureblocker können die Wirkung anderer Medikamente beeinflussen. Zum Beispiel können sie die Absorption von Medikamenten wie Clopidogrel (Blutverdünner) verringern, was das Risiko für Herzprobleme erhöhen kann. Auch die Aufnahme von Schilddrüsenhormonen und bestimmten Antibiotika kann beeinträchtigt werden.

Chronischer Stress kann die Funktion des Verdauungssystems beeinträchtigen, einschließlich der Produktion von Magensäure. Im Kapitel "Immunsystem" habe ich die Wirkung von Cortisol auf den Magen und die Produktion der Magensäure bereits erklärt. Cortisol, ein Hormon, das in der Nebennierenrinde produziert wird, spielt eine zentrale Rolle im menschlichen Stressreaktionssystem. Es hat weitreichende Auswirkungen auf den gesamten Körper, einschließlich des Verdauungssystems und der Magensäureproduktion. Sowohl erhöhte als auch erniedrigte Cortisolspiegel können signifikante Auswirkungen auf den Magen haben, was verschiedene gesundheitliche Probleme mit sich bringen kann.

Erhöhte Cortisolspiegel, die typischerweise bei anhaltendem Stress auftreten, führen zu mehreren Veränderungen im Magen-Darm-Trakt. Cortisol wirkt stimulierend auf die Magensäureproduktion. Unter Stress wird die Sekretion von Magensäure gesteigert, was das Risiko für die Entwicklung von Magen- und Zwölffingerdarmgeschwüren erhöht. Diese Geschwüre entstehen, wenn die schützende Schleimhaut des Magens von der überschüssigen Säure angegriffen wird, was zu Entzündungen, Schmerzen und in schweren Fällen zu Blutungen führen kann. Darüber hinaus kann der erhöhte Cortisolspiegel die Schleimproduktion im Magen verringern, was die Magenschleimhaut zusätzlich anfällig für Schäden macht. Ein weiteres Problem, das durch chronisch hohe Cortisolspiegel hervorgerufen wird, ist die Beeinträchtigung der Verdauung und Nährstoffaufnahme, da die Verdauungsprozesse verlangsamt werden und es zu Magen-Darm-Beschwerden wie Blähungen, Völlegefühl und Reizdarmsyndrom kommen kann.

Auf der anderen Seite können erniedrigte Cortisolspiegel, wie sie bei Nebennierenschwäche oder chronischer Erschöpfung vorkommen, ebenfalls negative Auswirkungen auf die Magensäureproduktion haben. Niedrige Cortisolspiegel führen oft zu einer verminderten Produktion von Magensäure. Diese Hypochlorhydrie, also der Zustand eines zu niedrigen Magensäurespiegels, beeinträchtigt die Verdauung erheblich. Magensäure ist entscheidend für die Aufspaltung von Nahrungsmitteln, insbesondere von Proteinen. Ein Mangel an Magensäure kann dazu führen, dass Proteine nicht vollständig verdaut werden, was zur Bildung von Nahrungsresten im Darm und zur Dysbiose (einem

Ungleichgewicht der Darmflora) führen kann. Darüber hinaus erhöht ein niedriger Säuregehalt im Magen das Risiko von Infektionen, da pathogene (krankmachende) Bakterien und andere Mikroorganismen nicht ausreichend durch die Magensäure abgetötet werden.

Ein weiterer wichtiger Aspekt ist der Einfluss von Cortisol auf den unteren Ösophagussphinkter, den Muskel, der den Mageneingang verschließt und verhindert, dass Magensäure in die Speiseröhre zurückfließt. Erhöhte Cortisolspiegel können die Funktion dieses Schließmuskels beeinträchtigen, was zu gastroösophagealem Reflux (GERD) führen kann. GERD ist gekennzeichnet durch das Rückfließen von Magensäure in die Speiseröhre, was zu Sodbrennen und Entzündungen der Speiseröhre führen kann.

Insgesamt zeigt sich, dass Cortisol, ob in erhöhten oder erniedrigten Konzentrationen, eine Schlüsselrolle in der Regulation der Magensäureproduktion und der allgemeinen Magenfunktion spielt. Ein Ungleichgewicht in der Cortisolproduktion kann daher sowohl die Verdauungsprozesse stören als auch das Risiko für Magen-Darm-Erkrankungen erhöhen. Dies unterstreicht die Notwendigkeit, nicht nur den Cortisolspiegel im Körper zu regulieren, sondern auch Stressfaktoren zu minimieren und eine ausgewogene Lebensweise zu pflegen, um die Gesundheit des Verdauungssystems zu unterstützen.

Ein Mangel an Magensäure kann zu Gärungs- und Fäulnisprozessen im Magen und Darm führen. Unsere Magensäure spielt eine entscheidende Rolle bei der Verdauung, insbesondere bei der Zersetzung von Proteinen und der Abtötung von schädlichen Bakterien und Mikroorganismen, die mit der Nahrung aufgenommen werden.

Wenn nicht genügend Magensäure vorhanden ist, um die Nahrung vollständig zu verdauen, können unverdaute Nahrungsbestandteile, insbesondere Kohlenhydrate und Proteine, im Magen und Darm verbleiben. Diese unverdauten Reste werden dann durch Bakterien fermentiert oder zersetzen sich durch Fäulnisprozesse. Gärung führt zur Bildung von Gasen wie Wasserstoff, Methan und Kohlendioxid, was Blähungen, Völlegefühl und einen unangenehmen Geruch verursachen kann. Fäulnisprozesse, die insbesondere bei unverdauten Proteinen auftreten, können zur Bildung von toxischen Substanzen und Ammoniak führen, was die Darmschleimhaut reizen und Entzündungen fördern kann.

Darüber hinaus kann ein Mangel an Magensäure zu einer erhöhten Produktion von Histamin führen. Histamin ist ein biogenes Amin, das nicht nur als Neurotransmitter wirkt, sondern auch an der Regulation der Magensäureproduktion beteiligt ist. In einem gesunden Magen stimuliert Histamin die Belegzellen, die Magensäure produzieren. Wenn jedoch nicht genügend Magensäure vorhanden ist, kann dies einen Teufelskreis auslösen, in dem der Körper versucht, die Magensäureproduktion zu steigern, indem er mehr Histamin freisetzt. Dies kann zu einem erhöhten Histaminspiegel im Magen führen, der wiederum Symptome wie Magenschmerzen, Übelkeit und ein unangenehmes Völlegefühl verursachen kann.

Bei Menschen, die empfindlich auf Histamin reagieren oder bereits an einer Histaminintoleranz leiden, kann dieser Prozess zu einer Verschlimmerung der Symptome führen, einschließlich Hautreaktionen, Kopfschmerzen, Schwindel, Herzrasen und Magen-Darm-Beschwerden.

Daher ist es wichtig, die Ursachen eines Magensäuremangels zu identifizieren und gegebenenfalls zu behandeln, um diese negativen Folgen zu vermeiden.

Die Produktion von Magensäure wird zudem auch durch Hormone wie Gastrin, Histamin und Somatostatin reguliert. Gastrin, das von speziellen Zellen im Magen produziert wird, ist ein starkes Hormon, das die Säureproduktion anregt. Ein Mangel an Vitamin B6 kann die Bildung von Gastrin beeinträchtigen, was zu einer verminderten Säureproduktion führt.

Eine sehr fett- oder zuckerreiche Ernährung und auch Alkoholkonsum kann die Magensäureproduktion negativ beeinflussen.

Zink ist ein essenzielles Mineral für die Produktion von Magensäure. Ein Mangel an Zink kann daher zu einer verringerten Magensäureproduktion führen.

Bei der Stoffwechselstörung HPU (Hämopyrrollaktamurie) oder KPU (Kryptopyrrolurie) kommt es zu einem übermäßigen Verlust von Vitalstoffen wie Zink, Vitamin B6 und Mangan. Diese Nährstoffe sind allerdings essenziell für zahlreiche enzymatische Prozesse im Körper, einschließlich der Produktion von Magensäure. Zink spielt eine zentrale Rolle in der Funktion vieler Enzyme, die an der Magensäureproduktion beteiligt sind. Insbesondere ist Zink notwendig für die Aktivität der sogenannten Carboanhydrase, ein Enzym, das in den Belegzellen des Magens zur Produktion von Salzsäure (HCL) beiträgt. Ein Mangel an Zink, wie er bei der HPU/KPU häufig auftritt, kann die Aktivität dieses Enzyms beeinträchtigen und somit zu einer verminderten Magensäureproduktion führen. Das kann die Verdauung von Proteinen erschweren und zu den bereits beschriebenen Problemen wie Gärung und Fäulnis im Magen-Darm-Trakt beitragen.

Vitamin B6 ist ein weiterer wichtiger Nährstoff, der bei HPU/KPU vermehrt ausgeschieden wird. Es ist an der Synthese des Hormons Gastrin beteiligt, das die Freisetzung von Magensäure stimuliert. Ein Mangel an Vitamin B6 kann daher zu einer reduzierten Gastrinproduktion führen, was wiederum die Magensäureproduktion beeinträchtigen kann. Wie bereits erwähnt, ist eine ausreichende Magensäure wichtig und notwendig, um den pH-Wert im Magen aufrecht zu erhalten, die Proteinverdauung zu fördern und schädliche Bakterien abzutöten.

Mangan, ein weiterer Mineralstoff, der bei HPU/KPU verloren geht, spielt eine Rolle bei der Funktion von Enzymen, die für die allgemeine Verdauung und Nährstoffverwertung wichtig sind. Ein Mangel an Mangan kann ebenfalls die Effizienz der Verdauung beeinträchtigen, einschließlich der Magensäureproduktion. Die verminderte Magensäureproduktion in Folge des Mangels an Zink, Vitamin B6 und Mangan kann weitreichende Folgen für den gesamten Verdauungtrakt haben. Unzureichend saurer Mageninhalt kann die Verdauung im Dünndarm stören, da die Enzyme aus der Bauchspeicheldrüse (Pankreas) und die Gallenflüssigkeit nur dann optimal arbeiten, wenn ein bestimmte pH-Wert vorliegt.

Eine Infektion mit dem Bakterium Helicobacter pylori kann die Magensäureproduktion beeinträchtigen, indem es die Magenschleimhaut schädigt. Der Helicobacter Pylori ist ein Bakterium, welches sich in der Magenschleimhaut festsetzt und dort für diverse Symptome sorgt. Symptome wie Übelkeit, Magenschmerzen, Appetitlosigkeit, Aufstoßen können ein Hinweis auf eine Infektion sein. Entdeckt wurde das Bakterium tatsächlich erst 1983 von zwei australischen Wissenschaftlern.

Schulmedizinisch wird die Infektion mit dem Helicobacter pylori mit Antazida/PPI behandelt und mit einem Antibiotikum. Diverse Studien haben allerdings gezeigt, dass das Bakterienwachstum durch das basische Milieu, welches unter Protonenpumpeninhibitoren erreicht wird, eher stimuliert und die vorhandene Entzündung eher verschlimmert wird. Die in der Studie mit Protonenpumpeninhibitoren behandelten Mäuse wiesen mehr und stärkere Entzündungen auf als die Gegengruppe, die nur mit einem Antibiotikum behandelt wurden.

Der Helicobacter pylori ist magensäureresistent und kann sich bis zur Magenschleimhaut durcharbeiten. Inwiefern das Bakterium außerhalb des Körpers überlebensfähig ist, weiß man noch nicht ganz klar.

Klar ist aber, dass sich das Bakterium ein eigenes Milieu schafft, in dem es über die Bildung des Enzyms Urease aus vorhandenem Harnstoff Ammoniak bildet und so den pH-Wert zu seinen Gunsten verändern kann. Der Helicobacter ist ein gerissenes Bakterium. Das Bakterium schafft es, die Somatostatinausschüttung (zu blockieren Hormon zur Hemmung von Gastrin) zu blockieren. Infolgedessen sondern die neuroendokrinen Zellen der Magenschleimhaut weiterhin Histamin ab, um so die Magensäureproduktion anzuregen. Somatostatin hemmt die Freigabe von Gastrin und stoppt die Magensäureproduktion.

Das Bakterium legt also bewusst den Magen trocken, um sich so eine günstige Umgebung zu schaffen, um besser wachsen zu können. Gibt man jetzt noch einen Magensäureblocker obendrauf, hat es die perfekte Wohlfühlumgebung und kann wachsen, gedeihen, Entzündungen schaffen und sogar Geschwüre hervorrufen. Entzündungen haben immer den Nachteil, dass sie Histamin produzieren. Histamin stellt die Gefäße und das Gewebe weit. Das ist ein Effekt, der eigentlich eingeleitet wird, um die Abwehrzellen des Immunsystems, die Zytokine, an Ort und Stelle zu bringen. Diese sollen die Entzündung dann bekämpfen. Histamin ist eine natürliche Substanz im Körper, die verschiedene wichtige Funktionen erfüllt, aber in zu hohen Mengen unangenehme oder sogar schädliche Reaktionen auslösen kann. Normalerweise wird Histamin durch ein Enzym namens Diaminoxidase (DAO) abgebaut. DAO wird hauptsächlich im Dünndarm produziert und hilft dabei, über die Nahrung aufgenommenes Histamin zu neutralisieren.

Wenn der Darm jedoch geschädigt ist, wie bei Erkrankungen wie Morbus Crohn, Colitis ulcerosa, Zöliakie oder Nahrungsmittelallergien, kann die Produktion von DAO beeinträchtigt werden. Dies liegt daran, dass die Enterozyten, die Zellen der Darmschleimhaut, beschädigt werden und dadurch weniger DAO produzieren. Auch bestimmte Medikamente, wie Schmerzmittel, und Alkohol können den Abbau von Histamin durch DAO hemmen.

Wenn Histamin nicht ausreichend abgebaut wird, kann es sich im Körper ansammeln. Man könnte sich das wie ein Fass vorstellen, das sich langsam füllt. Sobald es überläuft, zeigt sich das durch verschiedene Symptome wie eine laufende oder verstopfte Nase, Muskel- und Gelenkschmerzen, Durchfall, Unruhe oder Nesselsucht. Auch Migräne und spezielle Kopfschmerzen, die die Blutgefäße betreffen, können durch zu viel Histamin verursacht werden.

Histamin kann zudem die Freisetzung von Stickstoffmonoxid (NO) erhöhen, was durch die Aktivierung des H1-Histaminrezeptors geschieht. Ein geschädigter Magen, wie es bei einer Infektion mit Helicobacter pylori der Fall ist, kann ebenfalls zu einem gestörten Histaminstoffwechsel führen. Dadurch kann die Produktion von DAO weiter reduziert werden.

Interessanterweise kann Histamin auch die Bildung des Hormons Östrogen verstärken, was zu einem Ungleichgewicht und einer sogenannten Östrogendominanz führen kann. Dies bedeutet, dass zu viel Östrogen im Körper vorhanden ist, was zu verstärktem Zellwachstum, starken Menstruationsblutungen und intensiveren Gebärmutterkontraktionen führen kann. Je nachdem, wann im Menstruationszyklus eine Frau Histamin aufnimmt, kann der Körper unterschiedlich stark auf die Histaminmenge reagieren.

Dies zeigt sich auch beim Pricktest, einem Allergietest, der auf der Haut durchgeführt wird. Hier können die Reaktionen im Laufe des Zyklus unterschiedlich stark ausfallen. Daher ist es für Frauen sinnvoll, den Tag im Zyklus zu notieren, an dem der Test durchgeführt wurde. Ein Zyklustagebuch oder ein Migränetagebuch kann ebenfalls helfen, Zusammenhänge besser zu verstehen.

Die Verbindung zwischen Helicobacter pylori, Histaminproblemen, Migräne und Östrogendominanz zeigt, wie schnell eine Störung im Körper eine Kettenreaktion auslösen kann. Es ist faszinierend, wie der Körper auf diese Weise unterschiedliche Störungen miteinander verknüpft.

Doch Helicobacter pylori kann noch mehr: Diese Bakterien können zur Bildung von Lymphfollikeln in der Magenschleimhaut führen. Normalerweise enthält eine gesunde Magenschleimhaut nur wenige oder gar keine Lymphfollikel. Durch die chronische Infektion mit Helicobacter pylori wird jedoch die Entstehung dieser Lymphfollikel gefördert. Diese wiederum stimulieren die Produktion von Plasmazellen und Lymphozyten, die für die Bildung von Antikörpern verantwortlich sind.

Auf diese Weise kann langfristig die Entstehung eines Lymphoms, einer Art von Krebserkrankung, ausgelöst werden.

Die schulmedizinische Behandlung würde ein Antibiotikum vorsehen, gegebenenfalls auch die Behandlung mit Omeprazol oder Pantoprazol. Da sind die Studienlagen aber recht eindeutig, die Behandlung mit Säureblockern ist eher wachstumsfördernd für das Bakterium.

Naturheilkundliche Behandlung

Die naturheilkundliche Behandlung würde zuerst eine Ernährungsumstellung beinhalten. Kaffee, schwarzer Tee, scharfe Gewürze, Alkohol, Nikotin, Fruchtsäfte, Süßigkeiten sollten unbedingt strikt gemieden werden. Stattdessen wäre eine Schonkosternährung hilfreich, Haferflocken, Haferschleim, milder Kefir sowie Ballaststoffe als Futtermittel für die guten Darmbakterien.

Die Behandlung mit **probiotischen Stämmen**, wie zum Beispiel Lactobacillus reuteri, hat sich als sehr effektiv erwiesen. Ein gutes Beispiel dafür ist das Präparat Pylosan von Laves. Aber auch natürliche Antibiotika aus ätherischen Ölen bieten eine wirksame Alternative. So produziert die Licht-Apotheke in Eckernförde beispielsweise Aromaöl-Kapseln, die ebenfalls sehr effektiv sind.

Tees wie **Zistrosentee**, **Schafgarbentee** und **Süßholzwurzeltee** haben positive Effekte auf Magen und Darm, da sie antiviral, antibakteriell und entzündungshemmend wirken.

Sulforaphan, das in Brokkolisprossenextrakt enthalten ist, besitzt ebenfalls eine antibiotische Wirkung.

Auch **Bitterstoffe** und **Wismut** sind natürliche Stoffe, die gegen Bakterien wirken. Bitterstoffe regen zudem die Produktion von Verdauungsenzymen an, was die Verdauung insgesamt unterstützt.

Grüner Tee und **Ingwertee** sind für ihre antientzündlichen und antioxidativen Eigenschaften bekannt.

Cranberrysaft (empfohlen werden zwei Gläser Cranberry-Muttersaft täglich) wirkt antibakteriell und stärkt das Immunsystem.

Für diejenigen, die Süßholzwurzel nicht in Teeform mögen, gibt es Alternativen wie **Süßholzwurzelkapseln** (zum Beispiel von Sunday Natural). Es ist jedoch wichtig zu beachten, dass Menschen mit Bluthochdruck diese Behandlungsmethode vermeiden sollten.

Helmkrauttee fördert den Histaminabbau, sollte jedoch mit Vorsicht genossen werden, wenn Blutverdünner eingenommen werden.
Ähnlich verhält es sich mit **rotem Ginseng**, der in Studien eine gute Wirkung gegen Bakterien gezeigt hat. Ginseng wirkt zudem entzündungshemmend und stressmindernd. Die empfohlene Dosierung beträgt drei Mal täglich zwei Gramm. Auch hier ist Vorsicht geboten, wenn Blutverdünner im Spiel sind.

Heilerde (wie von Luvos oder Imutox) ist ebenfalls sehr hilfreich für Magen und Darm, da sie Toxine und Histamin bindet. Persönlich bevorzuge ich **Imutox,** da es nur zwei Mal täglich eingenommen werden muss.

Omega3-Fettsäuren (zum Beispiel Norsan vegan flüssig) sind unverzichtbar für die antientzündliche Behandlung des gesamten Organismus.

Aber auch Schüßler-Salze können den Magen und Darm unterstützen:

Nr. 3 Ferrum phosphoricum wirkt entzündungshemmend.
Nr. 7 Magnesium phosphoricum entkrampfend und entspannend.

Nr. 9 Natrium phosphoricum hilft gegen Sodbrennen und Aufstoßen und wirkt gegen Entzündungen.
Nr. 4 Kalium chloratum fördert die Regeneration der Magenschleimhaut.

Caricol Gastro, ein Präparat, welches Enzyme aus Hafer und Papaya enthält, beruhigt die Magenschleimhaut und wirkt ebenfalls entzündungshemmend. Die empfohlene Einnahme beträgt ein bis zwei Beutel täglich.
Zusätzlich halte ich die Überprüfung und Einnahme von Vitamin B12, Magnesium und Proteinen/Aminosäuren für sehr wichtig. Diese Nährstoffe sind für den Organismus und einen funktionierenden Magen unverzichtbar, da sie nur bei ausreichender Produktion von Magensäure und Intrinsic Factor vom Körper aufgenommen werden können.

Erkrankungen wie die **autoimmune Gastritis** können die Zellen, die Magensäure produzieren, zerstören und so zu einem Mangel führen.
Die autoimmune Gastritis ist eine chronische Entzündung der Magenschleimhaut, bei der das Immunsystem fälschlicherweise die körpereigenen Belegzellen des Magens angreift. Diese Zellen sind für die Produktion von Magensäure und Intrinsic Factor verantwortlich, der für die Aufnahme von Vitamin B12 notwendig ist. Die genauen Ursachen dieser Autoimmunerkrankung sind noch nicht vollständig geklärt, aber es gibt einige Faktoren, die eine Rolle spielen:

Genetische Veranlagung: Eine familiäre Vorbelastung mit Autoimmunerkrankungen erhöht das Risiko, an autoimmuner Gastritis zu erkranken.

Fehlregulation des Immunsystems: Eine Fehlfunktion des Immunsystems führt dazu, dass die körpereigenen Abwehrzellen die Magenschleimhaut angreifen.

Begleitende Autoimmunerkrankungen: Autoimmune Gastritis tritt häufig zusammen mit anderen Autoimmunerkrankungen wie Hashimoto-Thyreoiditis, Typ-1-Diabetes oder Zöliakie auf.

Die naturheilkundliche Behandlung der autoimmunen Gastritis zielt darauf ab, das Immunsystem zu regulieren, die Magenschleimhaut zu schützen und die Verdauung zu unterstützen.

Eine Ernährung reich an **Antioxidantien, gesunden Fetten** und **entzündungshemmenden Lebensmitteln** wie Obst, Gemüse, Fisch (reich an Omega3-Fettsäuren) und Nüssen kann helfen, die Entzündungsreaktion im Körper zu reduzieren.
Alkohol, Kaffee, Nikotin und scharfe Gewürze sollten vermieden werden, da sie die Magenschleimhaut zusätzlich reizen können. Bei gleichzeitig bestehender Zöliakie oder Glutenempfindlichkeit kann eine glutenfreie Ernährung sinnvoll sein.

Aufgrund der verminderten Aufnahmefähigkeit ist die regelmäßige Zufuhr von **Vitamin B12**, vorzugsweise in Form von Methylcobalamin, notwendig. Dies kann durch Injektionen oder hochdosierte Sublingualpräparate erfolgen.
Bei Mangelzuständen sollten auch **Eisen** und andere betroffene Nährstoffe gezielt ergänzt werden.
Zur Unterstützung der Magensäureproduktion kann **Betainhydrochlorid** (HCl) eingenommen werden, um die Verdauung zu verbessern und Infektionen vorzubeugen. Die Ergänzung mit Verdauungsenzymen kann ebenfalls helfen, die Nährstoffaufnahme zu verbessern.
Kräuter wie **Süßholzwurzel, Kamille** und **Aloe Vera** können zur Beruhigung und Heilung der Magenschleimhaut beitragen.
Zink, Vitamin D und **Omega3-Fettsäuren** sind wichtig für die Immunregulation und sollten ausreichend zugeführt werden.

Pflanzen wie **Ashwagandha, Rhodiola, Hericium** und **Reishi** können das Immunsystem modulieren und helfen, die körpereigenen Abwehrkräfte ins Gleichgewicht zu bringen.

Entspannungstechniken wie Yoga, Meditation und Atemübungen können helfen, den Stress zu reduzieren, der oft als Trigger für Autoimmunerkrankungen gilt.

Eine umfassende und individualisierte Therapie, die auf die Bedürfnisse des Patienten abgestimmt ist, kann bei der Behandlung der autoimmunen Gastritis zu einer deutlichen Verbesserung der Lebensqualität führen. Dabei ist es wichtig, eng mit einem Heilpraktiker oder Arzt zusammenzuarbeiten, um die richtige Mischung aus schulmedizinischen und naturheilkundlichen Ansätzen zu finden.

Eine schlechte Verdauung führt dazu, dass größere Nahrungsbrocken in den Darm gelangen. Diese werden von der Leber und der Gallenblase schwerer verarbeitet, was zu einer Überlastung der Leber führen kann. Eine belastete Leber kann ihre Entgiftungsfunktion nicht mehr vollständig erfüllen, was zu einer Anhäufung von Toxinen im Körper führen kann.

Zusammenfassung: Ein chronischer Magensäuremangel kann somit weitreichende gesundheitliche Folgen haben. Die verminderte Nährstoffaufnahme und das gestörte Mikrobiom schwächen den gesamten Organismus und können zu einer Vielzahl von Beschwerden führen, von chronischer Müdigkeit über Muskelschwäche bis hin zu neurologischen Störungen.

Ein Magensäuremangel ist ein oft übersehenes Problem, das jedoch ernste gesundheitliche Folgen haben kann. Eine frühzeitige Diagnose und Behandlung, zum Beispiel durch die Einnahme von Bitterstoffen, Zink oder einer Anpassung der Ernährung, kann helfen, die Magensäureproduktion zu normalisieren und damit die Verdauung und das allgemeine Wohlbefinden zu verbessern.

Darm

Die Sätze „Der Tod sitzt im Darm" von Hippokrates oder auch „im Darm sitzen Gesundheit und Leben" hat vermutlich schon jeder einmal gehört. Die wenigsten machen sich allerdings Gedanken um diesen Satz und seine Bedeutung. Wir widmen dem Darm viel zu wenig Aufmerksamkeit und das, obwohl er tagtäglich für uns arbeitet, unsere Nahrung aufnimmt, diese verwertet, Hormone für uns abbaut und Neurotransmitter und das Immunsystem aufbaut. Der Darm versucht uns, durch die natürliche Bakterienbarriere vor Krankheiten und Erregern zu schützen.

Der Darm ist weit mehr als nur ein Verdauungsorgan – er spielt eine zentrale Rolle für die Gesundheit des gesamten Körpers. Als Hauptbestandteil des Verdauungstrakts ist er nicht nur für die Aufnahme von Nährstoffen verantwortlich, sondern auch ein bedeutendes Organ des Immunsystems und der Hormonproduktion.

Der Darm gliedert sich in verschiedene Abschnitte: Dünndarm, Dickdarm und Enddarm. Der Dünndarm ist für die Verdauung und Resorption von Nährstoffen verantwortlich. Hier werden Fette, Kohlenhydrate und Proteine in ihre Bestandteile zerlegt und ins Blut aufgenommen. Der Dickdarm übernimmt die Aufgabe, Wasser und Elektrolyte zurückzugewinnen und die unverdaulichen Reste zu Kot zu formen. Er beherbergt zudem eine Vielzahl von Bakterien, die die Darmflora oder das Mikrobiom bilden. Diese Bakterien sind entscheidend für die Verdauung und die Immunfunktion.
Etwa 80% des Immunsystems befinden sich im Darm. Hier werden unerwünschte Stoffe erkannt und abgewehrt, während nützliche Bakterien unterstützt werden. Eine gesunde Darmflora ist essenziell für ein starkes Immunsystem und schützt den Körper vor Infektionen und Krankheiten.

Hormone und Bakterien

Der Darm ist auch ein wichtiger Ort der Hormonproduktion. Er produziert unter anderem etwa 90% des körpereigenen **Serotonins**, auch bekannt als das "Glückshormon", wird im Darm gebildet. Serotonin spielt eine wichtige Rolle bei der Regulation von Stimmung, Schlaf und Appetit.

Auch das Hormon Ghrelin wird im Magen-Darm-Trakt produziert und signalisiert dem Gehirn, dass Hunger besteht. Es beeinflusst das Essverhalten und die Energieverwertung.

Cholecystokinin (CCK): Dieses Hormon wird im Dünndarm freigesetzt und fördert das Sättigungsgefühl nach dem Essen. Es stimuliert außerdem die Freisetzung von Verdauungsenzymen aus der Bauchspeicheldrüse und Galle aus der Gallenblase.

Glucagon-like Peptide-1 (GLP-1): wird im Darm gebildet und trägt zur Regulation des Blutzuckerspiegels bei. Es stimuliert die Insulinsekretion und hemmt gleichzeitig die Glucagonfreisetzung.

Peptid YY: wird nach dem Essen freigesetzt. Das Hormon hilft die Nahrungsaufnahme zu reduzieren und das Hungergefühl zu unterdrücken.

Der Darm ist auch an der Inaktivierung von Hormonen beteiligt, die ihre Wirkung im Körper bereits entfaltet haben. Ein gesunder Darm trägt also zur hormonellen Balance bei, was sich auf viele Prozesse im Körper, einschließlich des Stoffwechsels, des Immunsystems und der emotionalen Gesundheit, auswirkt.

Östrobolom

Das Östrobolom ist ein spezifischer Teil des Darmmikrobioms, der eine zentrale Rolle bei der Regulation des Östrogenhaushalts im Körper spielt. Es besteht aus einer Gemeinschaft von Bakterien, die in der Lage sind, Östrogene zu metabolisieren, also in verschiedene aktive oder inaktive Formen umzuwandeln. Diese Bakterien beeinflussen maßgeblich, wie viel zirkulierendes Östrogen im Körper vorhanden ist und wie es in den Zellen wirkt.

Östrogene, die im Körper produziert werden (z.B. in den Eierstöcken), durchlaufen in der Leber einen Prozess, bei dem sie mit Glucuronsäure verbunden und dadurch inaktiviert werden. Diese inaktiven Östrogene werden dann über die Galle in den Darm ausgeschieden.
Hier kommen die Bakterien des Östroboloms ins Spiel: Bestimmte Enzyme, insbesondere die β-Glucuronidasen, die von diesen Bakterien produziert werden, können die Glucuronsäure abspalten und die Östrogene reaktivieren. Diese reaktivierten Östrogene können dann wieder über die Darmwand in den Blutkreislauf aufgenommen werden und ihre hormonelle Wirkung entfalten. Bestimmte Bakterienstämme sind besonders wichtig für das Östrobolom, weil sie die Enzyme produzieren, die für die Umwandlung und Regulierung von Östrogenen notwendig sind.
Dazu gehören:
  o   Bacteroides
  o   Clostridium
  o   Escherichia coli
  o   Lactobacillus
  o   Bifidobacterium

Diese Bakterien tragen zur Regulierung des Östrogenspiegels bei, indem sie die Östrogene aktivieren oder inaktivieren. Ein gut funktionierendes Östrobolom sorgt für ein Gleichgewicht zwischen den verschiedenen Formen von Östrogenen, was für die hormonelle Gesundheit wichtig ist.

Wenn das Östrobolom gestört ist – ein Zustand, der als Dysbiose bezeichnet wird – kann dies erhebliche Auswirkungen auf den Östrogenhaushalt und damit auf die allgemeine Gesundheit haben.

Wenn das Östrobolom übermäßig aktiv ist und zu viele inaktive Östrogene reaktiviert, können die Östrogenspiegel im Körper ansteigen. Ein erhöhter Östrogenspiegel wird mit einem erhöhten Risiko für hormonabhängige Krebserkrankungen wie Brustkrebs und Gebärmutterkrebs in Verbindung gebracht. Auch die Wahrscheinlichkeit für Endometriose und Myome kann steigen.

Umgekehrt kann eine unzureichende Aktivität des Östroboloms, z.B. durch eine reduzierte Menge an β-Glucuronidase-produzierenden Bakterien, zu niedrigen Östrogenspiegeln führen. Dies kann Symptome wie Hitzewallungen, Vaginaltrockenheit und Osteoporose begünstigen, die typischerweise mit der Menopause assoziiert werden.

Ein gestörtes Östrobolom kann auch das Risiko für systemische Entzündungen erhöhen, da das hormonelle Gleichgewicht gestört wird und sich dies negativ auf das Immunsystem auswirken kann.

Mehrere Faktoren können zu einer Dysbiose des Östroboloms führen:

Antibiotika: Diese Medikamente können das Mikrobiom drastisch beeinflussen, indem sie sowohl nützliche als auch schädliche Bakterien abtöten und so das Gleichgewicht stören.

Eine **ballaststoffarme, fettreiche Ernährung** kann die Vielfalt und Funktionalität des Mikrobioms beeinträchtigen.

Chronischer Stress, Schlafmangel und ein **inaktiver Lebensstil** können das Mikrobiom und somit das Östrobolom negativ beeinflussen.

Die Einnahme von **Hormonersatztherapien** oder hormonellen **Verhütungsmitteln** kann das Östrobolom beeinflussen.

Ein Leben ohne den gesamten Darm ist extrem schwierig und in der Regel nicht möglich, da der Darm lebenswichtige Aufgaben übernimmt. Es gibt jedoch Menschen, die ohne Teile des Darms leben, etwa nach einer Operation, bei der ein Teil des Dünn- oder Dickdarms entfernt wurde. In solchen Fällen übernimmt der verbleibende Darm oft teilweise die Funktionen des entfernten Teils. Bei umfangreicheren Eingriffen, wie einer vollständigen Entfernung des Dünndarms (Short-Bowel-Syndrom), ist eine spezielle Ernährungstherapie und oft eine lebenslange parenterale (Ernährung per Infusion) Ernährung notwendig, um den Körper mit allen notwendigen Nährstoffen zu versorgen.
Ein gesunder Darm ist also von zentraler Bedeutung für das Wohlbefinden. Er steuert nicht nur die Verdauung und die Nährstoffaufnahme, sondern hat auch großen Einfluss auf das Immunsystem, die Hormonproduktion und sogar das Gehirn. Pflege und Schutz des Darms durch eine gesunde Ernährung, ausreichend Bewegung und die Vermeidung von Stress können somit eine entscheidende Rolle für die allgemeine Gesundheit spielen.

Im menschlichen Darm befinden sich etwa 100 Billionen Bakterien, die zusammen die sogenannte Darmflora oder Mikrobiom bilden. Diese enorme Zahl bedeutet, dass es im Darm etwa zehnmal mehr Bakterien gibt als Zellen im menschlichen Körper. Diese Mikroorganismen, die hauptsächlich im Dickdarm leben, spielen eine zentrale Rolle für unsere Gesundheit, indem sie an der Verdauung, dem Immunsystem und verschiedenen Stoffwechselprozessen beteiligt sind.

Wichtige Bakterienarten und ihre Aufgaben

Bifidobacterium: Bifidobakterien sind vor allem im Dickdarm zu finden und gehören zu den ersten Bakterien, die sich nach der Geburt im

Darm ansiedeln. Sie helfen bei der Verdauung von Ballaststoffen, indem sie diese in kurzkettige Fettsäuren (z.B. Butyrat) umwandeln, die eine wichtige Energiequelle für die Darmzellen darstellen. Bifidobakterien unterstützen außerdem das Immunsystem, indem sie pathogene Keime verdrängen und die Produktion von Abwehrstoffen fördern.

Lactobacillus: Lactobazillen sind eine Gruppe von Milchsäurebakterien, die im Dünn- und Dickdarm vorkommen. Sie sind bekannt für ihre Fähigkeit, Laktose (Milchzucker) in Milchsäure zu fermentieren, was die Verdauung unterstützt und die Darmgesundheit fördert. Diese Bakterien produzieren auch antibakterielle Substanzen, die das Wachstum schädlicher Bakterien hemmen und das Immunsystem stärken.

Escherichia coli (E. coli): E. coli ist eine der bekanntesten Bakterienarten, die im Darm vorkommt. Während manche Stämme von E. coli krankheitserregend sein können, spielen die meisten eine nützliche Rolle im Verdauungssystem. Sie helfen bei der Produktion von Vitamin K, das für die Blutgerinnung notwendig ist, und unterstützen die Verdauung bestimmter Nährstoffe.

Faecalibacterium prausnitzii: Faecalibacterium prausnitzii ist ein wichtiger Produzent von Butyrat, einer kurzkettigen Fettsäure, die entzündungshemmende Eigenschaften hat und die Darmgesundheit fördert. Es ist eine der dominierenden Bakterienarten im Dickdarm und spielt eine zentrale Rolle bei der Aufrechterhaltung der Darmschleimhautbarriere und der Regulierung von Entzündungsprozessen.

Akkermansia muciniphila: Akkermansia muciniphila ist ein Bakterium, das den Schleim in der Darmschleimhaut abbaut. Diese Bakterien tragen zur Integrität der Darmschleimhaut bei und spielen eine wichtige Rolle bei der Aufrechterhaltung einer gesunden Darmbarriere. Ihre

Präsenz ist auch mit einem niedrigeren Risiko für Fettleibigkeit und Stoffwechselerkrankungen verbunden.

Clostridium spp.: Einige Clostridium-Arten spielen eine wichtige Rolle bei der Fermentation von Ballaststoffen zu kurzkettigen Fettsäuren. Diese Fettsäuren fördern die Gesundheit der Darmzellen und wirken entzündungshemmend. Jedoch gibt es auch pathogene Clostridien wie Clostridium difficile, die unter bestimmten Bedingungen (z.B. nach einer Antibiotikatherapie) zu schweren Darminfektionen führen können.

Das Darmmikrobiom beeinflusst viele Aspekte der Gesundheit, einschließlich des Immunsystems, des Stoffwechsels, der Gehirnfunktion und sogar der Stimmung. Ein Ungleichgewicht im Mikrobiom, auch Dysbiose genannt, wird mit einer Vielzahl von Erkrankungen in Verbindung gebracht, darunter Entzündungskrankheiten, Reizdarmsyndrom, Fettleibigkeit und Depressionen. Daher ist die Pflege eines gesunden Mikrobioms durch eine ausgewogene Ernährung, regelmäßige Bewegung und den Verzicht auf unnötige Antibiotika entscheidend für das allgemeine Wohlbefinden.

Aufnahme von Nährstoffen

Der Darm spielt eine zentrale Rolle bei der Verdauung und Aufnahme von Nährstoffen, die für den Körper essenziell sind. Während der Verdauungsprozess im Magen beginnt, findet die eigentliche Aufnahme und Verarbeitung der Nährstoffe im Dünndarm statt.

Kohlenhydrate werden im Dünndarm in ihre einfachsten Formen, hauptsächlich Glukose, Fruktose und Galaktose zerlegt. Diese Einfachzucker werden dann über spezifische Transporter in die Darmzellen (Enterozyten) aufgenommen. Nach der Aufnahme werden die Einfachzucker ins Blut abgegeben und zur Leber transportiert, wo sie als Energiequelle genutzt, gespeichert oder in andere Verbindungen umgewandelt werden.

Proteine werden im Magen durch die Magensäure und Pepsin in Polypeptide zerlegt und im Dünndarm weiter in kleinere Peptide und Aminosäuren gespalten. Diese Aminosäuren werden dann über spezifische Transportmechanismen in die Enterozyten aufgenommen. Nach der Aufnahme gelangen die Aminosäuren ins Blut und werden im gesamten Körper für den Aufbau von Proteinen, Enzymen und anderen wichtigen Molekülen verwendet.

Fette werden im Dünndarm durch Gallensalze emulgiert und dann durch Lipasen in freie Fettsäuren, Monoglyceride und Glycerol zerlegt. Diese werden in Micellen verpackt und gelangen so in die Enterozyten. In den Enterozyten werden die Fettsäuren und Monoglyceride zu Triglyceriden wieder zusammengesetzt und zusammen mit Cholesterin und Proteinen zu Chylomikronen verpackt. Diese Chylomikronen werden in das Lymphsystem abgegeben und schließlich ins Blut transportiert, wo sie als Energiequelle dienen oder in Fettgewebe gespeichert werden.

Wasserlösliche Vitamine (z.B. B-Vitamine, Vitamin C) werden direkt über spezifische Transportproteine in die Enterozyten aufgenommen und gelangen ins Blut, wo sie zu den Zellen transportiert werden.

Fettlösliche Vitamine (A, D, E, K) werden zusammen mit Fetten in die Micellen aufgenommen und in die Enterozyten transportiert. Nach der Aufnahme werden sie in Chylomikronen verpackt und über das Lymphsystem ins Blut abgegeben.

Die **Mineralstoffe Calcium, Magnesium, Eisen, Zink** werden durch spezielle Transportmechanismen in die Enterozyten aufgenommen. Ihre Aufnahme kann durch verschiedene Faktoren beeinflusst werden, wie den pH-Wert im Darm oder das Vorhandensein anderer Nährstoffe (z.B. Vitamin D für Calcium). Nach der Aufnahme werden sie ins Blut abgegeben und zu den Organen und Geweben transportiert, wo sie vielfältige Funktionen erfüllen, darunter Knochengesundheit, Enzymaktivität und die Produktion von Hämoglobin.

Der Großteil des **Wassers** wird im Dünndarm aufgenommen, ein weiterer Teil im Dickdarm. Wasser wird durch osmotische Prozesse und über spezielle Aquaporine (Wasserkanäle) in die Enterozyten aufgenommen. Das aufgenommene Wasser gelangt ins Blut und wird für verschiedene physiologische Prozesse im Körper genutzt, einschließlich der Regulation des Blutvolumens und der Temperatur.

Ballaststoffe selbst werden nicht im Dünndarm aufgenommen. Sie passieren den Darm weitgehend unverdaut und gelangen in den Dickdarm. Im Dickdarm werden lösliche Ballaststoffe durch die Darmbakterien fermentiert und in kurzkettige Fettsäuren (wie Butyrat) umgewandelt, die als Energiequelle für die Darmzellen dienen und entzündungshemmende Eigenschaften haben. Unlösliche Ballaststoffe tragen zur Stuhlbildung bei und fördern die Darmbewegung.

Eine gesunde Darmschleimhaut und ein ausgewogenes Mikrobiom sind entscheidend für die effektive Aufnahme und Verarbeitung dieser Nährstoffe. Schäden an der Darmschleimhaut, wie sie bei chronisch entzündlichen Darmerkrankungen oder durch eine ungesunde Ernährung auftreten können, können die Nährstoffaufnahme beeinträchtigen und zu Mangelerscheinungen führen.
Deshalb ist die Pflege der Darmgesundheit, zum Beispiel durch eine ausgewogene Ernährung, regelmäßige Bewegung und den bewussten Einsatz von Probiotika und Präbiotika von zentraler Bedeutung.

Das zweite Gehirn

Der Darm, oft als "zweites Gehirn" bezeichnet, spielt eine entscheidende Rolle für unsere allgemeine Gesundheit und beeinflusst sowohl das Gehirn als auch das Immunsystem auf komplexe und tiefgreifende

Weise. Im Zentrum dieser Interaktion steht das Darmmikrobiom, eine vielfältige Gemeinschaft von Billionen Mikroorganismen, die in unserem Verdauungstrakt leben. Diese Mikroben tragen nicht nur zur Verdauung bei, sondern sind auch wesentlich für die Aufrechterhaltung der Homöostase im Körper, insbesondere in Bezug auf das Gehirn und das Immunsystem.

Die Kommunikation zwischen Darm und Gehirn erfolgt über ein Netzwerk von Signalen, das als Darm-Hirn-Achse bekannt ist. Diese Achse verbindet das enterische Nervensystem im Darm mit dem zentralen Nervensystem, einschließlich des Gehirns, und ermöglicht eine bidirektionale Kommunikation. Das Mikrobiom spielt eine zentrale Rolle in diesem Kommunikationsnetzwerk, indem es Signalmoleküle wie Neurotransmitter (z.B. Serotonin), kurzkettige Fettsäuren und andere Metaboliten produziert, die direkt oder indirekt das Gehirn beeinflussen. Etwa 90% des Serotonins, eines Neurotransmitters, der für die Regulation von Stimmung, Schlaf und Appetit verantwortlich ist, wird im Darm produziert. Diese Signalmoleküle können über den Vagusnerv, das Blut oder das Immunsystem das Gehirn erreichen und dort Funktionen wie Stressreaktionen, emotionale Verarbeitung und kognitive Fähigkeiten beeinflussen.

Die Darm-Hirn-Schranke spielt in diesem Zusammenhang eine wichtige Rolle. Diese Schranke ähnelt der Blut-Hirn-Schranke und dient als Schutzmechanismus, der den Durchtritt von schädlichen Substanzen und pathogenen Mikroorganismen aus dem Darm ins Gehirn verhindert. Eine intakte Darm-Hirn-Schranke sorgt dafür, dass nur nützliche Signale und Moleküle, die zur Regulierung der Gehirnfunktion beitragen, die Barriere überwinden. Wenn jedoch die Darmbarriere gestört ist, etwa durch chronische Entzündungen oder Dysbiose, kann dies zu einer erhöhten Durchlässigkeit der Darm-Hirn-Schranke führen. Dies wiederum wird mit neurologischen und psychischen Störungen wie Depressionen, Angstzuständen und neurodegenerativen Erkrankungen in Verbindung gebracht.

Das größte Immunorgan

Der Darm ist auch das größte Immunorgan des Körpers. Etwa 70 - 80% der Immunzellen befinden sich im Darm, was den Darm zu einem zentralen Ort für die Immunregulation macht. Das Mikrobiom spielt eine Schlüsselrolle bei der Ausbildung und Funktion des Immunsystems. Es hilft, das Gleichgewicht zwischen pro- und anti-inflammatorischen Reaktionen zu steuern, indem es das Immunsystem trainiert, Freund von Feind zu unterscheiden.

Nützliche Bakterien im Darm fördern die Produktion von regulatorischen T-Zellen, die Entzündungen im Körper kontrollieren und eine Überreaktion des Immunsystems verhindern. Sie tragen auch zur Aufrechterhaltung der Integrität der Darmschleimhaut bei, die als erste Verteidigungslinie gegen pathogene Mikroorganismen dient. Eine gesunde Darmschleimhaut und ein ausgewogenes Mikrobiom schützen den Körper vor Infektionen und chronischen Entzündungen, die mit einer Vielzahl von Erkrankungen wie Allergien, Autoimmunerkrankungen und sogar bestimmten Krebsarten verbunden sind.

Wenn das Mikrobiom gestört ist, sei es durch schlechte Ernährung, Stress, Antibiotika oder andere Faktoren kann dies zu einer Dysregulation des Immunsystems führen. Ein dysfunktionales Mikrobiom kann eine chronische Entzündungsreaktion auslösen, die nicht nur den Darm, sondern auch andere Organe und Systeme des Körpers betrifft. Dies kann das Risiko für systemische Entzündungen, Autoimmunerkrankungen und Infektionen erhöhen.

Nun habe ich etwas weiter ausgeholt, was die Grundlagen des Darms angeht. Was aber, wenn der Darm krank ist? Sie ahnen sicher bereits, dass Darmerkrankungen nicht nur den Darm betreffen, sondern in der Regel den ganzen Körper. Funktioniert der Darm nicht wie er soll, gehen wertvolle Nährstoffe verloren, Hormone können nicht aktiv oder abgebaut werden. Müdigkeit macht sich breit, die Schilddrüse kann Schaden nehmen, Autoimmunerkrankungen können aktiv werden, chronisch stille Entzündungen können sich im Körper ausbreiten. Bei vielen Patienten leidet auch die Haut in Form von Akne, Ekzemen, Rötungen, Pusteln oder Juckreiz und auch das Gehirn und die Leistungsfähigkeit werden in Mitleidenschaft gezogen.

Morbus Crohn und Colitis ulcerosa

Morbus Crohn ist wohl eine der bekanntesten Darmerkrankungen. In Deutschland leiden derzeit etwa 400.000 - 450.000 Menschen an Morbus Crohn. Diese Zahl hat in den letzten Jahren zugenommen, ein Trend, der seit etwa zwei Jahrzehnten weltweit zu beobachten ist. Insbesondere in westlichen Ländern, einschließlich Deutschland, wurde eine stetige Zunahme der Erkrankungen festgestellt, was auf Umweltfaktoren, veränderte Lebensgewohnheiten und möglicherweise auch eine verbesserte Diagnostik zurückzuführen ist. Seit 2021 ist die Zahl der Betroffenen weiter gestiegen.

Weltweit gibt es rund 3,4 Millionen Menschen in Europa, die an Morbus Crohn oder **Colitis ulcerosa** leiden, was zeigt, dass entzündliche Darmerkrankungen (IBD) ein bedeutendes Gesundheitsproblem darstellen. Diese Krankheiten sind chronisch und beeinträchtigen das Leben der Betroffenen erheblich, oft verbunden mit erheblichen Einschränkungen und Komplikationen.

Zusätzlich zu den bereits beschriebenen weitreichenden Einflüssen des Darms auf das Gehirn und das Immunsystem zeigt sich auch bei COVID-19, wie eng der Zustand des Darms mit unserer allgemeinen Gesundheit verknüpft ist. Es wurde festgestellt, dass das SARS-CoV-2-Virus, das COVID-19 verursacht, nicht nur die Atemwege, sondern auch den Darm angreifen kann. Dies geschieht über den ACE2-Rezeptor, der im Verdauungstrakt in hoher Konzentration vorhanden ist. Folglich können Infektionen mit SARS-CoV-2 zu gastrointestinalen Symptomen wie Durchfall, Übelkeit und Bauchschmerzen führen, die bei vielen Patienten beobachtet wurden.

Darüber hinaus hat COVID-19 auch das Potenzial, das empfindliche Gleichgewicht des Darmmikrobioms zu stören. Eine solche Infektion kann zu einer Dysbiose führen, bei der die Vielfalt der Mikroorganismen im Darm reduziert wird und nützliche Bakterien wie Lactobacillus und Bifidobacterium zurückgehen. Diese Veränderungen können nicht nur die Immunantwort schwächen, sondern auch zu schwereren Krankheitsverläufen beitragen. Zudem kann eine gestörte Darmbarriere das Risiko erhöhen, dass Toxine und pathogene Mikroorganismen in den Blutkreislauf gelangen, was systemische Entzündungen verstärken könnte.

Die möglichen langfristigen Auswirkungen einer solchen Störung des Mikrobioms durch COVID-19 sind noch nicht vollständig erforscht. Es gibt jedoch Hinweise darauf, dass einige Menschen, die eine COVID-19-Infektion überstanden haben, noch Monate danach an gastrointestinalen Beschwerden leiden und Veränderungen im Mikrobiom aufweisen. Diese Beobachtungen verdeutlichen, dass die Auswirkungen von COVID-19 weit über die Atemwege hinausgehen und den gesamten Körper betreffen können, insbesondere den Darm.

Diese Erkenntnisse betonen einmal mehr die zentrale Rolle des Darms und seines Mikrobioms für unsere Gesundheit. Sie zeigen, dass eine umfassende Betrachtung der Darmgesundheit, insbesondere nach schweren Infektionen wie COVID-19, notwendig ist, um das allgemeine Wohlbefinden langfristig zu sichern und die Wiederherstellung einer gesunden Mikrobiom-Balance zu unterstützen.

Es gibt zunehmend Hinweise darauf, dass **LPS-tragende Bakterien** eine Rolle bei der Entstehung und Aufrechterhaltung von chronisch-entzündlichen Darmerkrankungen (CED) wie Morbus Crohn und Colitis ulcerosa spielen. Bei diesen Erkrankungen wird oft eine Dysbiose beobachtet, bei der sich die Zusammensetzung der Bakterienpopulation ändert. Diese Veränderungen können zu einer erhöhten Produktion und Freisetzung von LPS führen.

Eine gestörte Barrierefunktion des Darms, auch bekannt als "Leaky Gut", kann es ermöglichen, dass LPS in den Blutkreislauf gelangt und systemische Entzündungen verursacht. Studien haben gezeigt, dass Patienten mit Morbus Crohn häufig höhere LPS-Konzentrationen im Blut aufweisen, was auf eine chronische Exposition gegenüber diesen Molekülen hinweist. Dies kann zu einer anhaltenden Entzündungsreaktion führen, die die Symptome der Erkrankung verschlimmert.

LPS-tragende Bakterien sind ein natürlicher Bestandteil unseres Mikrobioms, können aber unter bestimmten Bedingungen zur Pathogenese von Darmerkrankungen beitragen. Ihre Fähigkeit, das Immunsystem zu aktivieren, macht sie zu einem doppelten Akteur: Sie schützen den Körper vor Infektionen, können aber auch chronische Entzündungen fördern, die für die Entwicklung von Erkrankungen wie Morbus Crohn verantwortlich sind. LPS-tragende Bakterien sind gramnegative Bakterien, deren Zellwände Lipopolysaccharide (LPS) enthalten. Diese Bakterien sind ein wesentlicher Bestandteil der mikrobiellen Welt und kommen in verschiedenen Umgebungen vor, einschließlich des menschlichen Körpers. Zu den bekanntesten LPS-tragenden Bakterien zählen Escherichia Coli, Salmonella, Pseudomonas und Neisseria.

Gramnegative Bakterien entwickeln ihre charakteristischen LPS während des Zellwachstums und der Zellteilung. Die Biosynthese von LPS erfolgt im Inneren der Bakterienzelle und ist ein hochregulierter Prozess, bei dem spezifische Enzyme beteiligt sind. Das LPS-Molekül besteht aus einem Lipidanteil (Lipid A), das in die äußere Membran der Bakterienzelle eingebettet ist, und einem Polysaccharidanteil, der aus dem Kernoligosaccharid und der O-spezifischen Kette besteht. Diese Struktur macht LPS zu einem wirksamen Mittel für Bakterien, um sich vor äußeren Bedrohungen wie Antibiotika oder dem Immunsystem des Wirts zu schützen.

Im menschlichen Körper spielen LPS-tragende Bakterien eine doppelte Rolle. Einerseits sind sie Teil der normalen Mikrobiota und erfüllen wichtige Funktionen, wie die Unterstützung der Verdauung und den Schutz vor pathogenen Mikroorganismen. Andererseits können sie unter bestimmten Bedingungen eine starke immunologische Reaktion auslösen. LPS wird von Immunzellen wie Makrophagen durch Toll-like Rezeptoren (insbesondere TLR4) erkannt. Diese Erkennung aktiviert eine Signalkaskade, die zur Freisetzung von Zytokinen und anderen Entzündungsmediatoren führt. Während diese Reaktion im Falle einer Infektion schützend wirkt, kann eine übermäßige oder systemische Freisetzung von LPS schwerwiegende Folgen haben, wie z. B. einen septischen Schock.

Ernährung

Eine zentrale Rolle bei der Behandlung von chronisch entzündlichen Darmerkrankungen spielt die Ernährung, da sie direkt auf das Mikrobiom und die Darmschleimhaut wirkt.
Eine Ernährung reich an Omega3-Fettsäuren (z.B. aus Fisch, Leinsamen, Walnüssen) kann entzündungshemmend wirken. Zudem sollte man den Konsum von raffiniertem Zucker, gesättigten Fetten und stark verarbeiteten Lebensmitteln reduzieren, da diese Entzündungen fördern können.
Ballaststoffe fördern das Wachstum gesunder Darmbakterien und unterstützen die Darmschleimhaut. Allerdings sollten Ballaststoffe bei akuten Schüben vorsichtig eingeführt werden, da sie bei manchen Patienten Beschwerden verursachen können.
Probiotika, also "gute" Bakterien, können helfen, das Gleichgewicht im Darm wiederherzustellen.
Präbiotika (Ballaststoffe, die Probiotika als Nahrung dienen) fördern das Wachstum dieser nützlichen Bakterien. Beispielsweise sind fermentierte Lebensmittel wie Joghurt, Sauerkraut oder Kefir reich an probiotischen Kulturen.

Heilpflanzen

Verschiedene Heilpflanzen haben entzündungshemmende und immunmodulierende Eigenschaften, die bei chronisch entzündlichen Darmerkrankungen hilfreich sein können.

Kurkuma ist bekannt für seine starken entzündungshemmenden Eigenschaften, hauptsächlich aufgrund des enthaltenen Curcumins. Es kann helfen, die Entzündungsreaktion im Darm zu reduzieren. Dosierungsempfehlung: 500 - 2.000 mg Curcumin pro Tag. Curcumin hat eine geringe Bioverfügbarkeit. Es wird empfohlen, Curcumin in Kombination mit Piperin (aus schwarzem Pfeffer) oder als liposomale Form einzunehmen, um die Absorption zu verbessern.

Aloe Vera (50 - 200 ml Aloe Vera Saft pro Tag, aufgeteilt in zwei - drei Dosen) ist für ihre beruhigenden und heilenden Eigenschaften bekannt. Sie kann helfen, die Darmschleimhaut zu regenerieren und Entzündungen zu lindern. Es sollte reiner Aloe Vera Saft ohne Zusatzstoffe verwendet werden.

Boswellia-Extrakte werden traditionell zur Behandlung chronischer Entzündungen eingesetzt und haben sich in Studien als wirksam bei der Reduzierung von Entzündungen im Darm gezeigt. 300 - 500 mg Boswellia-Extrakt, standardisiert auf 60 - 65% Boswelliasäuren, zwei- - dreimal täglich. Die Einnahme sollte idealerweise mit den Mahlzeiten erfolgen, um die Absorption zu optimieren.

Was man selbst tun kann

Eine **gezielte Darmsanierung** kann helfen, das Mikrobiom zu regulieren und schädliche Bakterien zu reduzieren. Empfehlenswert ist die vorherige Kontrolle des Mikrobioms, um wirklich gezielt individuell therapieren zu können.

Periodisches Fasten oder eine fastenähnliche Diät kann das Darmmikrobiom positiv beeinflussen und Entzündungen reduzieren. Kurzzeitiges Fasten gibt dem Darm Ruhe und kann Entzündungen verringern. Diese Methode besteht nicht aus einem spezifischen Präparat, sondern aus einer kalorienreduzierten Diät über 5 Tage, bei der die Kalorienzufuhr auf etwa 30 - 50% des normalen Bedarfs reduziert wird. Diese Diät wird normalerweise alle paar Monate durchgeführt.

Hochdosierte **Probiotika**, insbesondere solche mit Stämmen wie Lactobacillus und Bifidobacterium, können dabei helfen, das Gleichgewicht im Darm wiederherzustellen und die Überwucherung von LPS-tragenden Bakterien zu verhindern.

Die Aminosäure **Glutamin** ist ein wichtiger Nährstoff für die Zellen der Darmschleimhaut und kann helfen, die Darmbarriere zu stärken und das Leaky-Gut-Syndrom zu behandeln. Empfehlenswert sind 5 - 10 Gramm L-Glutamin pro Tag, aufgeteilt in zwei bis drei Dosen. Glutamin sollte auf leeren Magen eingenommen werden, um die Aufnahme zu maximieren. Es kann in Wasser oder einem anderen Getränk aufgelöst werden.

Stress hat einen starken Einfluss auf das Immunsystem und den Darm. Chronischer Stress kann Entzündungen verstärken und die Darmgesundheit negativ beeinflussen.
Regelmäßige Praxis von Atemübungen, Meditation oder Yoga kann das Stressniveau senken und damit auch indirekt die Darmentzündungen reduzieren.

Pflanzen wie **Ashwagandha** und **Rhodiola** können helfen, das Stressniveau zu regulieren und die Widerstandsfähigkeit des Körpers gegenüber Stress zu erhöhen.

Vitamin D spielt eine wichtige Rolle bei der Regulierung des Immunsystems und kann bei Entzündungen im Darm eine unterstützende Wirkung haben.

Die Einnahme von **Omega3-Fettsäuren** in Form von Fischöl oder Algenöl kann die Entzündungsreaktion im Körper verringern. Empfehlung: 1.000 - 3.000 mg EPA und DHA pro Tag.

Die Förderung einer achtsamen Lebensführung, einschließlich ausreichend Schlaf, regelmäßiger Bewegung und einer positiven sozialen Umgebung ist entscheidend für die ganzheitliche Gesundheit und kann dazu beitragen, die Symptome von CED zu lindern und die Krankheitsaktivität zu reduzieren.

Im Kontext von LPS-tragenden Bakterien und deren Auswirkungen auf den menschlichen Körper ist es entscheidend, auch die Rolle anderer Mikroorganismen im Darm zu betrachten, insbesondere jener, die Laktat produzieren. Laktat oder Milchsäure wird von bestimmten Bakterienarten als Stoffwechselprodukt gebildet und trägt wesentlich zur Aufrechterhaltung eines gesunden Darmmilieus bei. Zu den wichtigsten Laktatproduzenten im Darm zählen Bakteriengattungen wie Lactobacillus, Bifidobacterium, Streptococcus, Enterococcus und Leuconostoc. Diese Bakterien sind nicht nur integraler Bestandteil der menschlichen Mikrobiota, sondern spielen auch eine bedeutende Rolle in der Fermentation von Lebensmitteln wie etwa in Joghurt, Sauerkraut und anderen fermentierten Produkten.
Laktatproduzierende Bakterien erfüllen im menschlichen Körper vielfältige Aufgaben. Eine der Hauptfunktionen von Laktat ist die Bereitstellung von Energie. Unter anaeroben Bedingungen, wenn also wenig oder kein Sauerstoff zur Verfügung steht, dient Laktat als eine alternative Energiequelle, die besonders von Muskelzellen während intensiver körperlicher Aktivität genutzt wird. Darüber hinaus können auch Zellen der Darmschleimhaut Laktat zur Energiegewinnung verwenden.

Ein weiterer zentraler Aspekt der Laktatproduktion im Darm ist die Modulation des Mikrobioms. Laktat schafft ein saures Milieu, das für die Gesundheit des Darms förderlich ist, indem es das Wachstum nützlicher Bakterien unterstützt und die Vermehrung potenziell schädlicher Mikroorganismen hemmt. Besonders wichtig ist dabei, dass Laktat von anderen Bakterien im Darm, wie etwa Butyratproduzenten, weiterverarbeitet wird. Diese Bakterien nutzen Laktat zur Produktion von kurzkettigen Fettsäuren wie Butyrat, das für die Gesundheit der Darmschleimhaut unverzichtbar ist. Butyrat fördert die Zellregeneration und trägt zur Integrität der Darmbarriere bei, wodurch es eine schützende Wirkung gegen Entzündungen und das Eindringen von LPS in den Blutkreislauf entfaltet.

Neben diesen positiven Effekten hat Laktat auch eine immunmodulierende Wirkung. Es kann die Aktivität bestimmter Immunzellen beeinflussen und dabei helfen, Entzündungen zu regulieren. Diese entzündungshemmende Eigenschaft des Laktats spielt eine bedeutende Rolle bei der Aufrechterhaltung des Gleichgewichts im Immunsystem, insbesondere im Darm.

Dennoch muss das Gleichgewicht gewahrt werden, da eine übermäßige Produktion von Laktat, insbesondere in Form von D-Laktat, zu Problemen führen kann. Eine seltene, aber ernsthafte Komplikation ist die D-Laktat-Azidose, die vor allem bei Menschen mit bestimmten Darmerkrankungen oder nach chirurgischen Eingriffen auftreten kann. In solchen Fällen kann die Ansammlung von Laktat zu Symptomen wie Blähungen, Durchfall und Bauchschmerzen führen.

Die Präsenz und Aktivität laktatproduzierender Bakterien im Darm zeigt deutlich, wie komplex und fein abgestimmt das mikrobielle Ökosystem des Darms ist. Während LPS-tragende Bakterien bei übermäßiger Vermehrung Entzündungen und andere gesundheitliche Probleme verursachen können, tragen Laktatproduzenten auf vielfältige Weise zur Aufrechterhaltung der Darmgesundheit bei. Ein gesundes und ausgewogenes Mikrobiom, das sowohl Laktatproduzenten als auch andere nützliche Bakterien in ausreichender Zahl umfasst, ist daher entscheidend für die Prävention und Behandlung von Darmerkrankungen sowie für das allgemeine Wohlbefinden.

Verdauungsprozess

Während laktatproduzierende Bakterien eine bedeutende Rolle für die Darmgesundheit spielen, kann der Verdauungsprozess selbst, insbesondere wenn er nicht optimal verläuft, zu erheblichen Störungen führen. Ein zentrales Problem entsteht, wenn Kohlenhydrate nicht vollständig verdaut werden. Normalerweise beginnt der Abbau von Kohlenhydraten bereits im Mund und setzt sich im Dünndarm fort. Doch wenn dieser Prozess gestört ist, gelangen unvollständig verdaute Kohlenhydrate in den Dickdarm, wo sie auf das Mikrobiom treffen – einschließlich der laktatproduzierenden Bakterien.

Im Dickdarm übernehmen Bakterien wie Lactobacillus und Bifidobacterium die Aufgabe, die verbliebenen Kohlenhydrate zu fermentieren. Dieser Prozess führt zur Bildung von Gasen wie Kohlendioxid, Methan und Wasserstoff sowie zu kurzkettigen Fettsäuren (SCFAs) wie Butyrat, Acetat und Propionat. Obwohl diese Stoffwechselprodukte unter normalen Umständen zur Aufrechterhaltung eines gesunden Darmmilieus beitragen, kann ihre übermäßige Produktion problematisch werden.

Eine der unmittelbaren Folgen ist die Gasbildung, die zu Blähungen, Bauchkrämpfen und anderen Verdauungsbeschwerden führt. Wenn zu viele unverdauten Kohlenhydrate in den Dickdarm gelangen, kann dies auch die osmotische Balance im Darm stören. Das bedeutet, dass Wasser in den Darm gezogen wird, was zu Durchfall führt, einer sogenannten osmotischen Diarrhoe.

Langfristig gesehen kann die chronische Präsenz unverdauter Kohlenhydrate die Zusammensetzung des Darmmikrobioms erheblich verändern. Es kann zu einer Dysbiose kommen, bei der das Gleichgewicht zwischen nützlichen und schädlichen Bakterien gestört ist. Diese Dysbiose kann nicht nur Verdauungsbeschwerden wie Blähungen und

244

Durchfall verschlimmern, sondern auch die Nährstoffaufnahme beeinträchtigen. Wenn der Dünndarm überlastet ist oder andere Nährstoffe durch die unverdauten Kohlenhydrate gebunden werden, kann es zu Mangelerscheinungen kommen.

Eine besonders besorgniserregende Folge der anhaltenden Fehlverdauung von Kohlenhydraten ist das Risiko, chronische Darm-erkrankungen zu entwickeln. Beispielsweise könnte die ständige Reizung der Darmschleimhaut und die damit einhergehende Entzündung zur Entstehung von Krankheiten wie dem Reizdarmsyndrom (IBS) oder sogar zu entzündlichen Darmerkrankungen wie Morbus Crohn und Colitis ulcerosa beitragen.

Darüber hinaus kann die Überlastung der Darmschleimhaut das Leaky-Gut-Syndrom begünstigen, bei dem die Darmbarriere geschwächt wird und unerwünschte Stoffe in den Blutkreislauf gelangen. Dies kann systemische Entzündungen auslösen und das Immunsystem belasten, was zu weiteren gesundheitlichen Problemen führt.

Insgesamt zeigt sich, dass ein gesundes, ausgewogenes Mikrobiom, in dem die Verdauung und Verwertung von Nährstoffen effizient verläuft, entscheidend für die allgemeine Gesundheit ist. Sowohl die Balance zwischen laktatproduzierenden Bakterien als auch die vollständige Verdauung von Kohlenhydraten spielen dabei eine Schlüsselrolle. Diese Balance zu unterstützen, sei es durch eine angepasste Ernährung, probiotische Präparate oder andere therapeutische Ansätze, ist essenziell, um die Darmgesundheit zu fördern und das Risiko für Darmerkrankungen zu minimieren.

Zusammenfassung: Eine gestörte Darmflora und Symptome wie das Reizdarmsyndrom können durch schlechte Ernährung, Stress, Infektionen, Antibiotikaeinsatz und eine genetische Prädisposition verursacht werden. Diese Faktoren können die Darmgesundheit beeinträchtigen und zu einer Vielzahl von Symptomen führen.

Endometriose

Endometriose ist eine komplexe, chronische Erkrankung, die das Leben von Millionen Frauen weltweit beeinflusst. Sie wird durch das Wachstum von Gewebe verursacht, das der Gebärmutterschleimhaut ähnelt, jedoch außerhalb der Gebärmutterhöhle wächst. Diese endometriumähnlichen Zellansammlungen können an verschiedenen Stellen im Körper auftreten, am häufigsten jedoch in den Eierstöcken, Eileitern, dem Beckenbereich und seltener auch in weiter entfernten Organen wie Lunge oder Gehirn. Obwohl die Krankheit bereits im 17. Jahrhundert beschrieben wurde, ist sie nach wie vor relativ wenig bekannt und wird häufig falsch diagnostiziert oder gar nicht erkannt.

Die Bezeichnung "Endometriose" leitet sich von "Endometrium" ab, dem medizinischen Fachbegriff für die Gebärmutterschleimhaut. Diese Schleimhaut verdickt sich im Verlauf eines Menstruationszyklus unter dem Einfluss von Hormonen und wird während der Menstruation abgestoßen, wenn keine Schwangerschaft eintritt.

Bei Frauen mit Endometriose wachsen Endometrium ähnliche Zellen außerhalb der Gebärmutter, verhalten sich aber weiterhin wie normales Endometrium. Das bedeutet, dass sie während des Zyklus ebenfalls wachsen, sich verdicken und bluten – jedoch ohne den natürlichen Abfluss durch die Vagina. Dies führt zu Entzündungen, Zystenbildung, Narbengewebe und Verwachsungen im Gewebe, was erhebliche Schmerzen und andere gesundheitliche Probleme verursachen kann.

Die Krankheit wurde erstmals 1690 von dem deutschen Arzt Daniel Schroen beschrieben, als er "Geschwüre in der Gebärmutter" dokumentierte. Der Begriff Endometriose wurde jedoch erst viel später, im Jahr 1920, von dem amerikanischen Gynäkologen John A. Sampson geprägt. Sampson trug wesentlich zum Verständnis der Krankheit bei und formulierte 1927 die sogenannte "Transplantationstheorie". Diese Theorie beschreibt die Möglichkeit einer "retrograden Menstruation", bei der Menstruationsblut und Gebärmutterschleimhautzellen über die Eileiter zurück in die Bauchhöhle gelangen und dort haften bleiben. Diese Zellen könnten sich dann außerhalb der Gebärmutter ansiedeln und zu Endometrioseherden entwickeln.

Schätzungen zufolge sind weltweit etwa 190 Millionen Frauen von Endometriose betroffen, was die Krankheit zu einem der häufigsten gynäkologischen Leiden macht. In Deutschland leben rund zwei Millionen Frauen mit dieser Erkrankung, wobei Experten davon ausgehen, dass die Dunkelziffer höher ist, da viele Fälle unerkannt bleiben. Trotz dieser hohen Zahlen ist das Bewusstsein für die Krankheit in der Allgemeinbevölkerung und selbst bei einigen Ärzten noch unzureichend. Das liegt unter anderem daran, dass die Symptome der Endometriose sehr vielfältig und oft unspezifisch sind, was die Diagnose erschwert. Frauen mit Endometriose leiden häufig unter starken Unterleibsschmerzen, besonders während ihrer Menstruation (Dysmenorrhoe). Diese Schmerzen können so stark sein, dass sie das tägliche Leben erheblich beeinträchtigen und oft zu Fehltagen am Arbeitsplatz führen. Doch die Beschwerden beschränken sich nicht nur auf die Menstruation: Auch außerhalb der Regelblutung können Schmerzen auftreten, die von chronischen Rückenschmerzen bis zu diffusen Unterleibsschmerzen reichen. Weitere Symptome sind Schmerzen während oder nach dem Geschlechtsverkehr (Dyspareunie), beim Wasserlassen oder Stuhlgang, verlängerte und starke Menstruationsblutungen sowie Erschöpfung und Müdigkeit. Besonders belastend für viele betroffene Frauen sind Fruchtbarkeitsstörungen, da Endometriose eine häufige Ursache für Unfruchtbarkeit darstellt.

Die Ursachen der Endometriose sind noch immer nicht vollständig geklärt, aber es wird angenommen, dass eine Kombination aus genetischen, immunologischen, hormonellen und umweltbedingten Faktoren eine Rolle spielt. Die retrograde Menstruation gilt als ein möglicher Auslöser, jedoch wird sie bei fast allen Frauen beobachtet und führt nicht bei allen zu Endometriose. Dies deutet darauf hin, dass weitere Faktoren notwendig sind, damit sich die Krankheit entwickeln kann.

Beispielsweise könnte eine Störung des Immunsystems eine Rolle spielen, die verhindert, dass der Körper die versprengten Zellen erkennt und beseitigt. Hormonelle Einflüsse, insbesondere ein Übermaß an Östrogen, scheinen ebenfalls eine Schlüsselrolle bei der Entstehung und dem Fortschreiten der Endometriose zu spielen.

Die Diagnose einer Endometriose ist oft eine Herausforderung und dauert im Durchschnitt 5 - 7 Jahre. Dies liegt nicht nur an der Vielfalt und Unspezifität der Symptome, sondern auch daran, dass viele Frauen ihre Beschwerden lange Zeit als "normale" Menstruationsschmerzen abtun oder ihnen gesagt wird, dass diese Schmerzen „eben dazu gehören". Die Diagnose beginnt meist mit einer gründlichen Anamnese, bei der der Arzt die Krankheitsgeschichte und die Symptome der Patientin erfasst. Eine körperliche Untersuchung kann Hinweise auf Endometriose geben, doch die definitive Diagnose wird meist erst durch bildgebende Verfahren wie die Ultraschalluntersuchung oder die Magnetresonanztomografie (MRT) bestätigt.
Ein entscheidender Schritt zur Sicherung der Diagnose ist jedoch oft die Laparoskopie, eine minimalinvasive Bauchspiegelung, bei der Endometrioseherde direkt sichtbar gemacht und Gewebeproben entnommen werden können. Trotz der Invasivität dieser Methode gilt sie als der Goldstandard zur Diagnose der Endometriose.
In den letzten Jahren haben sich jedoch auch nicht-invasive Diagnosemöglichkeiten entwickelt. Im Oktober 2022 wurde beispielsweise ein vielversprechender Speicheltest vorgestellt, der auf der Bestimmung spezifischer MicroRNA-Moleküle basiert. Dieser Test soll eine Zuverlässigkeit von nahezu 100% haben und könnte in Zukunft die Diagnose deutlich erleichtern und beschleunigen. Die Kosten für diesen Test belaufen sich auf ca. 800€ (Stand Januar 2024).

Schulmedizinische Behandlung

Die Behandlung der Endometriose ist ebenso komplex wie die Krankheit selbst und erfordert oft einen multidisziplinären Ansatz. Schulmedizinische Therapien konzentrieren sich in erster Linie auf die Linderung der Symptome und die Verlangsamung des Fortschreitens der Krankheit. Ein gängiger Ansatz ist die hormonelle Therapie, bei der Medikamente wie die Antibabypille oder andere Hormonpräparate eingesetzt werden, um die Hormonproduktion zu unterdrücken und damit den Aufbau der Gebärmutterschleimhaut zu verhindern. Diese Therapie zielt darauf ab, die Aktivität der Endometrioseherde zu reduzieren und die Schmerzen zu lindern. Allerdings bringt die hormonelle Behandlung oft Nebenwirkungen mit sich und ist nicht für alle Frauen geeignet.

In einigen Fällen kann eine Operation notwendig sein, um Endometrioseherde, Zysten und Verwachsungen zu entfernen. Dies kann symptomatische Erleichterung bringen und die Fruchtbarkeit verbessern. Dennoch besteht die Möglichkeit, dass die Endometriose nach der Operation zurückkehrt, weshalb häufig eine Kombination aus chirurgischer und hormoneller Therapie empfohlen wird. Die operative Methode birgt zudem die Gefahr, dass sich anschließend neue Verwachsungen bilden, welche wiederum Beschwerden verursachen können.

Ganzheitliche Behandlung

Neben der schulmedizinischen Behandlung gibt es auch zahlreiche naturheilkundliche Ansätze, die darauf abzielen, das hormonelle Gleichgewicht wiederherzustellen und die Symptome auf sanfte Weise zu lindern.

Heilpflanzen spielen hierbei eine wichtige Rolle:
Frauenmantel, Mönchspfeffer und die **Yamswurzel** sind bekannte Pflanzen, die traditionell zur Linderung von Menstruationsbeschwerden und zur Regulierung des Hormonsystems eingesetzt werden.

Frauenmantel (Alchemilla vulgaris) wirkt adaptogen, was bedeutet, dass es den Körper dabei unterstützt, sich an Stress anzupassen und das hormonelle Gleichgewicht wiederherzustellen. Es hat zudem entzündungshemmende und krampflösende Eigenschaften, die bei Endometriose wertvoll sein können.

Mönchspfeffer (Vitex agnus-castus) reguliert das Hormonsystem über die Hypophyse und hemmt die Freisetzung von Prolaktin, was wiederum zu einem Gleichgewicht im Östrogenspiegel beiträgt.

Die **Yamswurzel** (Dioscorea villosa), reich an Diosgenin, wirkt ebenfalls krampflösend und entzündungshemmend und kann als natürlicher Progesteronersatz dienen, um das hormonelle Gleichgewicht zu fördern.

Stressabbau ist ein weiterer entscheidender Faktor in der ganzheitlichen Behandlung der Endometriose. Stress beeinflusst das Hormonsystem und kann zu einer Verschlechterung der Symptome führen. Deshalb ist es wichtig, Techniken zur Stressbewältigung zu erlernen und regelmäßig anzuwenden. Atemübungen, Meditation, Aromatherapie und eine gute Schlafhygiene können helfen, den Stresspegel zu senken und das allgemeine Wohlbefinden zu steigern.

Der **Darm**, oft als das "zweite Gehirn" des Körpers bezeichnet, spielt ebenfalls eine zentrale Rolle im Zusammenhang mit Endometriose. Eine gestörte Darmflora, auch bekannt als Dysbiose, kann die Entstehung und das Fortschreiten der Erkrankung begünstigen. Der Darm ist an der Hormonproduktion beteiligt, und ein Ungleichgewicht in der Darmflora kann zu einer Östrogendominanz führen, die das Wachstum von Endometrioseherden fördert. Daher kann eine gezielte Unterstützung der Darmgesundheit durch eine ausgewogene Ernährung,

Probiotika und Präbiotika sowie durch die Reduktion von entzündungsfördernden Lebensmitteln ein wichtiger Bestandteil der Therapie sein.

Ein ganzheitlicher Ansatz zur Behandlung von Endometriose berücksichtigt nicht nur die körperlichen Symptome, sondern auch die emotionale und psychische Gesundheit der betroffenen Frauen. Diese Erkrankung kann eine erhebliche Belastung darstellen, die sich auf das gesamte Leben einer Frau auswirkt, einschließlich ihrer Beziehungen, ihres Arbeitslebens und ihres Selbstwertgefühls. Daher ist es wichtig, dass die Therapie auch Strategien zur Bewältigung von Stress, zur Förderung der mentalen Gesundheit und zur Unterstützung durch soziale Netzwerke umfasst.

Ernährung spielt eine zentrale Rolle im ganzheitlichen Ansatz zur Endometriosebehandlung. Studien haben gezeigt, dass eine entzündungshemmende Ernährung helfen kann, die Symptome zu lindern. Eine solche Ernährung umfasst in der Regel den Verzehr von Obst und Gemüse, gesunden Fetten wie Omega3-Fettsäuren, und das Vermeiden von stark verarbeiteten Lebensmitteln, Zucker und gesättigten Fetten. Zusätzlich kann der Verzicht auf Gluten und Milchprodukte bei einigen Frauen eine positive Wirkung auf die Symptomatik haben, da diese Lebensmittel entzündungsfördernde Eigenschaften haben können.

Bewegung ist ein weiterer wichtiger Bestandteil einer ganzheitlichen Therapie. Regelmäßige körperliche Aktivität kann helfen, Entzündungen zu reduzieren, den Hormonhaushalt auszugleichen und das allgemeine Wohlbefinden zu verbessern. Besonders sanfte Sportarten wie Yoga, Pilates und Schwimmen sind für Frauen mit Endometriose geeignet, da sie den Körper nicht zusätzlich belasten und gleichzeitig die Flexibilität und den Muskeltonus verbessern.

Ein oft übersehener, aber sehr wirkungsvoller Teil der Therapie ist die Arbeit mit dem eigenen Selbstbild und der emotionalen Gesundheit. Psychotherapie, Coaching oder Selbsthilfegruppen können betroffenen Frauen helfen, besser mit ihrer Diagnose umzugehen, emotionale Belastungen zu verarbeiten und neue Wege zu finden, um ihre Lebensqualität zu verbessern. Der Austausch mit anderen Betroffenen kann das Gefühl der Isolation mindern und wertvolle Unterstützung bieten.

Zusammengefasst ist die Behandlung von Endometriose nicht auf einen einzelnen Ansatz beschränkt. Die Kombination aus schulmedizinischen Behandlungen, naturheilkundlichen Ansätzen, einer angepassten Ernährung, Stressbewältigung und psychologischer Unterstützung bietet den besten Weg, um die Symptome zu lindern und die Lebensqualität zu verbessern. Es ist wichtig, dass jede Frau ihre individuelle Therapie findet, die auf ihre spezifischen Bedürfnisse und Lebensumstände zugeschnitten ist.

Die Behandlung sollte immer entsprechend der Ursache stattfinden. Die genaue Ursache der Endometriose ist nach wie vor nicht vollständig geklärt, doch mehrere Faktoren und Mechanismen werden als mögliche Auslöser in Betracht gezogen. Ein umfassendes Verständnis dieser Faktoren ist entscheidend für die Entwicklung individueller Behandlungsstrategien. Dabei ist oft unklar, ob diese Faktoren die Endometriose verursachen oder ob die Endometriose selbst diese Veränderungen hervorruft – ein klassisches "Henne oder Ei"-Problem.
Unabhängig davon, ob Ursache oder Wirkung ist die Regulierung dieser Faktoren wichtig, um die Endometriose zu kontrollieren. Oftmals muss zunächst symptomatisch behandelt werden, um die eigentliche Erkrankung zu beruhigen und die Grundlage für eine gezielte Therapie zu schaffen.

Hormonelle Dysbalancen

Hormonelle Ungleichgewichte sind ein zentraler Aspekt bei der Entstehung und dem Fortschreiten von Endometriose. Die Erkrankung wird oft als östrogenabhängig angesehen, da die Endometrioseherde auf das Hormon Östrogen reagieren, ähnlich wie das Endometrium innerhalb der Gebärmutter. Ein Überschuss an Östrogen im Verhältnis zu Progesteron kann das Wachstum und die Vermehrung der Endometriumzellen außerhalb der Gebärmutter fördern.

Östrogen wirkt als Wachstumsfaktor für das Endometrium und fördert die Zellteilung und das Überleben der Zellen. In einem gesunden Menstruationszyklus wird das Gleichgewicht zwischen Östrogen und Progesteron sorgfältig reguliert. Progesteron hat eine hemmende Wirkung auf die Zellproliferation und fördert die Differenzierung und den Untergang (Apoptose) von Zellen, was eine Schutzfunktion gegen unkontrolliertes Zellwachstum darstellt.

Bei Frauen mit Endometriose kann jedoch eine Progesteronresistenz vorliegen, wodurch diese schützende Wirkung verloren geht und das Wachstum der Endometrioseherde weiter stimuliert wird.

Ein weiteres Problem bei der hormonellen Dysbalance ist die lokale Östrogenproduktion in den Endometrioseherden selbst. Diese Gewebe weisen oft eine erhöhte Aktivität des Enzyms Aromatase auf, das die Umwandlung von Androgenen in Östrogen fördert. Dies führt zu einem lokal erhöhten Östrogenspiegel, der das Wachstum der Endometrioseherde weiter begünstigt. Diese hormonellen Veränderungen können durch verschiedene Faktoren wie Umweltgifte, Stress, Ernährung und genetische Prädispositionen beeinflusst werden.

Schilddrüse

Die Schilddrüse spielt eine wesentliche Rolle im hormonellen Gleichgewicht des Körpers. Schilddrüsenhormone beeinflussen den Stoffwechsel und das Funktionieren vieler Körpersysteme, einschließlich des Fortpflanzungssystems. Störungen der Schilddrüsenfunktion, wie Hypothyreose (Unterfunktion) oder Hyperthyreose (Überfunktion), können das Gleichgewicht der Sexualhormone im Körper stören und möglicherweise das Risiko für die Entwicklung von Endometriose erhöhen.

Bei Hypothyreose kann es zu einer verminderten Produktion von Schilddrüsenhormonen kommen, was zu einem Anstieg des Thyreotropin (TSH) führen kann. Ein hoher TSH-Spiegel kann die Freisetzung von Prolaktin erhöhen, was wiederum die Gonadotropin-Releasing-Hormon (GnRH)-Sekretion hemmt und zu einer veränderten Ausschüttung der Sexualhormone führt. Diese hormonellen Veränderungen können zu einem relativen Überschuss an Östrogen führen, was das Risiko für die Entwicklung von Endometriose erhöhen könnte.

Es gibt auch Hinweise darauf, dass Frauen mit Schilddrüsenerkrankungen eine höhere Inzidenz von Autoimmunerkrankungen haben, die möglicherweise mit der Entstehung von Endometriose in Verbindung stehen. Autoimmunprozesse könnten das Immunsystem beeinträchtigen und eine immunologische Überwachung verhindern, die normalerweise das Wachstum von Endometriumzellen außerhalb der Gebärmutter unterdrückt.

Nährstoffmängel

Nährstoffmängel können sowohl die Immunfunktion als auch das hormonelle Gleichgewicht im Körper beeinflussen und damit zur Entstehung oder Verschlimmerung von Endometriose beitragen. Ein Mangel an essenziellen Nährstoffen wie Vitamin D, Omega3-Fettsäuren, Zink, Magnesium und Antioxidantien kann die Fähigkeit des Körpers beeinträchtigen, Entzündungen zu kontrollieren und eine gesunde Immunantwort aufrechtzuerhalten.

Vitamin D spielt eine wichtige Rolle in der Immunmodulation und der Regulation von Entzündungsprozessen. Ein Mangel an Vitamin D wurde mit einer erhöhten Inzidenz von Autoimmunerkrankungen und entzündlichen Erkrankungen in Verbindung gebracht. Frauen mit Endometriose haben oft niedrigere Vitamin-D-Spiegel, und es wird vermutet, dass ein Mangel an diesem Vitamin zur Entwicklung oder Verschlimmerung der Erkrankung beitragen könnte.

Omega3-Fettsäuren, die in fettem Fisch, Leinsamen und Walnüssen vorkommen, haben entzündungshemmende Eigenschaften. Ein Mangel an Omega3-Fettsäuren kann das Gleichgewicht zwischen proinflammatorischen und entzündungshemmenden Substanzen im Körper stören, was zu einer verstärkten Entzündungsreaktion führen kann, die die Endometriose-Symptome verschlimmern könnte.

Zink und Magnesium sind wichtige Mineralien, die an vielen enzymatischen Reaktionen im Körper beteiligt sind, einschließlich solcher, die für die Immunfunktion und die Hormonsynthese erforderlich sind. Ein Mangel an diesen Nährstoffen kann zu einer beeinträchtigten Immunantwort und einer gestörten hormonellen Balance führen, was möglicherweise das Risiko für die Entwicklung oder Verschlimmerung von Endometriose erhöht.

Nebennierenstörungen

Die Nebennieren sind kleine Drüsen, die Hormone wie Cortisol produzieren, die eine zentrale Rolle im Stressmanagement und in der Regulation von Entzündungsreaktionen spielen. Chronischer Stress kann zu einer Überproduktion von Cortisol führen, was langfristig die Nebennieren erschöpfen, und zu einem Zustand führen kann, der als "Nebennierenschwäche" bekannt ist. Diese Schwäche kann das hormonelle Gleichgewicht und die Immunfunktion beeinträchtigen und eine chronische Entzündung fördern.

Cortisol hat eine entzündungshemmende Wirkung. Seine ausreichende Produktion ist wichtig für die Kontrolle von Entzündungsprozessen im Körper. Bei chronischem Stress kann die kontinuierliche Überproduktion von Cortisol jedoch zu einer Desensibilisierung der Rezeptoren führen, was bedeutet, dass der Körper weniger empfindlich auf die entzündungshemmende Wirkung von Cortisol reagiert. Dies kann zu einer erhöhten Entzündungsbereitschaft führen, die das Risiko für die Entwicklung oder Verschlimmerung von Endometriose erhöhen könnte.

Außerdem kann chronischer Stress und die damit verbundene Hormonstörung das Gleichgewicht zwischen Östrogen und Progesteron beeinflussen, was das Wachstum von Endometrioseherden fördern kann. Stressbewältigungsstrategien und Maßnahmen zur Unterstützung der Nebennierenfunktion könnten daher Teil eines umfassenden Behandlungsplans für Frauen mit Endometriose sein.

Darmgesundheit

Der Darm spielt eine zentrale Rolle im Immunsystem und im Hormonstoffwechsel des Körpers. Eine gesunde Darmflora unterstützt die Immunfunktion, hilft bei der Verdauung und Aufnahme von Nährstoffen und ist am Abbau und der Ausscheidung von Hormonen, einschließlich Östrogen, beteiligt. Eine gestörte Darmflora (Dysbiose) kann zu einer erhöhten Darmdurchlässigkeit führen, was als "Leaky Gut" bezeichnet wird.

Ein "Leaky Gut" ermöglicht es, Toxinen, unverdaulichen Nahrungsbestandteilen und Mikroben durch die Darmwand in den Blutkreislauf zu gelangen, was eine systemische Entzündungsreaktion auslösen kann. Diese chronische Entzündung kann die Immunfunktion beeinträchtigen und das Risiko für die Entwicklung von Autoimmunerkrankungen und entzündlichen Erkrankungen, einschließlich Endometriose, erhöhen.

Darüber hinaus kann eine gestörte Darmfunktion die Ausscheidung von Östrogen über den Darm beeinträchtigen. Normalerweise wird Östrogen in der Leber metabolisiert und über die Galle in den Darm ausgeschieden, wo es weiter abgebaut und mit dem Stuhl ausgeschieden wird. Eine gestörte Darmflora kann jedoch zu einer erhöhten Aktivität des Enzyms Beta-Glucuronidase führen, das konjugiertes Östrogen dekonjugiert und seine Wiederaufnahme in den Blutkreislauf ermöglicht. Dies führt zu erhöhten zirkulierenden Östrogenspiegeln, die das Wachstum von Endometrioseherden fördern können.

HPU (Hämopyrrollaktamurie)

HPU, auch bekannt als Kryptopyrrolurie (KPU), ist eine Stoffwechselstörung, bei der der Körper übermäßig viele Pyrrole produziert und über den Urin ausscheidet. Pyrrole sind Nebenprodukte des Häm-Stoffwechsels und binden stark an Zink, Vitamin B6 und andere wichtige Nährstoffe, die dann vermehrt über den Urin ausgeschieden werden. Dieser Verlust führt zu einem chronischen Mangel an diesen Nährstoffen, die für die normale Funktion des Immunsystems und den Hormonstoffwechsel entscheidend sind.

Ein Mangel an Zink kann die Immunfunktion beeinträchtigen und zu einer erhöhten Anfälligkeit für Infektionen und entzündliche Erkrankungen führen.

Vitamin B6 ist ein Co-Faktor für zahlreiche enzymatische Reaktionen, einschließlich der Umwandlung von Tryptophan in Serotonin und der Synthese von Hämoglobin. Ein Mangel an Vitamin B6 kann zu Störungen im Hormonstoffwechsel führen und das Gleichgewicht zwischen Östrogen und Progesteron beeinflussen, was möglicherweise zur Entwicklung oder Verschlimmerung von Endometriose beitragen könnte.

Histaminintoleranz

Histamin ist ein biogenes Amin, das in verschiedenen Geweben des Körpers vorkommt und eine wichtige Rolle bei allergischen Reaktionen und der Immunantwort spielt. Bei Frauen mit Endometriose wurde häufig eine erhöhte Histaminfreisetzung und eine erhöhte Sensitivität gegenüber Histamin beobachtet. Histamin kann Entzündungen fördern und die Freisetzung von Prostaglandinen stimulieren, die zu Schmerzen und Krämpfen führen können, wie sie bei Endometriose häufig auftreten.

Frauen mit Histaminintoleranz können nach dem Verzehr histaminreicher Lebensmittel oder bei Stress, der die Freisetzung von Histamin fördert, vermehrt Symptome wie Kopfschmerzen, Magen-Darm-Beschwerden, Hautreaktionen und Verschlechterung der Endometriose-Symptome verspüren. Dies deutet darauf hin, dass eine gestörte Histaminregulation die Entzündung und die Schmerzen bei Endometriose verstärken könnte.

Eine mögliche Erklärung für die Verbindung zwischen Histamin-intoleranz und Endometriose ist, dass Mastzellen, die Histamin freisetzen, in den Endometrioseherden vermehrt vorhanden sind und zur lokalen Entzündungsreaktion beitragen. Zudem kann ein erhöhter Histaminspiegel den Östrogenspiegel beeinflussen, was wiederum das Wachstum von Endometrioseherden fördern könnte.

Xenoöstrogene

Xenoöstrogene sind synthetische Chemikalien, die in der Umwelt vorkommen und die Fähigkeit besitzen, im Körper als Östrogen zu wirken. Sie finden sich in vielen alltäglichen Produkten, einschließlich Kunststoffen (wie BPA), Pestiziden, Kosmetika und Reinigungsmitteln. Xenoöstrogene können das hormonelle Gleichgewicht stören, indem sie an Östrogenrezeptoren binden und die gleichen Wirkungen wie natürliches Östrogen ausüben.

Die Exposition gegenüber Xenoöstrogenen kann das Risiko für hormonabhängige Erkrankungen, einschließlich Endometriose, erhöhen. Diese Chemikalien können die Östrogenspiegel im Körper erhöhen, das Wachstum von Endometriosegewebe stimulieren und möglicherweise die Progesteronwirkung blockieren, was zu einer Verschlimmerung der Symptome führen kann.

Darüber hinaus haben Studien gezeigt, dass Xenoöstrogene das Immunsystem unterdrücken und entzündungsfördernde Zytokine erhöhen können, was ebenfalls zur Entstehung und Verschlimmerung von Endometriose beitragen könnte. Frauen, die Xenoöstrogenen ausgesetzt sind, haben möglicherweise ein höheres Risiko für eine hormonelle Dysbalance, die die Entwicklung und das Fortschreiten von Endometriose begünstigt.

Trotz der Herausforderungen, die Endometriose mit sich bringt, gibt es Grund zur Hoffnung. Die Forschung auf dem Gebiet der Endometriose schreitet stetig voran, und neue Therapieansätze werden entwickelt, um die Lebensqualität der Betroffenen zu verbessern. Dazu gehören nicht nur innovative Diagnoseverfahren wie der erwähnte Speicheltest, sondern auch neue Medikamente, die gezielt die entzündlichen Prozesse und das hormonelle Ungleichgewicht bei Endometriose beeinflussen.

Ein weiterer vielversprechender Bereich ist die personalisierte Medizin, die darauf abzielt, individuelle genetische und molekulare Profile der Patientinnen zu nutzen, um maßgeschneiderte Therapien zu entwickeln. Diese könnten in Zukunft eine präzisere und effektivere Behandlung ermöglichen, die speziell auf die jeweilige Patientin abgestimmt ist.

Neben den medizinischen Fortschritten spielt auch die Aufklärung eine entscheidende Rolle. Eine größere Sensibilisierung für die Krankheit in der Allgemeinbevölkerung und im medizinischen Bereich kann dazu beitragen, die Diagnosezeit zu verkürzen und den Zugang zu angemessener Behandlung zu verbessern. Auch der Austausch zwischen Patientinnen, Forschern und Ärzten ist wichtig, um das Verständnis für die Krankheit zu vertiefen und gemeinsam Lösungen zu entwickeln. Endometriose mag eine schwierige und herausfordernde Erkrankung sein, doch sie definiert nicht das Leben der betroffenen Frauen. Mit der richtigen Unterstützung, den passenden Therapien und einem ganzheitlichen Ansatz können Frauen lernen, mit ihrer Krankheit umzugehen und ein erfülltes Leben zu führen.

Endometriose ist mehr als nur eine körperliche Erkrankung – sie ist eine Reise, die das Leben einer Frau in vielerlei Hinsicht beeinflusst. Doch sie ist auch eine Reise, auf der Frauen Stärke, Resilienz und ein tiefes Verständnis für ihren eigenen Körper entwickeln können. Jeder Schritt auf diesem Weg ist wertvoll, und jede Frau, die ihn geht, ist ein Beweis dafür, dass Endometriose zwar eine Herausforderung ist, aber nicht unüberwindbar. Mit Wissen, Unterstützung und einer ganzheitlichen Herangehensweise ist es möglich, ein Leben zu führen, das reich an Erfüllung, Freude und Gesundheit ist.

Naturheilkundliche Behandlungsmöglichkeiten

Naturheilkundliche Behandlungsmöglichkeiten, die ich in der Praxis häufig empfehle:

Frauenmantel – adaptogen, hormonausgleichend, antientzündlich, adstringierend, krampflösend, antibakteriell, antioxidativ
Tee: 3 Tassen täglich, 2 - 3 Zyklen
Kapsel: 100mg, 1x täglich, 3 Zyklen
Urtinktur: 3x täglich 5 - 10 Tropfen
Ovula: 30 Tage, 1x täglich am besten zur Nacht

Mönchspfeffer reguliert über die Hypophyse Hormonsystem, hemmt Freisetzung Prolaktin, hemmt Östrogen, fördert Bildung Progesteron, entzündungshemmend, schmerzlindern
Kapsel: 20 - 40mg 1x täglich über 3 Zyklen
Tee: 3 Tassen täglich
Extrakt: 1x täglich / Urtinktur: 3x täglich 5 - 10 Tropfen, 3 Zyklen

Yamswurzel enthält Diosgenin – krampflösend, entzündungshemmend, harntreibend, antirheumatisch. Anwendung auch bei Divertikeln und Darmentzündungen. Positiver Einfluss auch auf Cortisol und Schilddrüse.
Kapsel: 1 - 2x täglich 500 - 750mg, 2x täglich 1500mg = verhütende Wirkung (auf Diosgeningehalt achten! 500mg Yamswurzel = ca. 100mg Diosgenin)
Creme: 1 - 2 Hübe zur Nacht ab Eisprung
Tinktur: z.B. Innonature 880 mg Yamswurzelextrakt = 176 mg Diosgenin
Tee
Es gibt 800 verschiedene Yamssorten in unterschiedlichen Dosierungen, die erste Pille bestand aus Yamswurzel

Bockshornklee enthält Diosgenin, regt Testosteron-, Östrogen- und Prolaktinproduktion an
Unterstützt Funktion der Nebennieren
Wirkt stabilisierend & senkend auf den Blutzucker (positive Einfluss daher auch auf PCOs), regulierend auf Cholesterin/LDL senkend, regt Milchbildung an
Positiv bei Menstruationsschmerzen, PMS, Haarausfall, senkt Blutzucker, verbessert Insulinresistenz, libidofördernd
Tee: 1 - 2 Teelöffel mit 250ml kaltem Wasser übergießen, 3 Stunden ziehen lassen, anschließend Samen zerdrücken, Wasser aufkochen, abseihen, 2 - 3 Tassen täglich
Samen (einweichen, da sie sonst ziemlich hart sind)

Kapseln
Nicht in der Schwangerschaft! Wirkt blutverdünnend
2500mg täglich – nicht mehr als 6 Gramm täglich

Maca/Peru Ginseng – schwarz, rot, gelb, lila, weiß
Für Frauen eher rotes Maca – reduziert Menstruationskrämpfe, Schmerzen, Stimmungsschwankungen
Unterstützt, reguliert Hormonhaushalt – Östrogen, Progesteron, Testosteron
Aphrodisierend, fördert die Durchblutung, stärkt Abwehrkräfte
3 Gramm tgl. führte in Studie zu signifikanter Verbesserung der Libido
Doppelblindstudie aus 2006 mit 34 Frauen: nach 2 Monaten Verbesserung Östrogen, Senkung FSH, Cortisol, T3. Knochendichte verbesserte sich
Tinktur: 3-mal täglich 20–30 Tropfen in Wasser oder Saft
Kapseln: 1.500–3.000 mg täglich (entspricht ca. 2–4 Kapseln je nach Hersteller)
Pulver: 3–5 g täglich (ca. 1 TL), In Smoothies, Joghurt, Wasser oder Säften verrühren

Hirtentäschel wirkt blutstillend, austrocknend, antientzündlich
Reguliert Hormonhaushalt
Enthält Bestandteile, die Oxytocin ähneln und wehenanregend wirken und den Milchfluss verbessern
Verringert starke Regelblutungen durch adstringierende Wirkung auf Gefäße
Tee: 3 Tassen täglich 4 - 5 Tage vor Periodenbeginn
Tinktur (Ceres): 3x täglich 5 Tropfen 4 - 5 Tage vor Periodenbeginn
Kapsel: (Styptysat 400mg – viele Hilfsstoffe!!) 1x1 täglich

Himbeerblätter stärkt Gewebe, adstringierend, lockert Muskulatur im kleinen Becken auf, wirkt entspannend, krampflösend, schmerzstillend
Harmonisiert Östrogen und Progesteron, stärkt Funktion Eierstöcke
Als Gemmo Spray: (Heidak, Spagyros, Dr. Koll)
Tee: (eher erste Zyklushälfte)

Ashwagandha wirkt adaptogen
Verbessert Schlaf – guter Schlaf fördert Nebennierenfunktion, verbessert Regeneration, verbessert Hormongleichgewicht, stärkt Schilddrüsenfunktion, erhöht DHEA – senkt Cortisol
Immunmodulierend, antioxidativ
Kapsel: 1000mg zur Nacht zur Senkung von Cortisol, 1500mg zur Senkung von Cholesterin & Triglyceride
Pulver: auch als Getränk mit Rohkakao, Vitalpilzen und Lavendel
Tee

Grüntee-Extrakt EGCG – Epigallocatechingallat
Wirkt entzündungshemmend, harmonisiert Immunsystem
Hemmt die Stärkespaltung, verbessert Blutzucker und Insulinresistenz
– gut zur Gewichtsreduktion
Positive Wirkung bei Endometriose und Myomen
Unterstützt die Reifung von Eizellen
Positive Wirkung auf Cortisol
Wirkt stimulierend und sollte daher nicht am Abend/zur Nacht eingenommen werden
Einnahme am besten mehrmals täglich in niedrigen Dosierungen (- 260mg)
Auf Bioqualität achten
Cave – kann Wirkung von Statinen verringern
Fischöl, Vitamin C erhöhen die Absorption von EGCG
Kohlenhydrate (Zucker/Brot) erhöhen ebenfalls Absorption
(22)

Rosenwurz adaptive Pflanze

Stressregulierend – unterstützt Nebennieren/Cortisolausschüttung

Antidepressive/stimmungsaufhellende Wirkung - hemmt den Abbau von Serotonin

Fördert Transport von Serotonin und Dopamin ins Gehirn

Fördert Konzentration, Aufmerksamkeit und Denkvermögen

Bei chronischer Erschöpfung

Wirkt neuroprotektiv

Kapsel: bis zu 500mg täglich

Pulver: 200 - 400mg täglich

Tee: 2 Teelöffel Wurzel, Blätter und Blüten, 250ml heißes Wasser, 10 Minuten zugedeckt ziehen lassen

Damiana

Entzündungshemmend, aphrodisierend, angstlösend, stimmungssteigernd, verbessert nervöse Anspannung, wirkt stressmindernd

Menstruationsschmerzen, Regelstörungen, Bauchschmerzen, Verspannungen

Hemmt Aromatase (Umwandlung von Testosteron in Östrogen)

Tee: 1 - 2 Teelöffel/Tasse, 10 - 15 Minuten in heißem Wasser ziehen lassen. Um eine starke, einmalige Dosis aufzubrühen: 10 - 15 Gramm getrocknetes Damiana in 1 Liter heißem Wasser ziehen lassen

Kapsel: 450mg täglich

Süßholzwurzel

Krampflösend, entzündungshemmend, Magensäure regulierend, Schleimhautschutz (Magen), Aktiviert Sättigungshormon Leptin

Tinktur: 50g zerkleinerte Süßholzwurzeln in ein verschließbares Gefäß, mit 200ml Alkohol (Doppelkorn/Wodka) vollständig übergießen, an einem warmen Ort für drei Wochen ziehen lassen. 1x täglich leicht schütteln.

Tee: 1 Teelöffel Süßholzwurzel mit 250ml heißem Wasser übergießen, 10 Minuten zugedeckt ziehen lassen, 2x täglich vormittags
Iberogast Advance Tropfen,
Gastritol Lutschtabletten/Tropfen
Süßholzwurzel Extrakt Kapseln
Dauergebrauch erhöht Cortisol – überschüssiges Cortisol imitiert Aldosteron = Flüssigkeitsstau, Bluthochdruck, Kalium sinkt/Natrium steigt = Herzrhythmusstörungen

Resveratrol aus Weintrauben
Senkt DHEA und Testosteron, entzündungshemmend, cardioprotektiv, antioxidativ, Verbessert Insulinsensitivität
Kapsel: 1000mg - 1500mg (ca. 150 Liter Rotwein)
Trans-Resveratrol = synthetische Form
(23)

Vitamin C
Antioxidans/reduziert oxidativen Stress, entzündungshemmend, schmerzreduzierend
Gut in Kombination mit Vitamin E bei Endometriose
1000mg Vitamin C täglich + 800 i.E. Vitamin E – schmerzlindernd, entzündungshemmend
(24)

Omega3 – DHA/EPA
Entzündungshemmend, hemmt Prostaglandine, Aufbau Zellmembranen, ermöglich Verformung der Zellmembran zum Stoffaustausch, verlangsamt Wachstum der Schleimhautwucherungen

Omega6 Fettsäuren
Arachidonsäure fördert Bildung von Estradiol
An der Bildung von Prostaglandin beteiligt – fördert Entzündungen und Schmerzen

Überwiegen Omega6 Fettsäuren, stellen sich aus der chronischen Entzündlichkeit des Körpers viele Folgekrankheiten ein – Hypertonie, Arteriosklerose, Thrombose, Alzheimer, Krebs …
Optimales Verhältnis Omega3 : Omega6 = 1:4 - 1:1
Maiskeimöl Verhältnis Omega6 : Omega3 ca. 50:1 Sonnenblumenöl 120:1, Distelöl 150:1 = wenig empfehlenswert
Weizenkeimöl, Walnussöl und Rapsöl enthalten ca. 10% Omega3, Hanföl ca. 20%, Leinöl bis zu 60%

Noch vor 50 Jahren bestand die durchschnittliche Ernährung aus einer gesunden Balance von Omega3 : Omega6 – 1:3.
Inzwischen hat sich in den westlichen Industrieländern dieses Verhältnis nach 1:30 verschoben!
(25)

L-Glutamin ist eine wichtige Aminosäure für das Immunsystem. Es kann die Darmgesundheit unterstützen und die Barrierefunktion verbessern, was bei der Behandlung von Endometriose von Vorteil sein könnte, da Entzündungen und Immunfunktionen eine Rolle spielen. Typische Dosierungen von L-Glutamin für allgemeine Gesundheitsunterstützung und Immunfunktion liegen zwischen 5 g - 15 g pro Tag.

Coenzym Q10 ist ein starkes Antioxidans, das oxidativen Stress reduziert, der bei Endometriose eine Rolle spielen kann. Es kann helfen, die Entzündungsreaktion zu modulieren und die Zellgesundheit zu verbessern. Die effektive Dosierung von Coenzym Q10 zur Unterstützung von mitochondrialer Funktion und Entzündungshemmung liegt häufig zwischen 100 mg - 300 mg pro Tag. Für die Behandlung von Endometriose und rheumatoider Arthritis haben Studien Dosierungen von 200 mg - 400 mg pro Tag verwendet.

Taurin hat antioxidative Eigenschaften und kann entzündliche Prozesse reduzieren. Dies könnte helfen, die Symptome der Endometriose zu lindern und die Zellgesundheit zu fördern. 500 mg - 3000 mg pro Tag.

Glutathion ist das Hauptantioxidans des Körpers und kann helfen, oxidativen Stress zu reduzieren, der eine Rolle bei Endometriose spielt. Es kann die Entzündungsreaktion modulieren und die Symptome lindern. Für die orale Einnahme von Glutathion wird oft eine Dosierung von 250 mg - 500 mg pro Tag empfohlen. Die orale Bioverfügbarkeit von Glutathion kann jedoch begrenzt sein, weshalb liposomale Formen oder Vorstufen wie N-Acetylcystein (NAC) bevorzugt werden. Intravenöse Verabreichung von Glutathion in höheren Dosierungen (600 mg - 1200 mg pro Sitzung) hat sich als effektiv bei der Reduzierung von oxidativem Stress und Entzündungen in Studien gezeigt, insbesondere bei neurologischen Erkrankungen wie MS.

Ernährung
Zuckerreduziert, kohlenhydratreduziert, ballaststoffreich
Wenig Milchprodukte wegen östrogenisierender Wirkung und Wachstumsfaktoren
Transfette vermeiden
Fertigprodukte vermeiden
Histaminarme Lebensmittel bevorzugen

Zusammenfassend lässt sich sagen, dass Endometriose eine komplexe, multifaktorielle Erkrankung ist, die durch eine Vielzahl von Faktoren beeinflusst wird, darunter hormonelle Dysbalancen, Schilddrüsenstörungen, Nährstoffmängel, Nebennierenstörungen, Darmgesundheit, Stoffwechselstörungen wie HPU, Histaminintoleranz und die Exposition gegenüber Xenoöstrogenen. Ein umfassendes Verständnis dieser Faktoren und ihrer Wechselwirkungen ist

entscheidend für die Entwicklung individueller und ganzheitlicher Behandlungsansätze, die den spezifischen Ursachen und Mechanismen der Erkrankung gerecht werden.

Oftmals ist es schwierig zu bestimmen, ob diese Faktoren die Endometriose verursachen oder ob die Endometriose selbst diese Veränderungen hervorruft. Unabhängig davon, ob es sich um Ursache oder Wirkung handelt, ist die Regulierung dieser Faktoren entscheidend, um die Endometriose zu kontrollieren und die Symptome zu lindern. Manchmal ist es notwendig, zunächst symptomatisch zu behandeln, um die zugrunde liegende Erkrankung zu beruhigen und eine Grundlage für eine gezielte Therapie zu schaffen. Eine maßgeschneiderte Therapie, die auf die spezifischen Bedürfnisse jeder betroffenen Frau eingeht, bietet die besten Chancen auf eine erfolgreiche Linderung der Symptome und Verbesserung der Lebensqualität.

Multiple Sklerose

Multiple Sklerose (MS) ist eine chronische, entzündliche Erkrankung des zentralen Nervensystems, die weltweit Millionen von Menschen betrifft. In Deutschland leben etwa 200.000 Menschen mit dieser Diagnose, wobei Frauen signifikant häufiger betroffen sind als Männer. Rund 75% der MS-Betroffenen sind weiblich, während Männer etwa 25% der Erkrankten ausmachen. Die Diagnose wird oft im Alter zwischen 20 - 40 Jahren gestellt, was diese Krankheit besonders einschneidend für junge Erwachsene macht.

Multiple Sklerose wird häufig als die "**Krankheit mit den 1000 Gesichtern**" bezeichnet, da die Symptome extrem vielfältig sind und stark variieren können. Typische Symptome umfassen Schwäche in den Beinen oder einem Bein, eine sogenannte Fußheberschwäche, Sehstörungen, Kribbeln oder Taubheitsgefühle in den Extremitäten, Koordinationsstörungen, Lähmungserscheinungen sowie Blasenentleerungsstörungen. Auch Schluckstörungen, häufiges Verschlucken, Sprachstörungen, starke Müdigkeit und Konzentrationsstörungen treten häufig auf. Es ist jedoch wichtig zu betonen, dass nicht jede betroffene Person alle diese Symptome entwickelt. Manche erleben nur zwei oder drei dieser Beschwerden, was die Diagnosestellung komplex und herausfordernd macht.

Diagnose

Die Diagnosestellung bei MS erfordert eine umfassende neurologische Untersuchung und den Einsatz spezialisierter Tests. Zu den wichtigsten diagnostischen Verfahren gehört die Messung der elektrischen Aktivität im Gehirn als Reaktion auf sensorische Reize, um die Funktionsfähigkeit der Nervenbahnen zu überprüfen.

Ein weiteres zentrales Instrument ist die Magnetresonanztomographie (MRT), mit der Entzündungsherde im Gehirn und Rückenmark sichtbar gemacht werden können.
Typische MRT-Befunde umfassen helle Flecken, die auf Entzündungen oder Narbenbildung hinweisen, sowie "Black Holes", die auf Gewebeschädigungen deuten.
Zusätzlich können aktiv entzündliche Läsionen nach Verabreichung eines Kontrastmittels sichtbar gemacht werden.
Eine Lumbalpunktion, bei der Rückenmarksflüssigkeit entnommen wird, dient zur Untersuchung spezifischer Proteine und Entzündungsmarker und stellt ein weiteres wichtiges Diagnosemittel dar. Diese vielfältigen diagnostischen Schritte ermöglichen es, charakteristische Veränderungen im Gehirn und Rückenmark zu identifizieren, die typisch für MS sind.

Ursachen

Die Ursachen von MS sind bis heute nicht vollständig geklärt, doch es gibt eine Vielzahl von Faktoren, die das Risiko für die Entwicklung dieser Krankheit erhöhen können.
Eine genetische Veranlagung spielt eine bedeutende Rolle, doch auch Umweltfaktoren wie Infektionen, insbesondere mit dem Epstein-Barr-Virus, Vitamin-D-Mangel, Nährstoffdefizite, Rauchen, Toxine, Umweltbelastungen und Stress werden als potenzielle Auslöser diskutiert.
Hormonelle Einflüsse, wie eine Östrogendominanz, sowie die Einnahme bestimmter Medikamente, darunter Magensäureblocker oder die Antibabypille, können ebenfalls das Risiko für MS erhöhen.

Das **Epstein-Barr-Virus**, ein Herpesvirus, gilt als einer der bedeutendsten Risikofaktoren für die Entwicklung von MS. Nach einer Erstinfektion verbleibt das Virus lebenslang im Körper, meistens in einem latenten Zustand in den B-Lymphozyten. Diese persistente Infektion kann das Immunsystem langfristig beeinflussen und zu einer chronischen Immunaktivität führen, die das Risiko für Autoimmunerkrankungen wie MS erhöht. Das Epstein-Barr-Virus infiziert primär die B-Lymphozyten, was zu deren Aktivierung und Proliferation führt. Es wird angenommen, dass infizierte B-Lymphozyten dysfunktional werden und Autoantigene präsentieren können, die eine Autoimmunreaktion auslösen. Diese Fehlregulation des Immunsystems könnte eine Schlüsselrolle bei der Entstehung von MS spielen.

Ein **Vitamin-D-Mangel** wird zunehmend als ein wichtiger Risikofaktor für MS erkannt. Trotz wachsender Erkenntnisse wird der Vitamin-D-Spiegel in der Bevölkerung oft unterschätzt. Viele Menschen haben deutlich niedrigere Werte als die empfohlenen 50 - 60ng/ml, was sie anfälliger für die Entwicklung von MS machen könnte. Vitamin D ist nicht nur für die Knochengesundheit, sondern auch für die Regulierung des Immunsystems entscheidend, weshalb ein Mangel die Entstehung von Autoimmunerkrankungen begünstigen kann.

Histamin und die **Hämopyrrollaktamurie** (HPU), eine Stoffwechselstörung, bei der es zu einem übermäßigen Verlust von Zink und Vitamin B6 kommt, können ebenfalls eine Rolle bei der Entstehung und dem Verlauf von MS spielen. Histamin ist ein biogenes Amin, das im Körper als Neurotransmitter und Mediator fungiert. Es ist an vielen physiologischen Prozessen beteiligt, einschließlich der Regulation von Magen-Darm-Funktionen, des Immunsystems und der Blutgefäße. Ein Überschuss an Histamin, oft aufgrund einer gestörten Diaminoxidase-Aktivität (ein Enzym, das Histamin abbaut), kann Entzündungen fördern und das Immunsystem überreagieren lassen. Dies könnte zu einer Verschlimmerung der MS-Symptome führen oder das Risiko für die Entwicklung der Erkrankung erhöhen.
HPU, die oft mit einem Mangel an Zink, Vitamin B6 und Mangan einhergeht, kann das Immunsystem schwächen und zu chronischer Müdigkeit, Konzentrationsstörungen sowie einer Anfälligkeit für

Infektionen führen. Diese Mängel können auch das Risiko für die Entwicklung von Autoimmunerkrankungen wie MS erhöhen. Da Vitamin B6 entscheidend für die Synthese von Neurotransmittern und die Funktion des Nervensystems ist, kann ein Mangel in diesem Bereich die neurologischen Symptome von MS verschlimmern.

Hormonelle Dysregulationen, insbesondere eine Östrogendominanz, können einen erheblichen Einfluss auf den Verlauf von MS haben. Östrogen hat sowohl entzündungshemmende als auch entzündungsfördernde Eigenschaften, und sein Ungleichgewicht kann die Aktivität des Immunsystems beeinflussen. Frauen, die an einer Östrogendominanz leiden, können ein erhöhtes Risiko für die Entwicklung von MS haben, da hohe Östrogenspiegel das Immunsystem in eine Art Überreaktion versetzen können, was Autoimmunprozesse begünstigt.

Die **Antibabypille**, die häufig zur Regulierung hormoneller Ungleichgewichte eingesetzt wird, kann ebenfalls die Aufnahme und Verwertung von Nährstoffen wie Vitamin B6 beeinträchtigen. Dies könnte zu weiteren hormonellen Störungen und einem erhöhten Risiko für Autoimmunerkrankungen führen. Frauen mit MS, die hormonelle Verhütungsmittel einnehmen, sollten daher besonders auf ihre Nährstoffversorgung achten und regelmäßige Kontrollen durchführen lassen.

Verlaufsformen

Multiple Sklerose kann in verschiedenen Verlaufsformen auftreten, die sich in ihrer Progression und ihren Auswirkungen unterscheiden: **Schubförmig remittierende MS (RRMS):** Diese Form tritt bei etwa 85% der Betroffenen auf und ist durch Phasen plötzlicher Verschlechterungen, sogenannte Schübe, gekennzeichnet. In diesen Phasen können sich bestehende Symptome verstärken oder neue hinzukommen.

Nach einem Schub können die Symptome vollständig oder teilweise zurückgehen.

Sekundär progrediente MS (SPMS): Bei etwa der Hälfte der Betroffenen geht die schubförmige MS nach etwa zehn Jahren in einen zunehmend fortschreitenden Verlauf über. In dieser Phase verschlechtern sich die Symptome allmählich und kontinuierlich, auch unabhängig von akuten Schüben.

Primär progrediente MS (PPMS): Etwa 10% der Betroffenen erleben von Beginn an einen kontinuierlich fortschreitenden Verlauf der Erkrankung, bei dem es in der Regel nicht zu Schüben kommt. Diese Form der MS ist besonders schwierig zu behandeln, da sie von Anfang an eine stetige Verschlechterung der Symptome mit sich bringt.

Das Fortschreiten verlangsamen

Um das Fortschreiten der MS zu verlangsamen und die Symptome zu lindern, ist eine regelmäßige Kontrolle des **Vitamin-D-Spiegels** essenziell. Ebenso wichtig ist eine gezielte Behandlung des Darms, da ein gesundes Mikrobiom das Immunsystem unterstützt und Entzündungsprozesse im Körper regulieren kann. Eine **präbiotische Ernährung**, reich an Ballaststoffen, fördert eine gesunde Darmflora. Lebensmittel wie Topinambur, Radicchio, Chicorée, Lauch, Spargel, Pastinaken, Hafer, Gerste, grüne Bananen, Beeren, Äpfel, Linsen, Kichererbsen, Bohnen, Nüsse, Mandeln, Leinsamen, Artischocken und Kakao sind hierbei besonders förderlich.

Zusätzlich zur Ernährung können **Nahrungsergänzungsmittel** wie Kurkumin, Omega3-Fettsäuren, Vitamin C, B-Vitamine und Aminosäuren die Gesundheit von Menschen mit MS positiv beeinflussen. Aminosäuren wie Glutamin, Glutathion, Tryptophan, Phenylalanin, Tyrosin, Lysin, Arginin und Cystein spielen eine wichtige Rolle bei der Unterstützung des Nervensystems, der Immunfunktion und der Neurotransmitterproduktion.

Vitalpilze wie Reishi, Shiitake, Maitake, Cordyceps, Hericium und Chaga bieten ebenfalls wertvolle entzündungshemmende und immunmodulierende Eigenschaften.

Das Mikrobiom, die Gesamtheit der Mikroorganismen im Darm, hat einen erheblichen Einfluss auf die Entwicklung und Funktion des Immunsystems. Ein gesundes Mikrobiom fördert die Bildung regulatorischer T-Zellen, die Entzündungsreaktionen kontrollieren und Autoimmunerkrankungen verhindern können. Ein Ungleichgewicht im Mikrobiom kann jedoch die Entstehung von MS begünstigen und den Krankheitsverlauf verschlechtern. Bestimmte **Darmbakterien** wie Bifidobakterien, Lactobacillus, Faecalibacterium prausnitzii und Roseburia produzieren entzündungshemmende Metaboliten wie Butyrat, die die Gesundheit des Darms und die Integrität der Blut-Hirn-Schranke unterstützen.

Negative Einflüsse

Rauchen, Toxine und Umweltbelastungen sowie Ernährung sind wichtige Faktoren, die das Risiko für Multiple Sklerose (MS) beeinflussen können und auch den Verlauf der Erkrankung negativ beeinflussen können. Diese Faktoren tragen auf verschiedene Weise zur Entstehung und Verschlimmerung der Autoimmunreaktion bei, die der MS zugrunde liegt.

Rauchen ist einer der bekanntesten modifizierbaren Risikofaktoren für die Entwicklung von MS. Mehrere Studien haben gezeigt, dass Rauchen das Risiko für MS erhöht und den Krankheitsverlauf verschlimmern kann. Rauchen wirkt sich negativ auf das Immunsystem und die Blut-Hirn-Schranke aus, was die Wahrscheinlichkeit erhöht, dass Autoimmunreaktionen im Zentralnervensystem auftreten.

Rauchen führt zu einer chronischen systemischen Entzündung, die das Immunsystem überstimuliert und Autoimmunreaktionen verstärken kann. Nikotin und andere Chemikalien im Zigarettenrauch fördern die Produktion entzündungsfördernder Zytokine und erhöhen oxidativen Stress, was zur Schädigung von Nervenzellen beiträgt. Rauchen kann die Integrität der Blut-Hirn-Schranke beeinträchtigen, einer schützenden Barriere, die das Gehirn vor schädlichen Substanzen schützt. Eine geschwächte Blut-Hirn-Schranke kann dazu führen, dass mehr Immunzellen ins Gehirn eindringen und dort Entzündungen und Schäden verursachen. Rauchen kann genetische Anfälligkeiten für MS verschlimmern. Bei Personen mit bestimmten genetischen Varianten (z.B. dem HLA-DRB1-Gen) kann das Risiko, an MS zu erkranken, durch Rauchen erheblich erhöht werden. Raucher, die an MS erkranken, haben im Allgemeinen eine schlechtere Prognose. Die Erkrankung schreitet schneller fort, und die Wahrscheinlichkeit, dass die MS von einem schubförmigen in einen progredienten Verlauf übergeht, ist höher. Rauchen kann auch die Wirksamkeit von MS-Medikamenten beeinträchtigen.

Umwelttoxine und Schadstoffe aus der Umwelt können ebenfalls eine wichtige Rolle bei der Entstehung und Verschlimmerung von MS spielen. Diese Stoffe können das Immunsystem direkt beeinflussen oder indirekt durch oxidative Schäden und Entzündungen wirken.

Schwermetalle wie z.B. Quecksilber, Blei, Cadmium können sich im Körper anreichern und neurotoxische Effekte haben. Sie fördern oxidative Schäden, die Nervenzellen schädigen, und können entzündliche Reaktionen im Zentralnervensystem verstärken. Besonders Quecksilber wird mit neurologischen Erkrankungen in Verbindung gebracht und kann die Myelinscheide, die die Nerven umhüllt, schädigen.

Chemische Substanzen wie **Pestizide** und **Herbizide**, die in der Landwirtschaft weit verbreitet sind, können das Immunsystem stören und neurotoxisch wirken.
Studien haben gezeigt, dass Personen, die regelmäßig Pestiziden ausgesetzt sind, ein höheres Risiko für Autoimmunerkrankungen wie MS

haben. Diese Chemikalien können auch das Mikrobiom stören und so indirekt die Immunfunktion beeinflussen.

Menschen, die in Industriezweigen arbeiten, in denen sie regelmäßig Lösungsmitteln und anderen chemischen Schadstoffen ausgesetzt sind, haben ein erhöhtes Risiko für MS. Diese Stoffe können die Blut-Hirn-Schranke beeinträchtigen und das Immunsystem zur Produktion von Autoantikörpern anregen.

Feinstaub und andere luftgetragene Schadstoffe sind ebenfalls mit einem erhöhten MS-Risiko verbunden. Diese Schadstoffe können entzündliche Prozesse in den Atemwegen auslösen, die systemische Entzündungsreaktionen verstärken und das Risiko für Autoimmunreaktionen erhöhen.

Eine **ungesunde Ernährung**, die reich an entzündungsfördernden Lebensmitteln ist, kann das Risiko für MS erhöhen und den Krankheitsverlauf verschlimmern.

Eine Ernährung, die reich an gesättigten Fettsäuren, Transfetten, Zucker und verarbeiteten Lebensmitteln ist, kann das Risiko für entzündliche Prozesse im Körper erhöhen. Diese Ernährungsweise fördert die Produktion von entzündungsfördernden Zytokinen und kann oxidativen Stress verstärken, was die Myelinscheide schädigen und das Fortschreiten der MS beschleunigen kann. Omega3-Fettsäuren, die in fettem Fisch, Leinsamen und Walnüssen vorkommen, hingegen haben entzündungshemmende Eigenschaften.

Ein Mangel an diesen Fettsäuren kann zu einem Ungleichgewicht zwischen pro- und antiinflammatorischen Prozessen führen und das Risiko für MS erhöhen.

Vitamin D spielt eine Schlüsselrolle bei der Regulation des Immunsystems. Ein Mangel an Vitamin D wird mit einem erhöhten Risiko für die Entwicklung von MS in Verbindung gebracht, insbesondere in Regionen mit geringer Sonneneinstrahlung. Vitamin D-Mangel kann die

Aktivität von T-Zellen, die für Autoimmunreaktionen verantwortlich sind, verstärken.

Einige Studien deuten darauf hin, dass Gluten und bestimmte Milchproteine bei genetisch prädisponierten Personen das Risiko für Autoimmunerkrankungen erhöhen können. Bei Menschen mit MS kann eine glutenfreie und milcharme Ernährung helfen, Entzündungen zu reduzieren und Symptome zu lindern. Konservierungsmittel, künstliche Farbstoffe und andere Zusatzstoffe in hochverarbeiteten Lebensmitteln können das Immunsystem stören und Entzündungen fördern. Einige dieser Stoffe können auch die Darmflora negativ beeinflussen, was zu einem Ungleichgewicht im Mikrobiom führen kann, das wiederum das Risiko für MS erhöhen könnte.

Medikamente

Medikamente wie Cholesterinsenker, Protonenpumpenhemmer (PPI) können einen erheblichen Einfluss auf den Verlauf der Multiplen Sklerose (MS) haben.

Cholesterinsenker, insbesondere die als Statine bekannten Medikamente, werden üblicherweise zur Senkung des Cholesterinspiegels eingesetzt. Interessanterweise weisen Statine entzündungshemmende Eigenschaften auf, die theoretisch bei der Behandlung von Autoimmunerkrankungen wie MS hilfreich sein könnten. Einige Studien deuten darauf hin, dass **Statine** die Aktivität von entzündungsfördernden T-Zellen verringern können, was möglicherweise die Entzündungsprozesse bei MS abschwächt.

Es gibt jedoch widersprüchliche Ergebnisse: Während einige Studien zeigen, dass Statine das Fortschreiten der MS verlangsamen könnten, insbesondere in Kombination mit anderen MS-Medikamenten wie Interferonen, gibt es Hinweise darauf, dass Statine die Remyelinisierung – also die Wiederherstellung der Myelinscheide um die Nervenfasern – hemmen könnten. Diese Hemmung könnte sich negativ auf die

Erkrankung auswirken. Aufgrund dieser Unsicherheiten sollten Statine bei MS-Patienten nur nach sorgfältiger Abwägung und unter enger medizinischer Überwachung eingesetzt werden.

Protonenpumpenhemmer (PPI), die zur Behandlung von Magenübersäuerung und Sodbrennen eingesetzt werden, können ebenfalls unerwünschte Auswirkungen auf MS haben. PPI können die Aufnahme wichtiger Nährstoffe wie Vitamin B12, Magnesium und Kalzium beeinträchtigen. Ein Mangel an Vitamin B12 ist besonders besorgniserregend, da dieser Nährstoff entscheidend für die Nervenfunktion und die Myelinsynthese ist. Ein Vitamin-B12-Mangel kann neurologische Symptome verschlimmern und möglicherweise das Risiko für die Entstehung oder Verschlechterung von MS erhöhen. Darüber hinaus können PPI das Gleichgewicht des Darmmikrobioms stören, da sie die Magensäureproduktion reduzieren. Eine gestörte Magensäure kann zu einer Überwucherung von Bakterien im Dünndarm führen, was das Risiko für Entzündungen und Autoimmunreaktionen erhöht – beides Faktoren, die den Verlauf von MS negativ beeinflussen können. Neben Statinen und PPI gibt es weitere Medikamente, die die Entstehung und den Verlauf von MS beeinflussen könnten.

Orale Kontrazeptiva (die Pille), insbesondere solche, die Östrogen enthalten, werden mit einer erhöhten Inzidenz von MS in Verbindung gebracht. Östrogen kann die Immunantwort modulieren, was bei genetisch prädisponierten Frauen das Risiko für Autoimmunerkrankungen erhöhen könnte. Darüber hinaus kann die Pille die Aufnahme von Vitamin B6 beeinträchtigen, was zu Hormonungleichgewichten und Störungen des Nervensystems führen kann.

Beta-Blocker, die häufig zur Behandlung von Bluthochdruck und Herzproblemen eingesetzt werden, können in einigen Fällen die Symptome von MS verschlechtern, insbesondere in Bezug auf Muskelkraft und Bewegungskoordination.

Auch Medikamente, die den Serotoninspiegel beeinflussen, wie beispielsweise **Antidepressiva**, können den Krankheitsverlauf beeinflussen. Während sie bei der Bewältigung von Depressionen, die bei MS-Patienten häufig auftreten, hilfreich sind, ist ihre Wirkung auf die Krankheitsaktivität nicht vollständig geklärt.

Schließlich gibt es **immunsuppressive Medikamente**, die zur Behandlung anderer Autoimmunerkrankungen eingesetzt werden und auch bei MS verwendet werden können, um das Immunsystem zu modulieren. Diese Medikamente tragen jedoch das Risiko, Infektionen und andere Komplikationen zu fördern, die den Krankheitsverlauf negativ beeinflussen könnten.

Kortison, ein Steroid, das häufig zur Behandlung entzündlicher Erkrankungen eingesetzt wird, spielt auch bei der Behandlung der Multiplen Sklerose (MS) eine bedeutende Rolle. Es wird insbesondere während akuter MS-Schübe verabreicht, um Entzündungen im zentralen Nervensystem zu reduzieren und die Symptome zu lindern. Trotz seiner Wirksamkeit in der akuten Phase der Krankheit gibt es jedoch auch Aspekte, die zeigen, dass der langfristige Einsatz von Kortison bei MS sorgfältig abgewogen werden muss.

In akuten Schüben wirkt Kortison entzündungshemmend, indem es die Immunreaktion dämpft und so die Entzündung im Gehirn und Rückenmark verringert. Diese Entzündungen sind für viele der schweren Symptome von MS verantwortlich, wie z.B. Lähmungen, Sehstörungen oder Taubheitsgefühle. Die Gabe von hochdosiertem Kortison kann daher helfen, diese Symptome schneller zu lindern und die Schubdauer zu verkürzen. In dieser Hinsicht ist Kortison ein wertvolles therapeutisches Mittel.

Jedoch ist der langfristige Einsatz von Kortison mit erheblichen Nebenwirkungen verbunden, die bei MS-Patienten besonders sorgfältig überwacht werden müssen. Eine der bekanntesten Nebenwirkungen von Kortison ist die Reduktion der Knochendichte, was das Risiko für

Osteoporose und Knochenbrüche erhöht. MS-Patienten haben bereits ein erhöhtes Risiko für Mobilitätsprobleme, und die Verschlechterung der Knochengesundheit kann die Lebensqualität weiter beeinträchtigen.

Ein weiterer negativer Effekt von Kortison ist seine immunsuppressive Wirkung, die bei langfristiger Anwendung dazu führen kann, dass das Immunsystem geschwächt wird. Dies erhöht die Anfälligkeit für Infektionen, die wiederum den Krankheitsverlauf von MS komplizieren können.

Infektionen, insbesondere virale Infektionen, können bei MS-Patienten nicht nur schwerer verlaufen, sondern auch das Risiko für erneute Schübe erhöhen.

Einige Viren, wie das Epstein-Barr-Virus (EBV), Herpesviren (z.B. Herpes simplex, Varicella-Zoster) oder das Zytomegalievirus (CMV), können in einem latenten Zustand im Körper verbleiben. Wenn das Immunsystem geschwächt wird, z.b. durch langfristige Kortisontherapie, kann es zu einer Reaktivierung dieser Viren kommen, was zu einer erneuten Erkrankung oder Verschlechterung der Symptome führt.

Auch bei bakteriellen Infektionen, wie z.B. Tuberkulose, können latente Erreger wieder aktiv werden. Ein geschwächtes Immunsystem kann es diesen Bakterien ermöglichen, sich wieder zu vermehren und eine aktive Infektion zu verursachen. Pilze wie Candida können ebenfalls unter Kontrolle gehalten werden, solange das Immunsystem normal funktioniert. Unter der Wirkung von Kortison kann es jedoch zu einer Überwucherung von Candida oder anderen Pilzen kommen, die normalerweise in geringen Mengen harmlos sind.

Zudem kann Kortison den Blutzuckerspiegel erhöhen, was insbesondere bei MS-Patienten mit einem erhöhten Risiko für Stoffwechselstörungen problematisch sein kann. Ein dauerhaft erhöhter Blutzuckerspiegel kann zu Diabetes führen, was wiederum die Behandlung und das Management der MS verkomplizieren kann. Es gibt auch Hinweise darauf, dass die langfristige Anwendung von Kortison zu einer

Schwächung der Muskulatur führen kann. Da MS selbst häufig mit Muskelschwäche und Spastizität einhergeht, könnte dies die Symptomatik verschlimmern und die Mobilität der Betroffenen weiter einschränken. Schließlich ist es wichtig zu beachten, dass Kortison bei MS-Patienten zu Stimmungsschwankungen, Depressionen oder sogar zu psychotischen Episoden führen kann. MS-Patienten sind ohnehin einem erhöhten Risiko für Depressionen ausgesetzt, und die psychischen Nebenwirkungen von Kortison können dieses Risiko weiter erhöhen.

Multiple Sklerose ist eine komplexe und vielschichtige Erkrankung, deren Ursachen und Symptome individuell stark variieren können. Durch eine Kombination aus gezielter Diagnose, präventiven Maßnahmen, einer angepassten Ernährung und Lebensweise sowie der Berücksichtigung von Faktoren wie HPU, Histamin und hormonellen Dysregulationen kann das Fortschreiten der Erkrankung verlangsamt und die Lebensqualität der Betroffenen verbessert werden.

Hilfreiche Wirkstoffe

Kurkumin: 500 - 2000 mg täglich, Kurkumin ist ein starkes Antioxidans und hat entzündungshemmende Eigenschaften. In Studien zu MS wurde häufig eine Dosierung von etwa 1000 mg pro Tag verwendet, um Entzündungen zu reduzieren und die Symptome zu lindern.

Omega3-Fettsäuren: 1 - 3 Gramm täglich (EPA/DHA), Omega3-Fettsäuren, insbesondere Eicosapentaensäure (EPA) und Docosahexaensäure (DHA), wirken entzündungshemmend und neuroprotektiv. Studien haben gezeigt, dass eine Dosierung von 1 - 3 Gramm pro Tag die Entzündungsmarker bei MS senken kann.

Vitamin C: 500 - 2000 mg täglich, Vitamin C ist ein starkes Antioxidans, das die Immunfunktion unterstützt. Eine tägliche Dosis von 1000 mg wurde in Studien als sicher und effektiv für die Reduktion oxidativen Stresses bei MS-Patienten gezeigt.

B1 (Thiamin): 50 - 100 mg täglich, wichtig für die Nervenfunktion und den Energiestoffwechsel.

B2 (Riboflavin): 50 - 100 mg täglich, schützt die Zellen vor oxidativem Stress.

B3 (Niacin): 100 - 500 mg täglich, fördert den Energiestoffwechsel und die DNA-Reparatur.

B5 (Pantothensäure): 500 mg täglich, unterstützt die Energieproduktion.

B6 (Pyridoxin): 50 - 100 mg täglich, wichtig für den Proteinstoffwechsel, das Nervensystem und die Hormonregulation.

B7 (Biotin): 300 mg täglich, hochdosiert; wichtig für den Fettstoffwechsel und die Myelinsynthese.

B9 (Folsäure): 400 - 800 µg täglich, fördert die DNA-Synthese und Zellregeneration.

B12 (Cobalamin): 1000 µg täglich (oral) oder 1000 µg monatlich (intramuskulär), wichtig für die Blutbildung, Nervensystem und Myelinsynthese.

Glutamin: 5 - 10 Gramm täglich, unterstützt die Darmbarriere, das Immunsystem und ist Vorstufe für Glutathion.

Glutathion: 500 - 1000 mg täglich, ein starkes Antioxidans, das zur Entgiftung und zum Schutz der Zellen beiträgt.

Glutaminsäure: Dosierung nicht spezifisch; wichtig für die Neurotransmittersynthese.

Tryptophan: 500 - 1000 mg täglich, fördert die Synthese von Serotonin und Melatonin, wichtig für die Stimmung und Schlafregulation.

Phenylalanin/Tyrosin: 500 - 2000 mg täglich, unterstützen die Synthese von Dopamin, Adrenalin und Noradrenalin.

Lysin: 1000 - 3000 mg täglich, antiviral und unterstützt die Proteinbiosynthese.

Arginin: 2000 - 5000 mg täglich, verbessert die Durchblutung und erweitert die Blutgefäße.

Cystein: 500 - 1000 mg täglich, Vorstufe von Glutathion, unterstützt antioxidative Prozesse.

Beta-Glucan 3 - 5 Gramm täglich, Beta-Glucan unterstützt das Immunsystem und hat entzündungshemmende Eigenschaften.

Reishi: 1000 - 2000 mg täglich, entzündungshemmend, immunmodulierend und antioxidativ.

Shiitake: 1000 - 2000 mg täglich, antiviral und entzündungshemmend.

Maitake: 1000 - 2000 mg täglich, immunmodulierend und blutzuckersenkend.

Cordyceps: 1000 - 2000 mg täglich, fördert die Nebennierenfunktion und Cortisolausschüttung.

Hericium: 1000 - 2000 mg täglich, neuroprotektiv, entzündungshemmend und gut für die Schleimhäute.

Chaga: 1000 - 2000 mg täglich, antioxidativ, entzündungshemmend und immunmodulierend.

Diese Dosierungen basieren auf wissenschaftlichen Studien und Erfahrungen aus der Praxis, die gezeigt haben, dass diese Mengen bei MS-Patienten positive Effekte haben können. Es ist jedoch wichtig, dass jede Supplementierung individuell angepasst und idealerweise unter therapeutischer Aufsicht durchgeführt wird, insbesondere bei Patienten mit bestehenden Vorerkrankungen oder der Einnahme von Medikamenten.

Zusammengefasst: Die genaue Ursache der Multiplen Sklerose ist unbekannt, aber eine Kombination aus genetischen Faktoren, Autoimmunreaktionen und Umweltfaktoren wird als Auslöser angesehen. Virusinfektionen und Vitamin-D-Mangel könnten ebenfalls das Risiko erhöhen.

Gewichtsreduktion

Das Thema Gewicht spielt in meiner Praxis eine zentrale Rolle. Das ist auch der Grund, warum ich dem Thema ein Extrakapitel in diesem Buch gönne. Für viele Frauen ist es ein ständiger Begleiter, der immer präsent bleibt. Besonders die verwirrenden Kleidergrößen mancher Hersteller tragen dazu bei, dass selbst Frauen mit einer Kleidergröße von 40/42 oft nicht einmal in die Größe XL passen. Dieses Missverhältnis sorgt für zusätzlichen Druck und Frustration, der bereits in jungen Jahren beginnt. Es ist keine Seltenheit, dass schon Kinder auf Diät gesetzt werden – eine Praxis, die weitreichende Folgen für ihr Selbstwertgefühl und ihre Beziehung zum eigenen Körper haben kann.

Auch für mich persönlich war das Thema Gewicht schon immer ein ständiger Begleiter. Als Kind war ich sehr dünn, so sehr, dass ich sogar zur Kur nach Oberstdorf geschickt wurde, um zuzunehmen. Trotz meiner langen Phase der Schlankheit musste ich ab meinem 20. Lebensjahr extrem darauf achten, was ich esse, um nicht plötzlich an Gewicht zuzulegen. Meine Mutter, die selbst immer sehr schlank war, hat mich oft mit ihrer Figur konfrontiert und betont, wie schön sie doch sei – und das trotz der Tatsache, dass sie sechs Kinder zur Welt gebracht hatte. Was jedoch viele nicht wussten, war, dass meine Mutter stark essgestört war. Anstatt zu essen, sättigte sie sich oft mit Zigaretten und Kaffee. Ich bin der Überzeugung, dass sowohl meine Schwestern als auch ich durch dieses Verhalten eine Essstörung anerzogen bekommen haben. Noch heute muss ich bewusst darauf achten, was ich esse. In der Schwangerschaft mit meinem Sohn nahm ich 30 Kilogramm zu und hatte zudem noch einen insulinpflichtigen Schwangerschaftsdiabetes. Doch unmittelbar nach der Geburt, aufgrund einer Schilddrüsenstörung, reduzierte sich mein Gewicht rasch auf 75 Kilogramm. Das Thema Gewicht bleibt für mich auch weiterhin präsent. Ich leide unter einer genetisch bedingten Kohlenhydratverwertungsstörung, einer

Veranlagung zur Insulinresistenz und einem genetischen Mangel an Sättigungsgefühl. Selbst wenn ich mich übermäßig satt esse, verspüre ich schon nach kurzer Zeit wieder Hunger. Dieses ständige Auf und Ab hat mein Leben geprägt und beeinflusst meine Beziehung zu Essen und meinem Körper bis heute. So wie mir, geht es vielen Frauen.

Gewichtszunahme wird oft als eine direkte Folge von übermäßiger Kalorienaufnahme oder mangelnder Bewegung betrachtet. Doch diese Sichtweise greift zu kurz. Die Realität ist weitaus komplexer, und eine Vielzahl von Faktoren kann dazu führen, dass Menschen an Gewicht zunehmen, selbst wenn sie sich bewusst ernähren und ausreichend bewegen. Ein tieferes Verständnis der zugrunde liegenden Mechanismen zeigt, dass hormonelle Ungleichgewichte, Stoffwechselstörungen, chronischer Stress, Schlafmangel und bestimmte Medikamente eine ebenso wichtige Rolle spielen können wie die Ernährung selbst.

Mögliche Ursachen für Gewichtszunahme

Hormone steuern viele der grundlegenden Prozesse im menschlichen Körper, einschließlich des Stoffwechsels und der Fettverteilung. Ein Ungleichgewicht in den Hormonen kann daher zu einer ungewollten Gewichtszunahme führen. Ein häufig übersehener Aspekt ist der Einfluss von Progesteron und Östrogen.

Progesteron und Östrogen sind zwei der wichtigsten Hormone im weiblichen Körper. Sie müssen in einem feinen Gleichgewicht sein, um zahlreiche physiologische Funktionen zu steuern, einschließlich der Fortpflanzung, der Knochengesundheit und des Fettstoffwechsels. Ein Mangel an Progesteron kann dazu führen, dass der Körper weniger Fett verbrennt, da Progesteron den Stoffwechsel ankurbelt. Dieser Mangel führt oft zu einer relativen Östrogendominanz – ein Zustand, bei dem der Progesteronspiegel im Verhältnis zum Östrogenspiegel zu niedrig ist.

Östrogendominanz hat viele Auswirkungen auf den Körper. Es kann zu einer verstärkten Fettspeicherung, besonders im Hüft- und Oberschenkelbereich, führen und die Insulinsensitivität negativ beeinflussen. Diese Insulinresistenz führt dazu, dass der Körper mehr Glukose als Fett speichert, was eine Gewichtszunahme begünstigt. Zudem kann Östrogen die Lipoproteinlipase aktivieren, ein Enzym, das die Fettspeicherung in bestimmten Geweben fördert.

Stress ist ein allgegenwärtiger Faktor im modernen Leben, der weitreichende Auswirkungen auf die Gesundheit hat, einschließlich des Körpergewichts. Unter chronischem Stress produziert der Körper vermehrt Cortisol, ein Stresshormon, das hilft, die physiologischen Reaktionen auf Stress zu bewältigen. Ständiger Stress hat tiefgreifende Auswirkungen auf den menschlichen Körper, und einer der am stärksten betroffenen Bereiche ist das Körpergewicht. Der Mechanismus, durch den Stress das Körpergewicht beeinflusst, ist komplex und umfasst sowohl psychologische als auch physiologische Faktoren, wobei die Schilddrüse eine zentrale Rolle spielt.

Unter Stress schüttet der Körper eine Reihe von Hormonen aus, darunter Adrenalin und Cortisol. Diese Hormone sind Teil der "Kampf-oder-Flucht"-Reaktion, die unseren Körper auf potenzielle Gefahren vorbereitet. Kurzfristig kann dies hilfreich sein, da es den Blutzuckerspiegel anhebt und Energie bereitstellt.

Doch wenn Stress chronisch wird, führt eine ständig erhöhte Cortisolausschüttung zu einer Vielzahl von Problemen. Cortisol hat die Tendenz, den Appetit zu steigern und kann besonders Heißhunger auf zucker- und fettreiche Lebensmittel auslösen. Dies liegt daran, dass der Körper nach schneller Energie verlangt, um mit dem wahrgenommenen "Notfall" fertig zu werden. In der modernen Gesellschaft, in der Stress häufig durch langfristige Belastungen wie Arbeit, Beziehungen oder finanzielle Sorgen verursacht wird und nicht durch akute physische Bedrohungen, führt dies oft zu einer kontinuierlichen Überernährung und einer Zunahme des Körpergewichts, insbesondere in Form von viszeralem Fett. Dieses Fettgewebe umgibt die inneren Organe und ist besonders gefährlich, da es mit einem höheren Risiko für Herz-Kreislauf-Erkrankungen und Diabetes verbunden ist.

Neben den Auswirkungen auf das Körpergewicht hat chronischer Stress auch erhebliche Folgen für die Schilddrüse. Die Schilddrüse ist eine kleine, schmetterlingsförmige Drüse im Hals, die Hormone produziert, die den Stoffwechsel regulieren. Unter normalen Bedingungen trägt die Schilddrüse zur Aufrechterhaltung eines gesunden Gleichgewichts zwischen Energieaufnahme und -verbrauch bei. Doch ständiger Stress kann dieses Gleichgewicht erheblich stören. Cortisol beeinflusst direkt die Funktion der Hypophyse, die wiederum die Aktivität der Schilddrüse steuert. Wenn die Hypophyse zu viel Cortisol im Blut registriert, kann sie die Produktion des schilddrüsenstimulierenden Hormons (TSH) herunterfahren, was zu einer verminderten Aktivität der Schilddrüse führt und dafür sorgt, dass weniger Schilddrüsenhormone ft4 und ft3 produziert werden. Diesen Zustand nennt man Hypothyreose oder Schilddrüsenunterfunktion.
Die Schilddrüse spielt eine zentrale Rolle bei der Regulierung des Stoffwechsels. Eine Hypothyreose (Unterfunktion der Schilddrüse) bedeutet, dass die Schilddrüse nicht genügend Hormone produziert, was zu einem langsameren Stoffwechsel führt. Dieser verlangsamte Stoffwechsel reduziert die Kalorienverbrennung und fördert die Gewichtszunahme, selbst wenn die Kalorienzufuhr gleich bleibt.
Die Behandlung der Hypothyreose mit Schilddrüsenmedikamenten oder auch natürlichen Schilddrüsenextrakten kann die Stoffwechselfunktion normalisieren. Jedoch kann eine falsche Dosierung dieser Medikamente – sei es eine Über- oder Unterdosierung – den Stoffwechsel ebenfalls negativ beeinflussen und zu Gewichtszunahme oder anderen gesundheitlichen Problemen führen. Aus diesem Grund ist es immer sinnvoll zu forschen, warum die Schilddrüse ein Problem hat, warum sie unterfunktional ist und nicht ausreichend Hormone ausschüttet.

Eine Hypothyreose kann eine Vielzahl von Symptomen verursachen, die das Gewicht weiter beeinflussen. Zu den häufigsten gehören Müdigkeit, eine verringerte Stoffwechselrate und Gewichtszunahme. Wenn der Stoffwechsel verlangsamt ist, verbrennt der Körper weniger Kalorien, selbst im Ruhezustand. Dies bedeutet, dass selbst bei einer unveränderten Kalorienaufnahme eine Gewichtszunahme auftreten kann. Außerdem führt ein langsamer Stoffwechsel oft zu einem Gefühl von Lethargie und Müdigkeit, was die körperliche Aktivität verringern und somit den Energieverbrauch weiter senken kann.

Zusätzlich kann ständiger Stress zu einer autoimmunen Reaktion führen, bei der der Körper beginnt, seine eigene Schilddrüse anzugreifen. Dies ist als Hashimoto-Thyreoiditis bekannt, eine Autoimmunerkrankung, die zu einer chronischen Entzündung und letztlich zu einer dauerhaften Schilddrüsenunterfunktion führt. Auch hier sind die Auswirkungen auf das Gewicht deutlich, da die Betroffenen häufig eine unerklärliche Gewichtszunahme erleben.

Neben den hormonellen Veränderungen führt ständiger Stress auch zu Verhaltensweisen, die eine Gewichtszunahme begünstigen können. Viele Menschen neigen dazu, "Stressessen" zu betreiben, also in Zeiten von Stress zu ungesunden Lebensmitteln zu greifen. Dies ist oft eine kurzfristige Bewältigungsstrategie, die jedoch langfristig zu einer erheblichen Gewichtszunahme führen kann. Gleichzeitig kann Stress den Schlaf beeinträchtigen, was wiederum den Stoffwechsel negativ beeinflusst und das Risiko für eine Gewichtszunahme erhöht.

Das sogenannte Pregnenolon-Stealing-Syndrom beschreibt einen Zustand, bei dem der Körper in Stresssituationen Pregnenolon – eine Vorstufe von Steroidhormonen – bevorzugt zur Cortisolproduktion verwendet. Dies führt dazu, dass weniger Pregnenolon für die Produktion anderer wichtiger Hormone, wie Progesteron, zur Verfügung steht. Dieses Ungleichgewicht kann die Fettverbrennung hemmen und damit zu einer Gewichtszunahme beitragen.

Eine ausreichende Zufuhr von Nährstoffen ist entscheidend für die Aufrechterhaltung eines gesunden Stoffwechsels. Nährstoffmängel können die Funktion von Enzymen und Hormonen stören, die den Stoffwechsel regulieren, und so indirekt zu einer Gewichtszunahme führen.

Zum Beispiel ist Magnesium für die Insulinsensitivität wichtig. Ein Mangel kann die Insulinwirkung beeinträchtigen und somit das Risiko für Insulinresistenz erhöhen, was eine Gewichtszunahme begünstigt. Ähnlich kann ein Zinkmangel die Schilddrüsenfunktion beeinträchtigen, was zu einem langsameren Stoffwechsel und einer geringeren Kalorienverbrennung führt.

Ein weiteres Beispiel ist der Eisenmangel. Eisen ist essenziell für den Sauerstofftransport im Blut und die Energieproduktion in den Zellen. Ein Mangel an Eisen führt zu Müdigkeit und einer Verringerung der körperlichen Aktivität, was zu einer geringeren Kalorienverbrennung und somit zu einer Gewichtszunahme führen kann.

Insulinresistenz ist ein Zustand, bei dem die Zellen des Körpers nicht mehr effektiv auf Insulin reagieren, ein Hormon, das den Blutzuckerspiegel reguliert. Wenn Zellen insulinresistent werden, kann der Körper die Glukose aus dem Blut nicht mehr effektiv nutzen, was zu erhöhten Blutzuckerspiegeln führt. Der Körper reagiert darauf, indem er mehr Insulin produziert, was wiederum die Fettlagerung im Gewebe fördert. Diese überschüssige Fettspeicherung, insbesondere im Bauchbereich, kann zu einer signifikanten Gewichtszunahme führen. Die Insulinresistenz wird oft durch eine Ernährung mit hohem Zucker- und Kohlenhydratgehalt und Bewegungsmangel verursacht. Sie steht in engem Zusammenhang mit Übergewicht und Fettleibigkeit, da sie zu einem Teufelskreis aus Gewichtszunahme und verschlechterter Stoffwechselfunktion führt.

Schlafmangel ist ein häufiges Problem, das weitreichende Auswirkungen auf die Gesundheit hat. Ausreichender Schlaf ist wichtig für die Regulation verschiedener Hormone, einschließlich Cortisol, Insulin und Ghrelin. Chronischer Schlafmangel kann zu einem Anstieg des Cortisolspiegels führen, was wiederum die Insulinsensitivität vermindert, und die Fettlagerung erhöht. Zudem beeinflusst Schlafmangel das Hungerhormon **Ghrelin** und das Sättigungshormon **Leptin**. Erhöhter Ghrelin- und verminderter Leptinspiegel steigern den Appetit und können dazu führen, dass mehr Nahrung aufgenommen wird als nötig, was eine Gewichtszunahme zur Folge haben kann.

Leptin ist ein Hormon, das hauptsächlich von den Fettzellen (Adipozyten) produziert wird. Es spielt eine entscheidende Rolle bei der Regulierung des Energiehaushalts und des Körpergewichts, indem es das Gehirn über den aktuellen Energiestatus des Körpers informiert. Wenn die Fettreserven steigen, erhöht sich die Leptinproduktion. Dieses Hormon gelangt dann ins Gehirn, insbesondere in den Hypothalamus, und sendet das Signal, dass genug Energie vorhanden ist, was zu einer Verringerung des Hungergefühls und einer Steigerung des Energieverbrauchs führt. Mit anderen Worten: Leptin wirkt als Sättigungshormon, das uns davon abhält, zu viel zu essen und mehr Körperfett anzusammeln. Bei einer Leptinresistenz jedoch funktioniert dieser Mechanismus nicht mehr richtig. Obwohl genügend Leptin im Körper vorhanden ist, reagiert das Gehirn nicht mehr angemessen auf die Signale des Hormons. Es verhält sich so, als ob ein Leptinmangel herrscht, und sendet das Signal, dass mehr Nahrung benötigt wird, selbst wenn die Energiespeicher bereits gefüllt sind. Dies führt zu einem erhöhten Hungergefühl und einer geringeren Stoffwechselrate, was die Wahrscheinlichkeit einer Gewichtszunahme erhöht. Die Ursachen für eine Leptinresistenz sind vielfältig und werden noch intensiv erforscht. Ein wesentlicher Faktor ist die chronische Überernährung, insbesondere durch eine Ernährung, die reich an gesättigten Fetten und Zucker ist. Eine solche Ernährung kann zu einer ständigen Erhöhung des Leptinspiegels im Blut führen, was letztlich das Gehirn unempfindlich für die Signale des Hormons macht.

Ein vergleichbarer Mechanismus lässt sich bei der **Insulinresistenz** beobachten, die häufig mit Diabetes Typ 2 in Verbindung gebracht wird -

Bei ständig hohen Insulinspiegeln wird der Körper gegenüber Insulin resistent. Ein weiterer möglicher Auslöser für Leptinresistenz ist chronischer Entzündungsstress. Fettgewebe, besonders das viszerale Fett, das sich um die inneren Organe ansammelt, kann entzündungsfördernde Zytokine freisetzen. Diese entzündlichen Moleküle können in den Blutkreislauf gelangen und die Blut-Hirn-Schranke überwinden, was zu einer Entzündungsreaktion im Hypothalamus führt. Dies kann die Signalverarbeitung von Leptin stören und so zur Resistenz führen. Zusätzlich scheint auch ein Zusammenhang zwischen Leptinresistenz und Insulinresistenz zu bestehen. Beide Zustände treten häufig gemeinsam auf und verstärken sich gegenseitig. Eine Insulinresistenz führt oft zu erhöhten Insulinspiegeln, die die Fähigkeit des Körpers beeinträchtigen, Fett zu verbrennen. Dies kann zu einer weiteren Zunahme der Fettmasse und einer weiteren Erhöhung des Leptinspiegels führen, was die Leptinresistenz verschlimmert. Die Folgen der Leptinresistenz sind weitreichend. Da das Gehirn nicht mehr korrekt auf die Sättigungssignale des Leptins reagiert, bleibt das Hungergefühl bestehen oder wird sogar verstärkt. Dies führt häufig zu übermäßigem Essen und einer weiteren Gewichtszunahme. Darüber hinaus kann die Leptinresistenz den Energieverbrauch des Körpers reduzieren, da das Gehirn den Stoffwechsel drosselt, um Energie zu sparen – ein paradoxer Zustand, in dem der Körper glaubt, er sei in einer Hungersnot, obwohl tatsächlich ausreichend Kalorien vorhanden sind. Auf lange Sicht kann die Leptinresistenz nicht nur zur Fettleibigkeit führen, sondern auch eine Reihe von anderen gesundheitlichen Problemen nach sich ziehen. Sie steht im Zusammenhang mit dem metabolischen Syndrom, einer Gruppe von Risikofaktoren, die Herz-Kreislauf-Erkrankungen und Diabetes begünstigen. Menschen mit Leptinresistenz haben oft erhöhte Blutfettwerte, Bluthochdruck und eine Insulinresistenz, was das Risiko für Typ-2-Diabetes und andere chronische Krankheiten erhöht.

Unser **Darm** beherbergt Billionen von Bakterien, die das Mikrobiom bilden und eine entscheidende Rolle in unserem Stoffwechsel und unserer allgemeinen Gesundheit spielen. Darmdysbiose bezieht sich auf ein Ungleichgewicht der Darmbakterien und kann zu verschiedenen gesundheitlichen Problemen führen, einschließlich Gewichtszunahme. Ein Ungleichgewicht der Darmflora kann die Nährstoffaufnahme und den Energiestoffwechsel stören und Entzündungen fördern, die wiederum die Insulinsensitivität verringern können.

Einige Studien zeigen, dass bestimmte Bakterienarten im Darm effizienter Energie aus der Nahrung extrahieren können, was zu einer erhöhten Kalorienaufnahme und damit zur Gewichtszunahme führt. Einflussreiche Studien haben gezeigt, dass bestimmte Bakteriengruppen mit einer Gewichtszunahme in Verbindung stehen. Besonders hervorzuheben sind die Firmicutes, eine weit verbreitete Bakteriengruppe, die häufig in höheren Mengen bei Menschen mit Übergewicht oder Adipositas zu finden ist. Firmicutes sind dafür bekannt, dass sie effizienter Energie aus der Nahrung extrahieren als andere Bakterien. Dies bedeutet, dass sie mehr Kalorien aus der gleichen Menge an Nahrung gewinnen können, was zu einer erhöhten Energieverwertung und damit zu einer potenziellen Gewichtszunahme führen kann.

Einige spezifische Arten innerhalb der Firmicutes, wie Clostridium und Enterococcus, sind besonders stark mit Übergewicht assoziiert. Es hat sich gezeigt, dass Menschen mit einer höheren Konzentration dieser Bakterien in ihrem Darm eher dazu neigen, an Gewicht zuzunehmen. Es wird angenommen, dass diese Bakterien dazu beitragen, die Menge an aufgenommenen Kalorien zu erhöhen und die Fettlagerung im Körper zu fördern.

Auch die Bakteriengattung Lactobacillus wird mit Gewichtszunahme in Verbindung gebracht, allerdings nicht alle Arten dieser Gattung. Einige Studien legen nahe, dass bestimmte Stämme von Lactobacillus, wie Lactobacillus reuteri, die Fettmasse erhöhen können, insbesondere bei Tieren. Die Mechanismen dahinter sind noch nicht vollständig verstanden, aber es wird vermutet, dass diese Bakterien das Gleichgewicht der Darmmikrobiota beeinflussen und möglicherweise die Kalorienaufnahme erhöhen.

Auf der anderen Seite gibt es auch Bakterien, die mit einer Gewichtsreduktion in Verbindung gebracht werden und dabei helfen können,
das Körpergewicht zu kontrollieren. Eine der bekanntesten Bakteriengruppen in diesem Zusammenhang sind die Bacteroidetes. Diese Bakterien sind bei schlankeren Menschen in höherer Zahl vorhanden und
wurden in Studien immer wieder mit einem niedrigeren Körpergewicht in Verbindung gebracht. Bacteroidetes sind weniger effizient in
der Energiegewinnung aus der Nahrung als Firmicutes, was bedeutet,
dass sie weniger Kalorien extrahieren und somit zur Gewichtsreduktion beitragen können.

Innerhalb der Bacteroidetes ist die Gattung Bacteroides besonders in-
teressant. Bacteroides spielen eine wichtige Rolle bei der Fermentation von Ballaststoffen im Darm und der Produktion von kurzkettigen
Fettsäuren wie Butyrat. Diese Fettsäuren haben eine Reihe von gesundheitlichen Vorteilen, darunter die Verbesserung der Insulinempfindlichkeit und die Reduktion von Entzündungen, was wiederum die
Gewichtsregulation unterstützt.

Ein weiterer bedeutender Akteur in der Gewichtsreduktion ist das Bakterium Akkermansia muciniphila. Akkermansia ist bekannt dafür, die
Schleimschicht des Darms zu nutzen, um zu wachsen. Diese Bakterienart ist besonders bei gesunden und schlanken Menschen häufig zu finden. Studien haben gezeigt, dass Akkermansia muciniphila eine schützende Rolle gegen Fettleibigkeit spielt, indem es die Darmbarrierefunktion stärkt und Entzündungen reduziert. Es wurde auch festgestellt, dass die Verabreichung von Akkermansia zu einer Verbesserung
der metabolischen Gesundheit und einer Reduktion des Körpergewichts führt, insbesondere bei Menschen mit Übergewicht und Insulinresistenz.

Schließlich gibt es auch Hinweise darauf, dass bestimmte Probiotika,
wie Lactobacillus gasseri und Bifidobacterium, die Gewichtsabnahme
unterstützen können. Diese Bakterien sind bekannt dafür, dass sie die

Darmgesundheit verbessern, Entzündungen reduzieren und das Wachstum von gesundheitsfördernden Bakterien fördern. Einige Studien legen nahe, dass Lactobacillus gasseri das Körperfett reduzieren kann, insbesondere das viszerale Fett, das eng mit metabolischen Erkrankungen verbunden ist.

Medikamente

Medikamente können ebenfalls eine erhebliche Rolle bei der Gewichtszunahme spielen. Protonenpumpenhemmer (PPIs), die oft zur Reduzierung der Magensäureproduktion eingesetzt werden, können die Aufnahme wichtiger Nährstoffe wie Magnesium und Vitamin B12 beeinträchtigen. Zudem sorgen magensäurehemmende Medikamente dafür, dass die Nahrung nicht mehr vorverdaut wird. Das hat zur Folge, dass die Nahrung nahezu unverdaut in den Darm gelangt, wo es zu Gärung und Fäulnis, einer vermehrten Histaminfreisetzung und einer Dysbiose der Darmbakterien kommt. Außerdem kann ein Mangel an Nährstoffen den Stoffwechsel verlangsamen und so zu einer Gewichtszunahme führen.

Histamin ist ein biogenes Amin, das im Körper eine Vielzahl von Rollen spielt. Es ist am bekanntesten für seine Rolle in allergischen Reaktionen, wo es Symptome wie Juckreiz, Schwellungen und Rötungen verursacht. Doch Histamin hat auch andere, weniger bekannte Funktionen, die einen erheblichen Einfluss auf das Körpergewicht und den Stoffwechsel haben können.
Histamin wirkt im Körper über vier verschiedene Rezeptoren: H1-, H2-, H3- und H4-Rezeptoren. Jeder dieser Rezeptoren hat spezifische Funktionen und kann unterschiedliche physiologische Reaktionen auslösen. Insbesondere die H1- und H3-Rezeptoren spielen eine bedeutende Rolle im Energiehaushalt und im Appetit.

Der **H1-Rezeptor** ist bekannt dafür, den Energieverbrauch zu beeinflussen. Die Aktivierung dieses Rezeptors kann die Fettverbrennung ankurbeln und den Appetit zügeln. Menschen mit einer geringen H1-Rezeptoraktivität könnten daher einen niedrigeren Grundumsatz haben und sind möglicherweise anfälliger für Gewichtszunahme, weil sie weniger Kalorien verbrennen. Zudem zeigen einige Studien, dass Antihistaminika, die den H1-Rezeptor blockieren, zu Gewichtszunahme führen können. Dies liegt daran, dass die Blockade des H1-Rezeptors den Energieverbrauch reduziert und gleichzeitig den Appetit steigert. Folgende Antihistaminika blockieren den H1-Rezeptor: Erste Generation:

Diphenhydramin: häufig in Medikamenten gegen Allergien und als Schlafmittel verwendet.

Chlorpheniramin: wird in vielen Erkältungs- und Allergiemedikamenten eingesetzt.

Clemastin: ein weiteres Antihistaminikum, das zur Behandlung von Allergien verwendet wird.

Promethazin: oft als Antiemetikum (gegen Übelkeit) und Sedativum verwendet.

Diese Medikamente können die Blut-Hirn-Schranke passieren und wirken daher sedierend.

Loratadin: ein nicht-sedierendes Antihistaminikum, das häufig bei allergischen Reaktionen verwendet wird.

Cetirizin: ein weiteres häufig verwendetes Antihistaminikum, das in der Regel weniger sedierend ist als die der ersten Generation.

Fexofenadin: ein Antihistaminikum mit geringer sedierender Wirkung, das zur Behandlung von Allergiesymptomen eingesetzt wird.

Desloratadin: ein aktiver Metabolit von Loratadin mit einer längeren Halbwertszeit und weniger sedierenden Eigenschaften.

Der **H3-Rezeptor** hingegen spielt eine Rolle im zentralen Nervensystem und beeinflusst die Freisetzung von Neurotransmittern, die den Appetit regulieren. Wenn dieser Rezeptor aktiviert wird, kann dies zu einer Verringerung der Freisetzung von Histamin im Gehirn führen, was wiederum den Appetit erhöht. In Experimenten mit Tieren hat die Blockade des H3-Rezeptors zu einer erhöhten Freisetzung von zentralem Histamin geführt, was den Energieverbrauch steigerte und die Nahrungsaufnahme verringerte. Dies deutet darauf hin, dass eine übermäßige Aktivierung des H3-Rezeptors zu einer Gewichtszunahme führen könnte, indem sie den Appetit steigert und den Energieverbrauch reduziert.

Folgendes Medikament blockiert den H3-Rezeptor:

Pitolisant: wird zur Behandlung von Narkolepsie eingesetzt, da es die Wachsamkeit erhöhen und die Tagesmüdigkeit verringern kann

Ein weiterer möglicher Mechanismus, durch den Histamin zur Gewichtszunahme beitragen kann, ist seine Wirkung auf die Insulinsensitivität. Insulin ist ein Hormon, das den Blutzuckerspiegel reguliert, indem es die Aufnahme von Glukose in die Zellen fördert. Histamin kann die Insulinempfindlichkeit beeinflussen und somit den Stoffwechsel stören. Es wurde beobachtet, dass erhöhte Histaminspiegel die Insulinsensitivität verringern können, was zu einer Insulinresistenz führen kann. Insulinresistenz ist eine Bedingung, bei der die Zellen weniger empfindlich auf Insulin reagieren und daher weniger Glukose aufnehmen. Dies führt zu erhöhten Blutzuckerspiegeln und einer vermehrten Speicherung von Glukose als Fett, insbesondere im Bauchbereich. Diese Fettablagerungen sind oft schwer zu verlieren und tragen signifikant zur Gewichtszunahme bei.

Ein weiterer wichtiger Aspekt, den es zu berücksichtigen gilt, ist die **Histaminintoleranz.** Bei Menschen mit Histaminintoleranz ist die Fähigkeit des Körpers, Histamin abzubauen, reduziert. Dies liegt oft an einem Mangel an Diaminoxidase (DAO), einem Enzym, das für den Abbau von Histamin im Darm verantwortlich ist, oder an einem Mangel an Histamin-N-Methyltransferase (HNMT), das Histamin in der Leber abbaut. Wenn diese Enzyme nicht in ausreichenden Mengen vorhanden sind oder ihre Funktion beeinträchtigt ist, kann Histamin im Körper akkumulieren und eine Reihe von Symptomen verursachen, einschließlich Kopfschmerzen, Hautausschlägen, Verdauungsstörungen und, in einigen Fällen, Gewichtszunahme.

Die Verbindung zwischen Histaminintoleranz und Gewichtszunahme ist sehr vielschichtig. Erstens können die Symptome der Histaminintoleranz selbst, wie chronische Müdigkeit und Verdauungsstörungen, die körperliche Aktivität reduzieren und so den Kalorienverbrauch senken. Zweitens kann eine chronische Entzündung, die durch erhöhte Histaminspiegel ausgelöst wird, die Insulinresistenz verschlechtern und die Fettansammlung fördern. Entzündungen können auch den Hypothalamus im Gehirn beeinflussen, ein Bereich, der den Appetit und das Sättigungsgefühl reguliert, was zu übermäßigem Essen führen kann.

Es gibt viele Faktoren, die zu erhöhten Histaminspiegeln und einer Histaminansammlung im Körper beitragen können.

Bestimmte Nahrungsmittel enthalten hohe Mengen an Histamin oder können die Freisetzung von Histamin im Körper fördern. Dazu gehören fermentierte Lebensmittel wie Käse, Wurstwaren, Alkohol, insbesondere Rotwein, sowie bestimmte Fischsorten. Auch Lebensmittel, die das Enzym Diaminoxidase blockieren, wie einige künstliche Konservierungsmittel und Farbstoffe, können die Histaminspiegel erhöhen.

Einige Medikamente, darunter bestimmte Schmerzmittel, Antibiotika und Antidepressiva können die Aktivität der histaminabbauenden Enzyme hemmen und so zu erhöhten Histaminspiegeln führen. Menschen mit Allergien oder Nahrungsmittelunverträglichkeiten neigen dazu, mehr Histamin freizusetzen, wenn sie einem Allergen ausgesetzt sind. Diese Reaktion kann zu einer vorübergehenden Erhöhung der Histaminspiegel führen, die bei empfindlichen Personen Symptome verursacht. Hormonelle Schwankungen, wie sie während des Menstruationszyklus, der Schwangerschaft oder der Menopause auftreten, können die Histaminspiegel beeinflussen. Östrogen zum Beispiel kann die Freisetzung von Histamin fördern, während Progesteron die

Histaminfreisetzung hemmen kann. Ein Ungleichgewicht dieser Hormone kann daher zu einer erhöhten Histaminaktivität führen.

Die Gesundheit des Darms spielt, wie bereits erwähnt, ebenfalls eine wichtige Rolle bei der Regulierung der Histaminspiegel. Eine gestörte Darmflora, ein Magensäuremangel oder eine erhöhte Durchlässigkeit der Darmschleimhaut (Leaky-Gut-Syndrom) können die Freisetzung von Histamin erhöhen und die Fähigkeit des Körpers, Histamin abzubauen, verringern.

Das Verständnis der Rolle von Histamin bei der Gewichtszunahme erfordert einen ganzheitlichen Ansatz, der die komplexen Wechselwirkungen zwischen Ernährung, Stoffwechsel, Hormonen und Immunsystem berücksichtigt.

Für Menschen, die ungewollt an Gewicht zunehmen, kann es hilfreich sein, ihre Histaminspiegel, den Histaminmetabolismus, die Aktivität des DAO sowie weitere potenzielle Auslöser zu untersuchen, um eine gezielte und effektive Behandlungsstrategie zu entwickeln.

Antidepressiva, insbesondere selektive Serotonin-Wiederaufnahmehemmer (SSRIs) und trizyklische Antidepressiva, sind ebenfalls dafür bekannt, den Appetit zu steigern und den Stoffwechsel zu beeinflussen. Dies kann dazu führen, dass Menschen mehr essen und weniger Kalorien verbrennen, was eine Gewichtszunahme begünstigt. Viele Antidepressiva beeinflussen die Neurotransmitter im Gehirn, insbesondere Serotonin, Noradrenalin und Dopamin. Diese Neurotransmitter spielen eine wichtige Rolle bei der Regulierung von Stimmung, Appetit und Belohnungsempfindungen. Serotonin beispielsweise hat eine direkte Wirkung auf den Appetit. Einige Antidepressiva, insbesondere trizyklische Antidepressiva (wie Amitriptylin) und einige selektive Serotonin-Wiederaufnahmehemmer (SSRI, wie Paroxetin), können den Serotoninspiegel im Gehirn erhöhen. Ein erhöhter Serotoninspiegel kann zu einem gesteigerten Appetit, insbesondere auf kohlenhydratreiche Nahrungsmittel, führen. Dies kann insbesondere bei Patienten problematisch sein, die zu emotionalem Essen oder Heißhungerattacken neigen. Trizyklische Antidepressiva und einige neuere Medikamente wie Mirtazapin können den Grundumsatz reduzieren, was bedeutet, dass der Körper weniger Kalorien im Ruhezustand verbrennt. Ein reduzierter Stoffwechsel kann dazu führen, dass selbst bei gleichbleibender Kalorienzufuhr eine Gewichtszunahme auftritt. Zudem kann eine Verringerung der körperlichen Aktivität aufgrund von Müdigkeit oder Sedierung, die bei einigen Antidepressiva als Nebenwirkung auftritt, ebenfalls zur Gewichtszunahme beitragen. Antidepressiva können auch das hormonelle Gleichgewicht im Körper beeinflussen, insbesondere die Hormone, die den Appetit und den Stoffwechsel regulieren. Ein Beispiel hierfür ist das Hormon Leptin, das in den Fettzellen produziert wird und dem Gehirn signalisiert, dass genügend Energie vorhanden ist. Einige Studien haben gezeigt, dass bestimmte Antidepressiva die Leptinresistenz erhöhen können, was bedeutet, dass das Gehirn die Sättigungssignale des Leptins nicht mehr richtig erkennt. Dies kann zu einem gesteigerten Appetit und letztendlich zu einer Gewichtszunahme führen. Einige Serotonin- und Noradrenalin-Wiederaufnahmehemmung können den Blutzuckerspiegel beeinflussen und die Insulinempfindlichkeit verringern. Eine reduzierte Insulinempfindlichkeit kann zu einer Insulinresistenz führen, was wiederum das Risiko für eine Gewichtszunahme erhöht. Insulinresistenz ist auch eng mit der Entwicklung des metabolischen Syndroms verbunden, das durch eine Kombination von Bluthochdruck, erhöhten Blutzuckerwerten, überschüssigem Körperfett um die Taille und abnormalen Cholesterin- oder Triglyceridspiegeln gekennzeichnet ist. Viele Antidepressiva haben sedierende Eigenschaften, die zu einer erhöhten Müdigkeit und einer Verringerung der körperlichen Aktivität führen können. Medikamente wie Mirtazapin und trizyklische Antidepressiva sind dafür bekannt, stark sedierend zu wirken.

Eine verminderte körperliche Aktivität bedeutet weniger Kalorienverbrauch und kann daher zur Gewichtszunahme beitragen. Außerdem kann die durch Sedierung verursachte Müdigkeit die Motivation für körperliche Aktivitäten und regelmäßige Bewegung verringern, was ebenfalls zu einer Zunahme des Körpergewichts führen kann. Jüngere Forschungen haben gezeigt, dass das Mikrobiom des Darms – die Billionen von Mikroorganismen, die im Verdauungstrakt leben – eine bedeutende Rolle bei der Regulierung des Körpergewichts und des Stoffwechsels spielt. Einige Antidepressiva, insbesondere SSRI, können die Zusammensetzung des Darmmikrobioms verändern. Diese Veränderungen können zu einer veränderten Nahrungsverwertung und zu einer erhöhten Energieaufnahme führen, was wiederum eine Gewichtszunahme begünstigen kann. Es ist wichtig zu beachten, dass nicht alle Antidepressiva gleich sind, wenn es um das Risiko der Gewichtszunahme geht. Beispielsweise haben SSRIs wie Fluoxetin und Sertralin im Allgemeinen ein geringeres Risiko für Gewichtszunahme, insbesondere bei kurz- bis mittelfristiger Anwendung. Andererseits sind Medikamente wie Paroxetin, Mirtazapin und trizyklische Antidepressiva stärker mit einer Gewichtszunahme verbunden.

Auch die Serotonin-Noradrenalin-Wiederaufnahmehemmer (SNRI), wie Venlafaxin und Duloxetin, zeigen ein moderates Risiko für eine Gewichtszunahme, insbesondere bei längerer Anwendung.

Die Mechanismen der Gewichtszunahme sind, wie man sicher gut nachverfolgen konnte, komplex und vielfältig. Sie gehen weit über eine einfache Kalorienbilanz hinaus und beinhalten ein komplexes Zusammenspiel hormoneller, metabolischer und psychologischer Faktoren. Um Gewichtszunahme zu verstehen und effektiv zu behandeln, ist es entscheidend, alle möglichen Ursachen zu berücksichtigen, von hormonellen Ungleichgewichten und Stoffwechselstörungen bis hin zu Stress, Schlafmangel und den Auswirkungen von Medikamenten. Nur ein ganzheitlicher Ansatz, der all diese Faktoren in Betracht zieht, kann zu einer nachhaltigen und gesunden Gewichtsregulation führen.

Unterstützende Maßnahmen zur Gewichtsreduzierung

Gewichtsreduktion ist ein Thema, das wirklich viele Menschen beschäftigt, und obwohl eine gesunde Ernährung und regelmäßige Bewegung die Eckpfeiler jeder Abnehmstrategie sind, gibt es viele weitere Ansätze, die eine effektive und nachhaltige Gewichtsreduktion unterstützen können. Diese reichen von naturheilkundlichen Maßnahmen und pflanzlichen Präparaten bis hin zu modernen Technologien wie der kontinuierlichen Glukosemessung (CGM). Durch die Kombination dieser Ansätze kann eine ganzheitliche und personalisierte Herangehensweise entwickelt werden, die den individuellen Bedürfnissen und gesundheitlichen Bedingungen gerecht wird.

In der Naturheilkunde gibt es zahlreiche Kräuter und pflanzliche Präparate, die den Stoffwechsel unterstützen, den Appetit regulieren und die Fettverbrennung fördern können. Viele dieser Substanzen haben eine lange Tradition in der Naturmedizin und sind in den letzten Jahren zunehmend in den Fokus wissenschaftlicher Studien gerückt, die ihre Wirksamkeit bei der Gewichtsreduktion untersuchen.

Grüner Tee: ist bekannt für seine reichhaltigen Antioxidantien, insbesondere Katechine wie Epigallocatechingallat (EGCG). Studien haben gezeigt, dass EGCG den Fettstoffwechsel ankurbeln kann, indem es die Thermogenese, also die Wärmeerzeugung im Körper, erhöht. Diese gesteigerte Thermogenese führt zu einer erhöhten Kalorienverbrennung, was die Gewichtsabnahme unterstützen kann. Die empfohlene Dosierung für grünen Teeextrakt beträgt in der Regel etwa 300 - 500 mg EGCG pro Tag, was etwa 3 - 5 Tassen grünem Tee entspricht.

Glucomannan: ist ein wasserlöslicher Ballaststoff, der aus der Wurzel der Konjakpflanze gewonnen wird. Es hat die Fähigkeit, Wasser zu absorbieren und im Magen zu einer gelartigen Substanz zu quellen, was ein Sättigungsgefühl vermittelt und die Nahrungsaufnahme reduziert. Studien haben gezeigt, dass die Einnahme von Glucomannan vor den

Mahlzeiten das Körpergewicht und das Körperfett signifikant reduzieren kann. Die empfohlene Dosierung beträgt etwa 1 - 3 Gramm, 30 Minuten vor den Mahlzeiten, mit ausreichend Wasser.

Garcinia Cambogia: diese tropische Frucht enthält eine aktive Substanz namens Hydroxyzitronensäure (HCA), die die Fettsynthese im Körper hemmen kann, indem sie das Enzym Citratelyase blockiert. Darüber hinaus kann HCA das Sättigungsgefühl fördern und so den Appetit reduzieren. Studien zur Wirksamkeit von Garcinia Cambogia sind jedoch gemischt, und während einige eine moderate Gewichtsabnahme zeigen, fehlen umfassende Daten zu langfristigen Effekten und optimalen Dosierungen. Die übliche Dosierung liegt bei 3x täglich 500 - 1000 mg HCA 60 Minuten vor den Mahlzeiten.

Ashwagandha: ist ein adaptogenes Kraut, das in der ayurvedischen Medizin verwendet wird. Es hilft dem Körper, mit Stress umzugehen, indem es das Cortisolniveau senkt. Da hoher Stress und erhöhter Cortisolspiegel zu Gewichtszunahme führen können, insbesondere im Bauchbereich, kann Ashwagandha indirekt die Gewichtsreduktion unterstützen. Die übliche Dosierung von Ashwagandha liegt bei 300 - 600 mg des Wurzelextrakts, ein- bis zweimal täglich.

Die **Darmgesundheit** spielt eine wesentliche Rolle bei der Regulation des Körpergewichts. Ein gesundes Mikrobiom kann die Nährstoffaufnahme optimieren und Entzündungen reduzieren, was beides zur Gewichtskontrolle beitragen kann. Bestimmte probiotische Stämme, wie Lactobacillus gasseri und Bifidobacterium breve, haben in Studien gezeigt, dass sie die Körperfettmasse reduzieren können. Eine tägliche Einnahme von mindestens 1 - 10 Milliarden koloniebildenden Einheiten (CFUs) wird häufig empfohlen, um die Darmgesundheit zu unterstützen.

Eine weniger konventionelle, aber zunehmend anerkannte Methode zur Unterstützung der Gewichtsreduktion ist die kontinuierliche **Glukosemessung** (CGM). CGM-Geräte messen den Glukosespiegel im interstitiellen Flüssigkeitsraum in Echtzeit und bieten so wertvolle Einblicke in die Blutzuckerreaktionen des Körpers auf verschiedene Lebensmittel, Aktivitäten und andere tägliche Faktoren.

Die Verwendung eines CGM kann auf mehreren Ebenen zur Gewichtsabnahme beitragen.

Durch die kontinuierliche Überwachung des Glukosespiegels können Nutzer sehen, wie ihr Körper auf bestimmte Nahrungsmittel und Getränke reagiert. Lebensmittel, die einen schnellen und starken Anstieg des Blutzuckerspiegels verursachen, führen oft zu einem schnellen Abfall und einem daraus resultierenden Hungergefühl oder Heißhungerattacken. Indem man diese Reaktionen beobachtet, kann man lernen, welche Nahrungsmittel am besten vermieden oder in Maßen konsumiert werden sollten, um stabile Blutzuckerwerte und ein anhaltendes Sättigungsgefühl zu fördern.

Ständige Blutzuckerschwankungen können die Insulinsensitivität beeinträchtigen und zu Insulinresistenz führen, was eine häufige Ursache für Gewichtszunahme ist. Durch die Nutzung von CGM-Daten können Menschen ihre Ernährungsgewohnheiten anpassen, um Blutzuckerspitzen zu minimieren, was langfristig die Insulinsensitivität verbessern und die Gewichtsreduktion unterstützen kann. Jeder Körper reagiert unterschiedlich auf verschiedene Lebensmittel. Ein CGM ermöglicht es, personalisierte Ernährungspläne zu erstellen, die auf den spezifischen Blutzuckerreaktionen basieren. Dies hilft nicht nur bei der Gewichtsabnahme, sondern fördert auch die allgemeine Gesundheit, indem es die Auswahl von Lebensmitteln unterstützt, die den individuellen Stoffwechsel am besten unterstützen. Die sofortige Rückmeldung durch ein CGM kann als Motivator wirken.

Wenn Nutzer sehen, wie bestimmte Nahrungsmittel oder Verhaltensweisen ihren Blutzuckerspiegel beeinflussen, sind sie eher bereit, gesündere Entscheidungen zu treffen. Diese unmittelbare Verbindung zwischen Verhalten und physiologischer Reaktion kann ein kraftvolles Werkzeug für die Verhaltensänderung und die Förderung einer gesünderen Lebensweise sein.

Auch der Schlaf kann durch den Blutzuckerspiegel beeinflusst werden. Unstabile Glukosewerte, insbesondere in den Abendstunden und in der Nacht, können die Schlafqualität beeinträchtigen. Wenn der Blutzuckerspiegel während der Nacht zu stark absinkt, reagiert der Körper darauf, indem er eine Reihe von hormonellen und metabolischen Mechanismen in Gang setzt, um den Blutzuckerspiegel wieder zu normalisieren. Dabei spielen vor allem die Hormone Adrenalin, Glukagon, Kortisol und Wachstumshormon eine entscheidende Rolle. Diese Hormone stimulieren die Freisetzung von Glukose aus den Glykogenspeichern in der Leber und fördern die Gluconeogenese, den Prozess, bei dem Glukose aus Nicht-Kohlenhydratquellen wie Aminosäuren produziert wird. Ein häufiger Nebeneffekt dieser hormonellen Reaktionen ist ein gesteigerter Appetit am Morgen und eine erhöhte Tendenz, kalorienreiche, zuckerhaltige Lebensmittel zu konsumieren, um die Energiereserven schnell wieder aufzufüllen. Dies kann zu einem Teufelskreis führen, in dem wiederholte nächtliche Hypoglykämien und der darauffolgende Verzehr von kohlenhydratreichen Lebensmitteln tagsüber zur Gewichtszunahme beitragen. Der Körper kann auch eine erhöhte Insulinproduktion aufrechterhalten, um die überschüssige Glukose zu bewältigen, was ebenfalls zur Fetteinlagerung führen kann. Langfristig kann dieser Prozess die Entwicklung von Insulinresistenz fördern, einem Zustand, in dem die Zellen weniger empfindlich auf Insulin reagieren. Insulinresistenz ist eng mit der Entwicklung von Übergewicht und Fettleibigkeit verbunden und kann zudem das Risiko für Typ-2-Diabetes erhöhen. Ein instabiler Blutzuckerspiegel kann also nicht nur kurzfristig Heißhungerattacken verursachen, sondern auch langfristig zur Gewichtszunahme und zur Entwicklung metabolischer Erkrankungen beitragen. Ein nächtlicher Abfall des Blutzuckerspiegels

kann auch erhebliche Auswirkungen auf die Schlafqualität und das morgendliche Wohlbefinden haben.
Wenn der Blutzuckerspiegel zu niedrig fällt, kann der Körper in einen Zustand erhöhter Wachsamkeit und Stress versetzt werden. Diese Stressreaktion, die durch die Freisetzung von Stresshormonen wie Adrenalin und Cortisol vermittelt wird, kann zu Schlafunterbrechungen, leichterem Schlaf und sogar nächtlichem Erwachen führen. Ein häufiger nächtlicher Abfall des Blutzuckerspiegels kann auch dazu führen, dass der Körper in einen Überlebensmodus versetzt wird, bei dem die natürlichen Rhythmen und Erholungsphasen des Schlafs gestört werden. Dies kann die Tiefschlafphasen, die für die körperliche und geistige Regeneration wichtig sind, erheblich beeinträchtigen. Die Folge ist, dass Menschen trotz einer scheinbar ausreichenden Schlafdauer morgens müde und erschöpft aufwachen. Dieses Gefühl der Erschöpfung kann durch den zusätzlichen Effekt der Stresshormone verstärkt werden, die während der Nacht freigesetzt wurden, um den Blutzuckerspiegel zu stabilisieren.

Darüber hinaus kann ein niedriger Blutzuckerspiegel am Morgen zu Schwindel, Konzentrationsproblemen und einer allgemeinen Schwäche führen. Das Gehirn, das auf eine kontinuierliche Glukosezufuhr angewiesen ist, kann bei einem niedrigen Blutzuckerspiegel nicht optimal funktionieren.
Diese kognitive Beeinträchtigung kann die Fähigkeit beeinträchtigen, klar zu denken und sich zu konzentrieren, was den ganzen Tag über anhalten kann und sich auf die allgemeine Leistungsfähigkeit und das Wohlbefinden auswirkt. Ein CGM kann helfen, Muster zu erkennen und Anpassungen vorzunehmen, um einen stabileren Blutzuckerspiegel und damit auch eine bessere Schlafqualität zu fördern. Da Schlafmangel wiederum ein Faktor für Gewichtszunahme ist, trägt dies indirekt zur Gewichtsreduktion bei.

Fazit: Eine erfolgreiche Gewichtsreduktion erfordert oft mehr als nur Ernährungsumstellung und Sport. Durch die Integration naturheilkundlicher Ansätze und moderner Technologien wie CGM kann eine umfassendere und individuell abgestimmte Strategie entwickelt werden. Kräuter und pflanzliche Präparate können den Stoffwechsel unterstützen und den Appetit kontrollieren, während die kontinuierliche Glukosemessung ein tiefes Verständnis der persönlichen Stoffwechselprozesse und ihrer Optimierung ermöglicht. Dieser ganzheitliche Ansatz kann nicht nur zur Gewichtsreduktion beitragen, sondern auch die allgemeine Gesundheit und das Wohlbefinden fördern.

Ich habe ganz bestimmt viele weitere Ursachen für diverse Zivilisationskrankheiten vergessen aufzuführen. Ich denke aber, dass meine Botschaft ausreicht, um die Aufmerksamkeit umzulenken und darauf aufmerksam zu machen, wie wichtig es ist nicht nur die Symptome zu behandeln. Eine Diagnose zu bekommen ist nie schön, umso wichtiger ist es, nach der Ursache zu suchen und dort anzusetzen. Es ist mühsamer, ohne Frage, aber es lohnt sich auf jeden Fall.

Auflistung naturheilkundlicher Behandlungsmöglichkeiten und Dosierungen

1. **5-HTP (5-Hydroxytryptophan)**: 100 - 300 mg täglich, zur Unterstützung des Serotoninspiegels und Verbesserung der Schlafqualität.
2. **Alpha-Liponsäure**: 300 - 600 mg täglich, hat antioxidative Eigenschaften und kann die Insulinsensitivität verbessern.
3. **Aloe Vera**: 50 - 100 ml Saft täglich; beruhigt und unterstützt die Darmgesundheit.
4. **Ashwagandha (Withania somnifera)**: 300 - 600 mg täglich eines standardisierten Extrakts (mit 5% Withanoliden), idealerweise in geteilten Dosen; reduziert Stress und unterstützt die Hormonbalance.
5. **Astaxanthin**: 4 - 12 mg täglich; starkes Antioxidans, das Zellschutz bietet und Entzündungen reduziert.
6. **Bärentraubenblätter (Uva-ursi)**: 500 - 1000 mg eines standardisierten Extrakts, 2 - 3x täglich; wirken harntreibend und antibakteriell.
7. **Berberin**: 500 mg dreimal täglich; kann helfen, den Blutzuckerspiegel zu regulieren.
8. **Beta-Glucan**: 250 - 500 mg täglich; unterstützt das Immunsystem und fördert die Darmgesundheit.
9. **Bockshornklee (Trigonella foenum-graecum)**: 5 - 15 g täglich; kann helfen, den Blutzucker zu senken.
10. **Boswellia serrata (Weihrauch)**: 300 -5 00 mg dreimal täglich; hat entzündungshemmende und schmerzlindernde Eigenschaften.
11. **Chrom**: 200 - 1000 mcg täglich; kann helfen, die Blutzuckerwerte zu stabilisieren.
12. **Coenzym Q10**: 100 - 300 mg täglich; kann helfen, die Häufigkeit von Migräneanfällen zu reduzieren.

13. **Cranberry-Extrakt:** 400 - 800 mg täglich eines standardisierten Extrakts oder 240 - 300 ml Cranberrysaft; kann die Gesundheit der Harnwege unterstützen.

14. **DAO-Enzym (Diaminoxidase):** Vor Mahlzeiten, die reich an Histamin sind, um den Abbau von Histamin zu fördern; Dosierung je nach Produkt.

15. **D-Mannose:** 2 g täglich, in Wasser aufgelöst; hilft, Bakterien aus den Harnwegen auszuspülen.

16. **Deglycyrrhizinierte Lakritze (DGL):** 380 mg 2 - 3x täglich, vor den Mahlzeiten; kann die Magenschleimhaut beruhigen und Magengeschwüre verhindern.

17. **Dong Quai (Angelica sinensis):** 500 - 1500 mg täglich eines standardisierten Extrakts; unterstützt die weibliche Gesundheit und hormonelle Balance.

18. **Echinacea:** 300 - 500 mg eines standardisierten Extrakts, 2-3x täglich; bekannt für seine immunstimulierenden Eigenschaften.

19. **Fenchel (Foeniculum vulgare):** 1 - 2 g Fenchelsamen oder 200 - 400 mg Extrakt, 2 - 3x täglich; enthält Phytoöstrogene, die helfen können, hormonelle Ungleichgewichte zu regulieren.

20. **Fleberfew (Mutterkraut, Tanacetum parthenium):** 50 - 100 mg täglich; als vorbeugendes Mittel.

21. **Glucomannan:** 1 g, 3x täglich, 30 Minuten vor den Mahlzeiten; Ballaststoff, der das Sättigungsgefühl erhöht und die Kalorienaufnahme reduziert.

22. **Glucosamin und Chondroitin:** 1500 mg Glucosamin und 1200 mg Chondroitin täglich; zur Unterstützung der Knorpelgesundheit.

23. **Goldrute (Solidago virgaurea):** 300 - 600 mg eines standardisierten Extrakts, 2 - 3x täglich; hat harntreibende und entzündungshemmende Eigenschaften.

24. **Grünlippmuschel-Extrakt:** 300 - 600 mg täglich; zur Unterstützung der Gelenkgesundheit.

25. **Grüner Tee-Extrakt**: 250 - 500 mg täglich, standardisiert auf 50% EGCG; unterstützt den Stoffwechsel und die Fettverbrennung.

26. **Hibiskus-Extrakt**: 250 - 500 mg täglich oder Hibiskus-Tee; zur Unterstützung der Blutdrucksenkung.

27. **Hyaluronsäure**: 200 mg täglich; zur Unterstützung der Gelenkfunktion und Schmierung.

28. **Inositol (Myoinositol und D-Chiro-Inositol)**: 2 - 4 g täglich; zur Verbesserung der Insulinsensitivität und Hormonbalance, insbesondere bei Frauen mit polyzystischem Ovarialsyndrom (PCOS).

29. **Jod**: 150 mcg täglich; essentiell für die Schilddrüsenfunktion.

30. **Kamille**: Als Tee (2 - 3 Tassen täglich) oder 300 - 400 mg Extrakt 2-3x täglich; hat entzündungshemmende und beruhigende Eigenschaften.

31. **Knoblauch-Extrakt**: 600 - 1200 mg täglich; kann helfen, den Cholesterinspiegel zu senken und den Blutdruck zu senken.

32. **Konjugierte Linolsäure (CLA)**: 3 - 6 g täglich; unterstützt die Fettverbrennung und Muskelmasse.

33. **Kurkuma (Curcumin)**: 500 - 2000 mg täglich; als entzündungshemmendes Mittel.

34. **L-Arginin**: 3 - 6 g täglich; fördert die Durchblutung und unterstützt das Immunsystem.

35. **L-Carnitin**: 500 - 2000 mg täglich; unterstützt den Fettstoffwechsel und die Energieproduktion.

36. **Leinsamen (Linum usitatissimum)**: 1 - 2 Esslöffel (ca. 10 - 20 g) gemahlene Leinsamen täglich; reich an Lignanen, die helfen können, den Östrogenspiegel zu regulieren.

37. **L-Glutamin**: 5 - 10 g täglich; unterstützt die Gesundheit der Darmschleimhaut und kann bei Reizdarmsyndrom oder Leaky-Gut-Syndrom hilfreich sein.

38. **Magnesium**: 400 - 600 mg täglich; kann Migränehäufigkeit und -schwere reduzieren.

39. **Maca (Lepidium meyenii)**: 1,5 - 3 g täglich; kann die Libido steigern und die hormonelle Balance unterstützen.

40. **Melatonin**: 0,5 - 3 mg etwa 30 - 60 Minuten vor dem Schlafengehen; reguliert den Schlaf-Wach-Rhythmus und unterstützt den Schlaf.

41. **MSM (Methylsulfonylmethan)**: 1000 - 3000 mg täglich; kann entzündungshemmend wirken.

42. **NAC (N-Acetylcystein)**: 600 - 1800 mg täglich; Antioxidans, das zur Reduktion von Entzündungen und Verbesserung der Immunfunktion beitragen kann.

43. **Niacin (Vitamin B3)**: 500 - 2000 mg täglich; zur Senkung des LDL-Cholesterins und Erhöhung des HDL-Cholesterins (unter ärztlicher Aufsicht wegen möglicher Nebenwirkungen).

44. **Omega3-Fettsäuren**: 2 - 4 g täglich; zur Reduktion von Entzündungen und Verbesserung der Insulinsensitivität.

45. **Pestwurz (Petasites hybridus)**: 50 - 75 mg 2x täglich; zur Migräneprophylaxe (standardisierte Extrakte verwenden, um Pyrrolizidinalkaloide zu vermeiden).

46. **Pflanzensterole**: 1 - 3 g täglich; können helfen, die Cholesterinaufnahme im Darm zu blockieren.

47. **Präbiotika (z. B. Inulin, Fructooligosaccharide)**: 3 - 10 g täglich; unterstützen das Wachstum gesunder Darmbakterien.

48. **Probiotika**: Förderung der Darmgesundheit, was indirekt Entzündungen reduzieren kann; Dosierung je nach Produkt.

49. **Psyllium (Flohsamenschalen)**: 5 - 10 g täglich; unterstützt eine gesunde Verdauung und Darmfunktion.

50. **Quercetin**: 500 - 1000 mg täglich; als natürliches Antihistaminikum.

51. **Rhodiola rosea**: 200 - 600 mg täglich eines standardisierten Extrakts (1 - 3% Rosavine und 0,8 - 1% Salidrosid); unterstützt die Stressresistenz und Nebennierenfunktion.

52. **Riboflavin (Vitamin B2)**: 400 mg täglich; zur Reduktion der Migränehäufigkeit.

53. **Rote Reishefe:** 1200 - 2400 mg täglich; enthält Monacolin K, das die Cholesterinproduktion hemmt.
54. **Rotklee (Trifolium pratense):** 40 - 80 mg Isoflavone täglich; zur Unterstützung der Hormonbalance, insbesondere in den Wechseljahren.
55. **Salbei (Salvia officinalis):** 300 mg 2x täglich eines standardisierten Extrakts; kann helfen, Hitzewallungen zu reduzieren.
56. **Sägepalme (Serenoa repens):** 160 - 320 mg täglich eines standardisierten Extrakts (mit 85 - 95% Fettsäuren und Sterolen); zur Unterstützung der Prostatagesundheit.
57. **Schisandra (Schisandra chinensis):** 500 -1 000 mg täglich eines standardisierten Extrakts; unterstützt die Nebennierenfunktion und reguliert den Stresshormonspiegel.
58. **Schwarzkümmelöl (Nigella sativa):** 1 - 2 Teelöffel (ca. 5 - 10 ml) täglich; unterstützt die Schilddrüsenfunktion.
59. **Stachelige Birne (Opuntia ficus-indica):** 1000 mg täglich; kann helfen, den Blutzuckerspiegel zu regulieren.
60. **Taigawurzel (Eleutherococcus senticosus):** 400 - 800 mg täglich; unterstützt die Stressresistenz und die Energie.
61. **Teufelskralle (Harpagophytum procumbens):** 600 - 1200 mg täglich; entzündungshemmend und schmerzlindernd.
62. **Tribulus terrestris:** 500 - 1500 mg täglich; kann die Libido steigern und den Testosteronspiegel bei Männern unterstützen.
63. **Vitamin D:** 2000 - 5000 IU täglich, je nach Vitamin-D-Spiegel im Blut.
64. **Vitamin E:** 400 IU täglich; antioxidative Eigenschaften und kann die Immunfunktion unterstützen.
65. **Weißdorn (Crataegus oxyacantha):** 300 - 600 mg täglich eines standardisierten Extrakts; unterstützt die Herzgesundheit.
66. **Zimtextrakt:** 1 - 6 g täglich; zur Blutzuckerregulation, besonders bei PCOS.
67. **Zink:** 15 - 30 mg täglich; unterstützt das Immunsystem und die Hautgesundheit.

Wichtig zu wissen

Einige Supplemente entfalten ihre Wirkung nicht unmittelbar, da sie indirekt wirken.

Bei einem starken Mangel, wie z. B. extrem niedrigem Ferritin (Eisenspeicher), benötigt der Körper Zeit, um den Mangel auszugleichen. Er priorisiert zunächst lebenswichtige Funktionen, bevor spürbare Verbesserungen eintreten.

Nährstoffe wie Glutathion und Astaxanthin wirken indirekt, indem sie antioxidative Prozesse unterstützen oder Entzündungen regulieren. Da oxidative Schäden und Entzündungen sich über längere Zeit entwickeln, kann es dauern, bis man ihre positive Wirkung wahrnimmt.

Manche Supplemente müssen erst verschiedene Stoffwechselprozesse durchlaufen, bevor sie ihre volle Wirkung entfalten.

Omega3-Fettsäuren (EPA und DHA) etwa beeinflussen Entzündungen und Zellmembranen, aber es dauert Wochen oder sogar Monate, bis eine messbare Wirkung spürbar wird.

Solche indirekten Effekte bedeuten, dass diese Nahrungsergänzungsmittel systemische Prozesse fördern, die langfristig zur Gesundheit beitragen. Die positiven Veränderungen finden auf molekularer Ebene statt und benötigen Zeit, um sich in Form von gesteigerter Energie, verbessertem Wohlbefinden oder reduzierten Symptomen zu zeigen.

Ergänzend zur Einnahme von Supplementen ist es auch wichtig zu wissen, dass eine Ernährungsumstellung, insbesondere der Wechsel von einer kohlenhydratreichen zu einer antientzündlichen Ernährung, oft zu vorübergehender Müdigkeit führen kann. Dies liegt an den verschiedenen Anpassungsprozessen im Körper: Dein Körper war möglicherweise an schnelle Energie aus Kohlenhydraten gewöhnt, die den Blutzuckerspiegel rasch ansteigen lassen. Reduzierst du die Kohlenhydrate, muss der Körper lernen, Fette und Proteine effizienter als neue Energiequellen zu nutzen. Dieser Übergang kann anfänglich zu einem Energieverlust und Müdigkeit führen. Weniger Kohlenhydrate bedeuten auch eine geringere Insulinausschüttung und einen stabileren, aber niedrigeren Blutzuckerspiegel. Da dein Körper zuvor vielleicht auf schnelle Blutzuckerspitzen angewiesen war, kann die Anpassung an diesen stabileren Zustand zu einem Gefühl von Energielosigkeit führen. Zudem verringert sich bei weniger Kohlenhydraten die Glykogenspeicherung in Muskeln und Leber, was auch zu Wasserverlusten führt. Da dabei Elektrolyte wie Natrium und Kalium verloren gehen, kann dies vorübergehend zu Schwäche und Müdigkeit führen, bis sich der neue Flüssigkeitshaushalt stabilisiert hat.

Eine antientzündliche Ernährung, die reich an Antioxidantien und nährstoffreichen Lebensmitteln ist, fördert die Entgiftung des Körpers. Dieser Prozess kann kurzfristig zu Müdigkeit führen, während der Körper Giftstoffe abbaut und ausscheidet.

Diese Anpassungsphase ist normal und vorübergehend. Sobald sich der Körper an die neue Ernährungsweise gewöhnt hat, steigert sich das Energielevel in der Regel und du wirst dich insgesamt fitter und vitaler fühlen.

So wie Supplemente Zeit brauchen, um ihre Wirkung zu entfalten, benötigt auch dein Körper bei einer Ernährungsumstellung Geduld, bevor die positiven Effekte vollständig spürbar werden.

Gesundheit ist mehr als die Abwesenheit von Krankheit – sie ist ein ständiges Gleichgewicht zwischen Körper, Geist und Seele. Du hast nun die Werkzeuge und das Wissen in der Hand, um deine ganz persönliche Reise zu einem gesunden und erfüllten Leben zu gestalten. Vergiss dabei nicht, dass dieser Weg kein Ziel, sondern ein Prozess ist. Kleine Schritte, bewusstes Handeln und das Vertrauen in deine eigene Kraft können Großes bewirken.

Höre auf deinen Körper, pflege deine Gedanken und nähre deine Seele. Es gibt keine allgemein gültige Anleitung – dein Weg ist einzigartig. Vertraue dem Fluss des Lebens, bleibe offen für Veränderung und liebevoll mit dir selbst. Gesundheit beginnt im Herzen – und von dort aus kann sie dein ganzes Wesen erfüllen.

Ich wünsche dir viel Freude, Leichtigkeit und Erfüllung auf deiner Reise!

Quellangaben:

(1) Insulinresistenz Gehirn, Einfluss von Typ2 Diabetes auf BDNF
https://pubmed.ncbi.nlm.nih.gov/17151862/

(2) BDNF und Testosteron
https://pubmed.ncbi.nlm.nih.gov/10027289/

(3) BDNF und Progesteron
https://www.ncbi.nlm.nih.gov/pmc/articles/PMC3582842/

(4) Hericium bei Depressionen, Stimmungs-/Schlafstörungen
https://pubmed.ncbi.nlm.nih.gov/31118969/
https://pubmed.ncbi.nlm.nih.gov/29364170/

(5)   https://www.aerzteblatt.de/blog/109428/Wie-gesund-ist-
Milch#:~:text=Nach%20den%20Da-
ten%2C%20die%20der,Milch%20und%20Milchproduk-
ten%20das%20Knochenbruchrisiko.

(6)   https://www.resmed-healthcare.de/news/neue-zahlen-von-
schlafapnoe-betroffenen#:~:text=Mehr%20als%20936%20Millio-
nen%20Menschen,26%20Millionen%20davon%20in%20Deutschland

(7) Q10: Langsjoen P, Langsjoen P, Willis R, et al., *Treatment of essential hypertension with coenzyme Q10*. Mol Aspects Med 1994;15S:S265-72

(8) 1. Ma C et al. Low-density lipoprotein cholesterol and risk of intracerebral hemorrhage. Neurology. 2019 Jul 2.
pii: 10.1212/WNL.0000000000007853.

doi: 10.1212/WNL.0000000000007853. 2. Rist PM et al. Lipid levels and the risk of hemorrhagic stroke among women. Neurology. 2019 May 7;92(19):e2286-e2294. doi: 10.1212/WNL.0000000000007454. Epub 2019 Apr 10.

(9) https://www.patienten-information.de/patientenblaetter/khk-statine#:~:text=Etwa%2051%20von%201%20000,Mit%20Scheinmedi-kament%20waren%20es%2073

(10) Cicero, Arrigo F. G.: A Randomized Placebo-Controlled Clinical Trial to Evaluate the Medium-Term Effects of Oat Fibers on Human Health: The BetaGlucan Effects on Lipid Profile, Glycemia and inTestinal Health (BELT) Study. - Nutrients 2020, 12, 686; doi:10.3390/nu12030686
https://pubmed.ncbi.nlm.nih.gov/32138344/

(11) https://www.cell.com/cell/fulltext/S0092-8674(20)30212-9?_returnURL=https%3A%2F%2Flinkinghub.elsevier.com%2Fretrieve%2Fpii%2FS0092867420302129%3Fshowall%3Dtrue

(12) https://pubmed.ncbi.nlm.nih.gov/34597388/

(13) Viren und Diabetes: https://www.aerzteblatt.de/archiv/235614/Virusinfekte-als-Trigger-Praevention-des-Typ-1-Diabetes

(14) https://pubmed.ncbi.nlm.nih.gov/18220605/

(15) Astaxanthin und Insulinresistenz: https://www.ncbi.nlm.nih.gov/pmc/articles/PMC7015247/
https://pubmed.ncbi.nlm.nih.gov/37874168/

(16)   https://gepris.dfg.de/gepris/projekt/276054890/ergeb-
nisse?context=projekt&task=showDetail&id=276054890&selec-
tedSubTab=2&

(17) Norman, T.et al. 2010. Efficacy of a progressive walking program
and glucosamine sulphate supplementation on osteoarthritic symp-
toms of the hip and knee: a feasibilitiy trial. Arthritis Research & Ther-
apy 12, Nr. 1. Doi:10.1186/ar2932

(18) McAlindon TE, LaValley MP, Harvey WF, et al.: Effect of Intra-ar-
ticular Triamcinolone vs Saline on Knee Cartilage Volume and Pain in
Patients With Knee Osteoarthritis. A Randomized Clinical TrialJAMA
2017; 317: 1967–7 CrossRef

(19) https://www.aerzteblatt.de/nachrichten/117754/Zahl-der-Rheu-
mapatienten-steigt

(20) Es gibt verschiedene Typen von GLUT-Transportern, die unter-
schiedliche Funktionen und Eigenschaften haben.
GLUT1 – dieser Transporter ist in den meisten Geweben weit verbrei-
tet und spielt eine wichtige Rolle bei der Grundversorgung der Zellen
mit Glukose. Er ist insbesondere in roten Blutkörperchen und der Blut-
Hirn-Schranke aktiv.
GLUT2-Transporter – dieser Transporter befinden sich vor allem in der
Leber, den Nieren und den Zellen des Dünndarms. Er hat eine hohe
Kapazität und kann sowohl Glukose aufnehmen als auch abgeben.
GLUT2 spielt eine wichtige Rolle bei der Regulierung des Blutzucker-
spiegels.
GLUT3-Transporter – dieser Transporter ist hauptsächlich im Gehirn zu
finden, wo er eine hohe Affinität für Glukose hat, was sicherstellt, dass
das Gehirn auch bei niedrigen Blutzuckerspiegeln, ausreichend mit
Energie versorgt wird.

GLUT4-Transporter – dieser Transporter ist in Muskel- und Fettzellen aktiv und wird durch Insulin reguliert. Bei einem Anstieg des Blutzuckerspiegels nach einer Mahlzeit sorgt Insulin dafür, dass GLUT4-Transporter in die Zellmembran eingebaut werden, um Glukose effizienter in die Zellen aufzunehmen.

GLUT5-Transpoter – dieser Transporter ist hauptsächlich für den Transport von Fruktose (Fruchtzucker) zuständig und befindet sich vor allem im Dünndarm.

Einige dieser GLUT-Transporter, insbesondere GLUT1 und GLUT3, können neben Glukose auch Dehydroascorbinsäure, eine oxidierte Form von Vitamin C, in die Zellen transportieren. Aufgrund der strukturellen Ähnlichkeit zwischen Glukose und Vitamin C kann es zu einer Konkurrenz um diese Transporter kommen. GLUT4 spielt eine zentrale Rolle bei der Insulinresistenz, einem Schlüsselfaktor bei der Entstehung von Diabetes mellitus Typ 2. Funktionieren GLUT-Transporter nicht richtig, kann es zu einem Ungleichgewicht im Blutzuckerspiegel und zu einer verminderten Energieversorgung der Zellen kommen.

(21) NDR Mediathek: https://www.ndr.de/ratgeber/gesundheit/Auto-immunerkrankungen-Nach-Corona-steigt-das-Risiko,co-rona11450.html
https://www.ndr.de/ratgeber/gesundheit/Post-Vac-Syndrom-Sel-tene-Nebenwirkung-der-Corona-Impfung-,postvacsyndrom100.html

(22) Studie: mdpi.com/2072-6643/15/6/1439

(23) Studie: Beata Banaszewska et al., Effects of Resveratrol on Polycystic Ovary Syndrome: A Double-blind, Randomized, Placebo-Controlled Trial. In: The Journal of Clinical Endocrinology & Metabolism, Online-Veröffentlichung vom 18.10.2016, doi: 10.1210/jc.2016-1858

(24) Studie Vitamin C Endometriose: Amini, L., Chekini, R., Nateghi, M. R., Haghani, H., Jamialahmadi, T., Sathyapalan, T., & Sahebkar, A.

(2021). The Effect of Combined Vitamin C and Vitamin E Supplementation on Oxidative Stress Markers in Women with Endometriosis: A Randomized, Triple-Blind Placebo-Controlled Clinical Trial. Pain research & management, 2021, 5529741. https://doi.org/10.1155/2021/5529741
Santanam, N., Kavtaradze, N., Murphy, A., Dominguez, C., & Parthasarathy, S. (2013). Antioxidant supplementation reduces endometriosis-related pelvic pain in humans. Translational research: the journal of laboratory and clinical medicine, 161(3), 189–195. https://doi.org/10.1016/j.trsl.2012.05.001

(25) Studie Omega3 Endometriose: Missmer SA, Chavarro JE, Malspeis S, Bertone-Johnson ER, Hornstein MD, Spiegelman D, et al. A prospective study of dietary fat consumption and endometriosis risk. Hum Reprod. 2010 Jun;25(6):1528–35.
https://www.aerzteblatt.de/.../Risiko-fuer-Typ-2-Diabetes...
https://www.pharmazeutische-zeitung.de/.../ppi.../
https://www.aerztezeitung.de/.../Hoehere-Diabetesrate-bei...

Studien:
https://www.ncbi.nlm.nih.gov/pmc/articles/PMC9202701/
https://www.ncbi.nlm.nih.gov/pmc/articles/PMC10011897/

Osteoporoserisiko durch Omeprazol/Pantoprazol/Lansoprazol
https://pubmed.ncbi.nlm.nih.gov/27224743/
https://pubmed.ncbi.nlm.nih.gov/36142643/

Magen-/Darmkrebs durch Omeprazol/Pantoprazol/Lansoprazol:
https://www.ncbi.nlm.nih.gov/pmc/articles/PMC11012754/

Alexandra Nau – weitere Bücher

Alexandra Nau wurde 1975 in Dortmund geboren und lebt seit über 20 Jahren mit ihrer Familie in Hattingen. Sie ist verheiratet und Mutter eines Sohnes. Ihre berufliche Leidenschaft gilt der ganzheitlichen Gesundheit und Naturheilkunde. Bereits 2012 eröffnete sie ihre eigene Praxis für ganzheitliche Naturheilkunde und Chiropraktik in Velbert-Langenberg. Seit 2018 leitet sie außerdem den Biochemischen Verein in Neviges, wo sie monatlich Vorträge rund um das Thema ganzheitliche Gesundheit hält.

Ihre Expertise und Leidenschaft für naturheilkundliche Ansätze spiegelt sich auch in ihren Publikationen wider. Ihr erstes Buch über ganzheitliche Gesundheit erschien 2016, gefolgt von einem weiteren Ratgeber im Jahr 2017. 2020 veröffentlichte sie das Werk „Ganzheitliche naturheilkundliche Schmerztherapie", und 2023 folgte ihr neuestes Buch „Lerne deine Schilddrüse besser kennen", ein praktischer Ratgeber zur Schilddrüsengesundheit.

Neben ihrer Arbeit in der Praxis und als Autorin findet Alexandra Nau Ausgleich in der Natur. Durch ihren Hund ist sie regelmäßig draußen unterwegs und schätzt diese kleinen Auszeiten vom Alltag. Darüber hinaus hält sie Vorträge, bietet Kurse im Eisbaden sowie Atemworkshops an und inspiriert damit Menschen zu einem bewussteren und gesünderen Leben.

Alexandra Nau steht für einen ganzheitlichen Blick auf Gesundheit und verbindet in ihren Büchern, Kursen und Vorträgen fundiertes Wissen mit einer praktischen und lebensnahen Herangehensweise.

Alexandra Nau

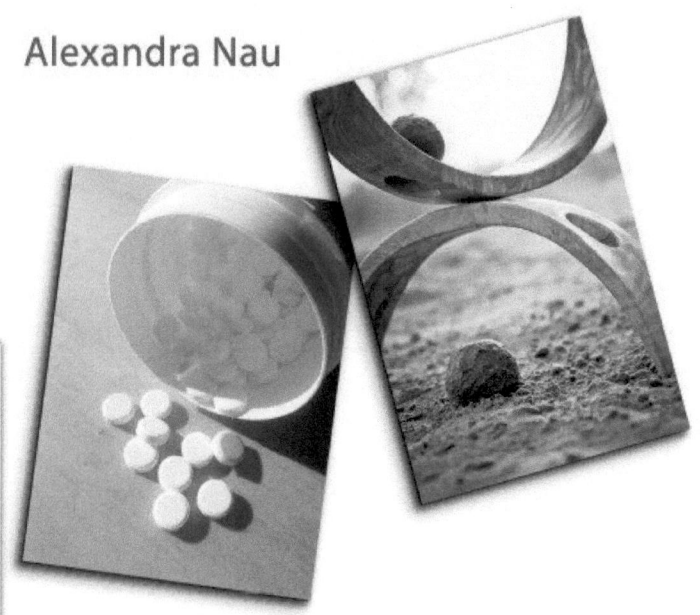

Mensch und Gesundheit ganzheitlich betrachtet

Ratgeber Naturheilkunde

ISBN: 978-3-945725-85-6

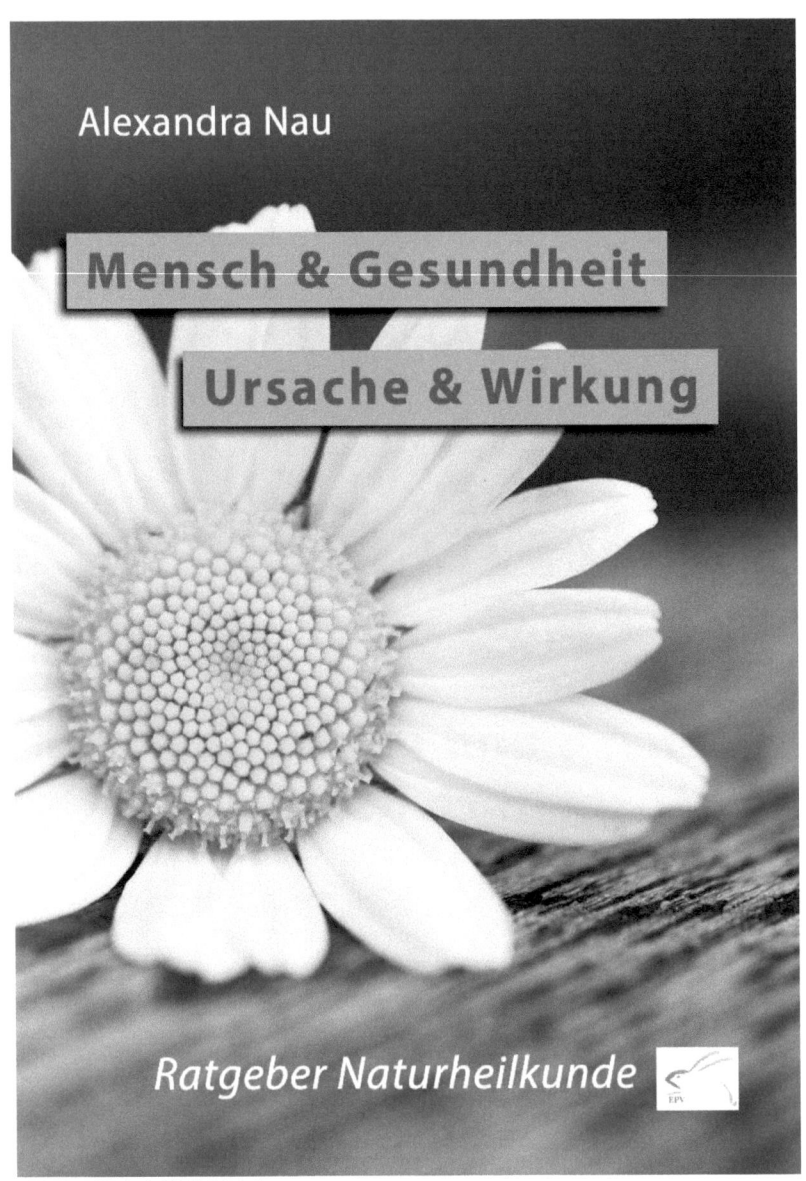

Alexandra Nau

Mensch & Gesundheit

Ursache & Wirkung

Ratgeber Naturheilkunde

ISBN: 978-3-96174-016-1

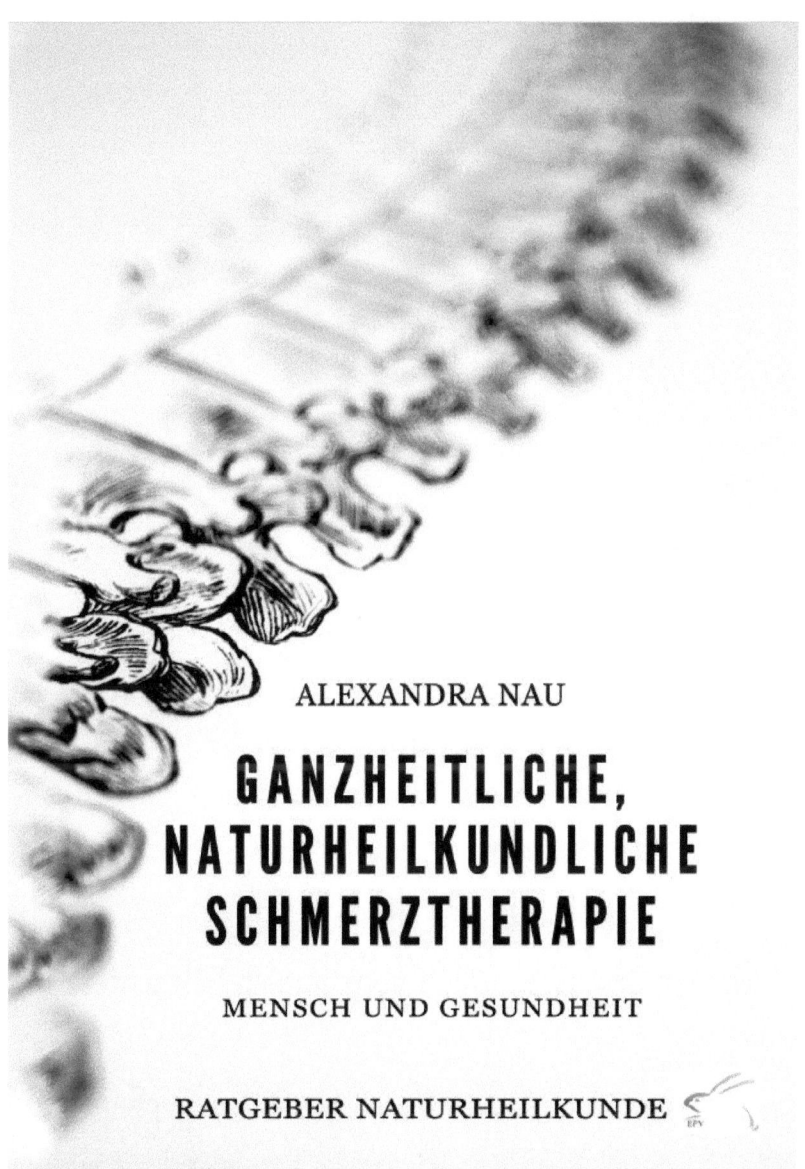

ALEXANDRA NAU

GANZHEITLICHE, NATURHEILKUNDLICHE SCHMERZTHERAPIE

MENSCH UND GESUNDHEIT

RATGEBER NATURHEILKUNDE

ISBN: 978-3-96174-060-4

Alexandra Nau
LERNE DEINE SCHILDDRÜSE BESSER KENNEN
Mensch und Gesundheit ganzheitlich betrachtet

Ratgeber Naturheilkunde

IISBN: 978-3-96174-117-5